中医方剂

——总论、解表剂、泻下剂

赵婵娟　聂　奎　著

重庆大学出版社

图书在版编目（CIP）数据

中医方剂：总论、解表剂、泻下剂/赵婵娟，聂奎著. --重庆：重庆大学出版社，2025.7. --ISBN 978-7-5689-5255-2

Ⅰ.R289.2

中国国家版本馆CIP数据核字第20257C3U60号

中医方剂——总论、解表剂、泻下剂

ZHONGYI FANGJI——ZONGLUN、JIEBIAOJI、XIEXIAJI

赵婵娟　聂　奎　著

策划编辑：胡　斌

责任编辑：杨育彪　　版式设计：胡　斌

责任校对：关德强　　责任印制：张　策

*

重庆大学出版社出版发行

社址：重庆市沙坪坝区大学城西路21号

邮编：401331

电话：（023）88617190　88617185（中小学）

传真：（023）88617186　88617166

网址：http：//www.cqup.com.cn

邮箱：fxk@cqup.com.cn（营销中心）

全国新华书店经销

重庆长虹印务有限公司印刷

*

开本：787mm×1092mm　1/16　印张：17　字数：330千

2025年7月第1版　2025年7月第1次印刷

ISBN 978-7-5689-5255-2　定价：88.00元

前言

方剂，是中医最为重要的治病工具之一。故有云：“方剂，学医临证之阶梯，更为医临证之本。”明医诊病，察舌按脉，望闻问切，四诊合参，辨证论治，或方药，或针灸，或推拿拔罐……其最为常用、多用的为方药。

中医用方，不是一个个单味药的简单堆积，而是在辨证审因、确定治法的基础上，按照组方原则，选择适当的药物配伍组合并酌定剂量、确定适宜的剂型及用量而成，即遵循“理法方药”。而辨证施治最为关键的是辨证、用方。故唯有方与证相对，方可愈疾。然而临证病象变幻繁复，而善为医者只有据病变而方亦变，方可手到病除，沉疴顿愈，效如桴鼓。

中医方剂历史悠久，其产生和发展经历了 2000 多年的历史，在《周礼》《史记》等古代文献中就有记载。汉初残简《万物》中记载了最早的方剂，载有 283 个医方的《五十二病方》被公认是现存最早的方书。东汉张仲景《伤寒杂病论》融理、法、方、药于一体，被誉为“方书之祖”。继后，《备急千金要方》《外台秘要》《太平圣惠方》《太平惠民和剂局方》《圣济总录》等方书巨著，林林总总，尤其是明代朱橚《普济方》载方 61739 首，为我国古代规模最大的一部方书，近代彭怀仁主编的《中药方剂大辞典》收集了先秦至 2010 年 1800 余本方剂古籍书籍中的 9 万余首方剂。金代成无己《伤寒明理药方论》开方论之先河，明代吴崑《医方考》为史上第一部方论专著；清代汪昂《医方集解》开创了方剂综合分类，吴鞠通《温病条辨》一书载有 198 首临床疗效卓著的方剂，如此等等，无不是近现代方剂学发展的源泉。此外，各类医学著述还留下众多名方、效方，如麻黄汤、桂枝汤、九味羌活汤、仙方活命饮、大承气汤、小柴胡汤、小建中汤、八珍汤、四物汤、四君子汤、左归饮、右归饮，清燥救肺汤、桑菊饮、银翘散、清营汤、清瘟败毒饮……不胜枚举。

观古今医书，汗牛充栋，方剂浩瀚如烟，需良莠分鉴。如宋代王安石《读史》所言："糟粕所传非粹美，丹青难写是精神。区区岂尽高贤意，独守千秋纸上尘。"故应在借鉴前人的智慧和经验的同时，切勿生搬硬套。若原方照抄，轻如庸医图利谋财、贻误病机，重则杀人害命、祸及无辜、害人无算。中医有云："方之精，变也""不可执一药以论方，不可执一方以论病"。故清代著名医家费伯雄强调："师古人之意，而不泥古人之方，乃为善学古人。"

不难发现，由于方剂本身药味增减、药量增减、药物配伍、剂型更换等，以及不同著者、不同版本等，中医方剂存在大量同名异方、同方异名等问题。同名异方是指虽然方名相同，但方剂的组成、功效及功能主治迥然各异，例如，人参汤有 259 首，麻黄汤有 96 首，桂枝汤有 28 首，小柴胡汤有 20 余首，黄龙汤约有 10 首，地黄饮子有 10 余首，温脾汤约有 12 首，其中《千金方》中就载有 5 方。同方异名也屡见不鲜，例如，《伤寒论》中的理中丸与《金匮要略》中的人参汤；《太平惠民和剂局方》中的十全大补汤，又名十全饮、十补汤。值得一提的是，更有妄生穿凿者将《伤寒论》的桃核承气汤与《温病条辨》的桃仁承气汤混为一谈，影响了中医的临症治疗。

由于时间关系，本书仅编写了中医方剂总论、解表剂和泻下剂三部分，方剂各论的其他部分将在后续完成。总论部分主要论述方剂的起源与发展、方剂与治法、方剂的分类、方剂的组成与变化、剂型和用法。各论的依据以"法统方"的原则，将方剂归纳为解表、清热、泻下等数十种类别，并对每一方剂，按源流、组成用法、病机、功用、主治、方解、配伍要点、临症应用、类方及类方比较等内容一一进行阐述。在保证方剂学学科知识结构完整性的前提下，突出重点方剂的证治要点、方剂方解、配伍要点、临床应用、加减变化，着重培养读者的独立分析能力和临证组方能力。

本书为著者多年的教学经验和学习心得的积累，可作为大中专学校、其他职业教育或成人教育的教材，也适用于中医药专业人员自学提高之用。诚然，尽管不遗余力，但由于水平所限，编写过程中疏漏和欠妥之处在所难免，殷切地希望各位读者反馈信息，提出批评意见和建议，以备不断地修改和完善。

赵婵娟　聂　奎

2024 年 12 月

目录

第一部分 总论

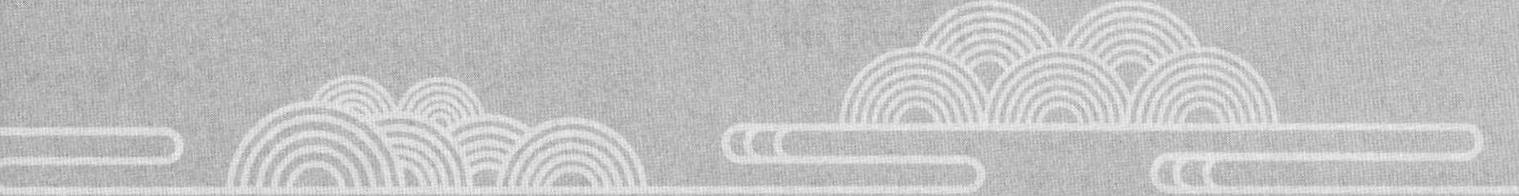

第一章　方剂概论

中医方剂，是中医防病、治病的主要工具，是中医医术的直接体现，也是历代医家临床经验的总结和智慧的结晶。历代医家无不高度重视方剂的整理，使之广为传播，发挥其应有的作用。在历史发展过程中，中医方剂经历了从无到有、从少到多、由简到繁的成长过程。截至清末，各类中医药文献中所载中医方剂数已达 40 多万张，仅《全国中医图书联合目录》记载中医“方书”类的书籍就有 1950 种。

《黄帝内经》为最早的中医理论著作，载方 13 首。帛书《五十二病方》为现存最早记载方剂的医书，所用治方法和方剂总数有 283 个。唐代及以前，编撰方书者多为个人，例如，被尊为“方书之祖”的《伤寒杂病论》，集简、便、廉、验方而成书的《肘后方》，采集群经、删繁就简的《千金要方》，上自神农，下迄唐代，无不采摭的《外台秘要》等。宋代以后，方书的整理、编撰受到了官方的关注，例如，宋代王怀隐、王祐等奉敕编写的《太平圣惠方》，陈承、裴宗元、陈师文等编撰的《太平惠民和剂局方》，赵佶主编的《圣济总录》，明代朱橚主编的《普济方》等，都是由官方组织编写的断代性方书巨著。宋金时期成无已所著的《伤寒明理论》开方论之先河，明代吴崑所著的《医方考》为史上第一部方论专著。明代张景岳所著的《景岳全书》“古方八阵”载历代方 1516 首、“新方八阵”载自制方 186 首。清代汪昂所著的《医方集解》以功用分类为纲，开创了方剂学的综合分类法，体现了“以法统方”。民国时期，开始出现《方剂学》《方剂学讲义》等，至中华人民共和国成立后，王绵之编著了高等中医院校第一本《方剂学》教材，之后由彭怀仁主编的大型方剂工具书《中药方剂大辞典》，收集了先秦至 2010 年 1800 余本方剂古籍书籍中的 9 万余首方剂，方剂学的发展历程可略窥一斑。

方与方剂

一、方、剂与方剂的释义

何谓方？何谓剂？何谓方剂？常有人将西医处方与中医方剂相提并论，虽然二者从医学程序的表面形式上有类似之处，但内涵却迥然各异。

（一）方与剂的释义

一个简单的“方”，其义却很复杂，各个时期、不同著者也有不同的释义。

“方”字的甲骨文，是由（像剔发刺字的犯人）加（锁颈的枷械），其本义是将罪犯剔发披枷，流放边疆。其后，“方”先引申为边塞、边、侧面，后引申为正四边形，再由正四边形的面积引申为规则的、正直的片、块、团，最后引申为规则、方法等，故有《周礼·冬官考工记》中的“圆者中规，方者中矩”和《孟子·离娄章句上》中的“不以规矩，不成方圆”。将“方”释义为“规定，规矩”。除上之义外，方为象形字，下从舟省，而上有竝头之象，以并船为本义。故《说文》谓：“方，并船也，象两舟总头形。”似乎在暗喻“方”有一种具有趋向性合并的状态。因此，有人认为在中药使用早期，是有一个由单味药向多味药配合演进的过程。《吕氏春秋》曰：“夫草有莘有藟，独食之则杀人，合而食之则益寿。”这里的“合”字便有“相并”之意。说明药物的配合使用可增进疗效。虽然后世的“方”，包括单味药的方（单行、单方），但“方”字用于药方，应当在治病时讲求药物的配合之后。由此引申到中医，就有医方、药方的含义。

“剂”字，战国前，“剂（劑）”通“齊”字。其意是指用刀将物体的一端切齐。《尔雅》曰：“劑，剪齊也。”似乎说明“剂”所体现的是一致性、公平性。古人认为“剂”就是将各个不同的偏性的药物“和”成一个“平齐”的整体。故颜师古注：“齐，药之分齐也。”故延伸为调整使分量、比例和谐，即调剂。陆锦燧《景景医话·剂字解》（1913 年）云：“读书必先识字，为医亦何独不然。古者造字之初，义寓于声，剂（）从齐（）声，即有齐（）义，齐者平也，药称剂（）者，即虚者补之，实者泻之，热者寒之，寒者温之之旨。故六淫之外因，饮食伤之不内外因，于我身所本无者，则必散之、泻之、消之、下之而后安；七情之内因伤及我身所本有者，则必血亏益以血、气亏益以气而后可。凡所以剂其平也，俗称一剂，日一帖意亦犹是。”《韩非子·定法》说：“医者，齐药也。”表明医生的能事在于调配诸药。“齐”或“剂”更侧重经过加工调和之后的药剂，故《汉书·艺文志》云：“调百药齐，和之所宜。”由于调配的药物、食物的分量有一定比例，便有剂量的意思，后被引申为剂型、药剂。因此，“剂”有调剂、剂量、剂型三个意思。

（二）方剂的概念

从“方”与“剂”的字义可见，其义皆为本义所引申出来。“方”是指药方、处方，

“剂”是指调配、调和。因此，中医“方剂”原意是指将药物按一定的规矩和方法组合而成的药方，绝不应是数个药物的简单堆砌。“方剂”一词最早见于史书，出现在南北朝。唐代姚思廉《梁书·列传第二十一·陆襄传》（636年）载：“襄母尝卒患心痛，医方须三升粟浆，……忽有老人诣门货浆，量如方剂，……”。可是，记载“方剂”一词最有影响的却是见于北宋欧阳修、宋祁等撰的《新唐书·方技传·许胤宗》（1044—1060年），曰：“脉之妙处不可传，虚著方剂……”，而在古代医书记载“方剂”一词，当以北宋《圣济总录》（1111—1117年），该书中使用“方剂”一词有七处，如卷四“逆从一云：‘然则裁制方剂者，固宜深思之熟计之也’”。可见医书对“方剂”一词的记载晚于史书。

“方”和“剂”两字合并为“方剂”的使用，避免了单字“方”可能引起的歧义，成为中医的专门术语，其意义与医方、药方大致相同。故金代张从正《儒门事亲》云：“剂者，和也。方者，合也。故方如瓦之合，剂犹羹之和也。方不对病，则非方；剂不蠲疾，则非剂也。”

1. 方剂的定义

中医根据临床病证的特点，在相应的治则、治法指导下，针对主治病证的基本病机辨证审因，按照组方原则（君臣佐使）及药物性味功能，选择适当的药物加以组合，并酌定剂量、妥善配伍而成，并制成一定的剂型和有一定服用方法而成的处方，称为方剂。

2. 方剂一词的含义

（1）方剂的内涵与外延：内涵包括方剂构成、方剂应用和方剂形式三部分；外延包括论及方剂与疾病、症、证，以及治法之间的关系。

（2）方剂是中医理、法、方、药中的重要组成部分，是中医辨证论治的主要工具之一。

（3）方剂最初是临床医家对治病有效药物的记载。医家们逐渐认识到某些药味的配合使用与某些病证有着固定的疗效关系，这些有着特定适应病证的有效方剂，通常被称为“成方”。

（4）中医创制、使用方剂的原则。在中医药理、法、方、药的指导下，针对病证的病机，选择适当药物的配伍而成。首先应安全、无毒副作用，并有确切的疗效。必是“方从法出，法随证立”，以达“方以药成”。但若按病用药，药虽切中，而立方无法，势必形成“有药无方”；或守一方以治病，方虽良善，而其药有一二味与病不相关者，则形成“有方无药”。

（5）方剂与处方。方剂是中医临床用药处方的重要依据，但不能将处方与方剂等同，因为“处方”不如“方剂”一词涵盖的内容全面而准确。故并非任何一张处方都可以被称为符合中医要求的方剂。

（6）方剂与药物。辩证审因定治法，组方遣药定剂量。

①方剂与药物的根本区别。方剂不是药物的简单组合或药物功能的简单相加（拼凑或堆砌），而是有目的的合理配伍，且配伍后会产生不同的效果。清代医学家徐灵胎说：“方之与药，似合而实离也，得天地之气，成一物之性，各有功能，可以变易气血，以除疾病，此药之力也。然草木之性与人殊体，入人肠胃，何以能如人所欲，以致其效。圣人为之制方，以调剂之，或用以专攻，或用以兼治，或以相辅者，或以相反者，或以相用者，或以相制者。故方之既成，能使药各全其性，亦能使药各失其性。操纵之法，有大权焉，以方之妙也。”

②方剂与药物的关系。药物是方剂的基础，方剂是药物治病的进一步发展；药物的作用只有在方剂中才能更好地发挥，方剂只有有目的、有法度地运用药物才能更有效地防治疾病。故徐灵胎曰：“药有个性之特长，方有合群之妙用。”

二、方剂与方剂学

1. 方剂学的概念

方剂学是研究和阐明中医治法、方剂理论、临床运用规律的一门学科，是中医学方剂学理、法、方、药的重要组成部分，是中医专业主要基础学科之一。其“上连理法，中连药物，下接临床”，是沟通衔接中医基础与中医临床的一门桥梁学科。

2. 方剂学概念的内涵与外延

（1）内涵：方剂学的内容主要包括治法、组方配伍规律、临床运用规律。中医学体系为“理、法、方、药”四个环节。因此，方剂学涉及的不仅是方，还有法，即主要包括治法与方剂两大内容。自然，“方剂”本身这一方面，主要是方剂构成、方剂应用和方剂形式三部分。

（2）外延：方剂学不仅研究理论，更强调临床运用。理论的研究来源于临床，但研究理论则是为更好地指导和服务临床。在临床运用方面，主要涉及方剂与疾病、症状、证候与治法之间的关系。

3. 方剂与方剂学的区别

方剂，是中医治病的主要工具之一，具有“君、臣、佐、使”的基本结构，适当的药物、斟酌的剂量、妥善地配伍，制成一定的剂型，并有一定的服用方法。方剂学是研究和阐明治法与方剂的理论及其临床运用的一门学科，包括治法、组方、配伍规律和临床运用规律。

简言之，方剂是指单个的、具体的方剂。方剂学是对众多具体方剂进行概括和总结，得出的系统性理论、规律性内容。

方剂的形成与发展

方剂在远古时期已初见端倪，但方剂学的形成却经历了漫长的岁月。从“苦于无方”发展到方剂的大量积累，从经验用方上升为理论用方。但有两点需要说明，一是要区分方剂的出现与方剂学的起源、形成，两者在许多医籍中混为一谈；二是两者的形成过程，有按历史时期而论，也有按成就而分。

方剂的起源可以追溯到人类早期的医事活动，它与本草学同步发生、发展。在经历了早期使用单方阶段后，随着医疗经验的积累和医学理论的逐渐发展，人们发现两味以上药物配伍具有减少毒副作用、增强疗效、扩大主治的作用。方剂最早出现的年代至今尚难定论，据文献推断，最迟在夏商时代。《史记·殷本纪》有“伊尹以滋味说汤”的记载，晋初皇甫谧在《针灸甲乙经·序》也有相应的记述。《黄帝内经》载方 13 首，帛书《五十二病方》载方 283 首，“方书之祖”《伤寒杂病论》载方 358 首，集简、便、廉、验的《肘后方》载方 86 首，经陶弘景增补录方达 101 首，孙思邈的《千金要方》载方 5300 首，《外台秘要》载方 6000 余首，《圣济总录》载方近 20000 首，《普济方》载方 6 万余首，现代《中药方剂大辞典》载方达 9 万余首。

一般认为，方剂学的起源可追溯至成无己的《伤寒明理药方论》（该书开创了方剂学理论研究的先河），因此可以说方剂学可追溯到宋代。明代，随着吴崑首部理法方药兼备、系统完整的方论专著《医方考》的问世，张介宾开创以法统方分类体系的《景岳全书》，以及施沛按主方归类编撰的《祖剂》等代表方书的出现，学界认为方剂学初步形成于该时期。方剂学教学的雏形大约形成于清代康熙三年（1664 年），汪昂编著的《医方集解》和《汤头歌诀》拉开了方剂学教学的序幕。近现代，方剂学理论逐渐进入成熟阶段，同时选方的实用化和简约化趋向日益凸显，此时方剂学逐渐走向由博返约的规范和整理阶段。直至 20 世纪 50 年代，方剂理论体系才得以基本形成。中医教育迅猛发展，以诸多方剂学教材的编撰和中医学校开设专门方剂学课程，方剂学才逐步从中医药学中分化出来，真正成了一门独立的学科。以民国时期杨则民《方剂学》（1925 年）、卢朋《方剂学讲义》（1927 年）、王润民《方剂学讲义》（1934 年）、许半农《中国方剂学概要》（1934 年）等为先导。至 1956 年，北京中医学院的王绵之教授以《医方集解》和《汤头歌诀》两部著作编撰成《方剂学》，成为我国中医药高等院校的第一版的《方剂学》教材，标志着方剂学的正式确立。

一、方剂的萌芽时期（原始社会至周代）

方剂的起源源远流长，大概是与药物的产生同步。原始社会至夏、商、周代，中医方剂的发展经历了从无到有、从简单到复杂的过程。

这一时期，先民们在与大自然斗争、求予生存、繁衍和发展的过程中，经过世世代代、日积月累的口尝身受，逐渐发现了药物和食物的用途，成为保证人类生存、维护健康和战胜疾病的重要手段和方法。人类有意识地利用药物，自然涉及药物的选择、配合和调剂，因而产生了方剂。方剂的来源可能有两个方面：一是源于一些生理活性猛烈的药物，这类药物最易为人们所认识，但因使用尚不能精确地控制用量，常致中毒，故称为“毒药”；二是源于饮食，饮食是维持生命的基本条件，在“吃”的过程中，某些饮食的治病作用被发现而为人们所应用，故称为“药食同源”。

早期的方剂，多数是单方，或仅由二三味药组成。人们发现将两种或两种以上的药物组合加以利用，可增强药物作用、提高疗效，同时可减轻不良反应和毒性，这无疑是古代医药学发展过程中的巨大进步，这符合“方”的造字之义。商代伊尹创制汤药，晋·皇甫谧在《针灸甲乙经·序》云：“伊尹以亚圣之才，撰《神农本草》，以为汤液。”后世多以此为方剂始萌的标志，《礼记》《周礼》《史记》皆有记载。《流沙坠简》中记载了“治马错水方”，方中药物有辛温的、散寒的、化湿的、祛痰的，表明已经不是一种简单的药物堆砌、药物凑集，而是有目的、有规矩地相互配合。

二、方剂的奠基时期（春秋战国至隋唐）

（一）春秋战国时期

春秋战国时期，生产力较之前有了很大的提高，政治、经济、文化发展显著，学术思想日趋活跃，“诸子蜂起，百家争鸣”，随着秦朝统一六国，社会进入安定、统一时期，政治、经济、文化稳定发展，社会分工初现。巫、医初始分业，医生专于治病，重视医疗经验的积累，加之文化学术发达，阴阳五行理论盛行，推动了医学的发展，中医药发展也呈现出“新生”的态势。随着用药品种日益增多，药物学知识不断丰富，除了用单味药治病，还探索用多味药组成药方疗疾。

1977年，在安徽阜阳出土的汉初竹简《万物》，成书约在战国初期或春秋时代，记载有用商陆、羊头治鼓胀，理石、茱萸治劳损。“倍力者以羊与龟”，认为龟羊合用，其强身健体之功更著，这是迄今最早的药方文献资料。1973年，在湖南马王堆出土的《五十二病方》，成书约在战国晚期，收载医方283个，其中单方110首，如治癃病方、治牡痔熏蒸方等，且剂型多种多样，既有内服的，又有外用的，洗浴、熏蒸、涂擦、外敷、充填诸剂齐备，为我国目前现存最古老的方书。

（二）两汉时期

到东汉、西汉时期，医学有了较大的发展，方剂初步形成。《黄帝内经》初步总结了治则和治法，并提出了对组方的基本结构要求，从而初步奠定了方剂学的理论基础；《伤寒杂病论》总结了一批行之有效的著名方剂。两部经典著作奠定了方剂学坚实的基础。

1.《黄帝内经》对方剂学的贡献

《黄帝内经》整理了春秋战国时期的医学文献，载方13首，提出制方理论和方剂配伍的基本结构，奠定了方剂学的理论基础。

（1）载方13首，如生铁落饮、兰草汤、半夏秫米汤等，在主治、剂型、用法及临床使用方面较《五十二病方》时期有明显进步。

（2）剂型有汤、饮、丸、散、膏、丹、酒、醴（甜酒）多种。

（3）提出“主病之谓君，佐君之为臣，应臣之为使”的制方理论和方剂配伍的“君、臣、佐、使”基本结构。

（4）《素问·至真要大论》提出，方剂分类的大、小、缓、急、奇、偶、重“七方”说。

（5）提出了“实则泻之，虚则补之”“寒者热之，热者寒之”“形不足者，温之以气；精不足者，补之以味”以及整体治疗、标本缓急、三因制宜等有关治则理论。

2.《伤寒杂病论》对方剂学的贡献

在《黄帝内经》奠定中医理论基础的同时，东汉张仲景的《伤寒杂病论》也随之产生。

（1）创立六经辨治的中医基础理论，形成了融理、法、方、药于一体的方药体系，将方剂正式纳入了辨证施治的范畴。

（2）载方358首，并充实了剂型。《伤寒论》所创制的113个基本方剂，如麻黄汤、桂枝汤、麻杏石甘汤、承气汤、白虎汤、小柴胡汤、理中丸、四逆汤、五苓散、茵陈蒿汤、泻心汤、乌梅丸等，成为临床广泛应用的有效方剂，故后世把仲景方称为“经方”。

（3）在方剂的组成和加减变化上，已有严谨法度；在因证立法、以法制方、遣方用药上，更具备较完整的方剂学知识，剂型也较完备，为后世医学的发展开辟了广阔的道路。

（4）其方之制，乃“博采众方”，配伍严密，剂型丰富，并且方后增加煎法、服药禁忌等内容。

张仲景《伤寒杂病论》被誉为“方书之祖”，不仅为中医方剂学的发展奠定了坚实的基础，而且对后世中医的发展产生了深远的影响。

3.《治百病方》对方剂学的贡献

1972 年，在甘肃武威旱滩坡出土的医药简牍《治百病方》，简文中有方剂 36 首，主治病证涉及内、外、妇、五官诸科。

《治百病方》一病一方，组方配药较为严谨，体现了辨证论治的治病原则。这些方剂除有以病证命名，如治诸癃方、治目病方等外，还出现以人名命名，如公孙君方、吕功君方等；以及以功效命名，如治伤寒逐风方等。方剂的药物组成，少者二三味，多者十几味，例如，治久咳上逆清方，由芎䓖、大枣、门冬、款冬、橐吾、石膏、姜、桂、蜜、半夏十味药组成；治金创止痛方，由石膏、姜、甘草及桂四味组成等。

（三）魏晋南北朝时期

魏晋南北朝时期的三百多年里面（220—581 年），长期分裂鼎峙，政权频繁更替，战乱不息，社会动荡，在特殊的历史条件下，人们比较注重实用，略于理论，提倡用药简洁，因此，这个时期的方书多以实用为主。但因“文籍焚靡，千不遗一”，虽出现了一批方书，但大多数已经失传。目前保存较好，且影响较大者，仅有《肘后备急方》《刘涓子鬼遗方》《小品方》等。

1.《肘后备急方》

《肘后备急方》为东晋·葛洪所著，又称为《肘后救卒方》，简称《肘后方》，系从《金匮药方》摘录而成。全书载方 86 首，其特点可用“简、便、廉、效”四个字概括。梁代陶弘景增补至 101 首，更名为《肘后百一方》；金人杨用道又选择了《证类本草》的附方增入，更名为《广肘后为急方》。

2.《刘涓子鬼遗方》

《刘涓子鬼遗方》原为晋人刘涓子初辑，后经南齐龚庆宣整理而成，是我国历史上第一部外科专科方书。全书共存方 140 余首，很多用于外科的治疗，包括疮疡肿毒、火烫伤等，并且，方中 1/3 以上都有大黄。

3.《小品方》

《小品方》为东晋陈延之对《伤寒杂病论》以来的经验方进行系统整理而成，又名《经方小品》，在隋唐时期与仲景之书齐名。原书约亡佚于唐末至宋初之战乱，但不少本草和方书存其佚文。1985 年，在日本发现其五卷。1990 年，汤万春先生从日本收集回来残卷，加上其他的一些书籍，如从《外台秘要》这些里面摘取出的内容，共得资料 880 余条，另加注文 770 余条辑成《小品方辑录笺注》一册。内容涉及临床各科，理、法、方、药俱论，同时重点收录简、便、廉、效之方。特别记载的芍药地黄汤，即日后称之为犀角地黄汤，开温热病解毒、凉血、化瘀之先河。

4.《药对》

据《唐书·艺文志》记载，徐之才《药对》二卷，对后世颇有影响，惜其早佚。有医家认为，徐之才《药对》是论述药物配伍宜忌的最早专著。宋代唐慎微《重修政和经史证类本草》卷一载："《药对》，北齐尚书令、西阳王徐之才撰。以众药名品、君臣、作药、性毒、相反及所主疾病，分类而记之，凡二卷。旧本草多引以为据，其言治病、用药最详"。明代李时珍《本草纲目·序·序例》载："（掌）禹锡曰：'《雷公药对》北齐时徐之才撰。以众药名品、君臣、性毒、相反及所主疾病，分类记之，凡二卷'"。据此，可略知其书内容体例及价值影响。

但近些年的考据表明，徐之才的《药对》是针对药物与疾病的对应关系，而不是讨论药物的配伍。另外，部分医家认为，徐之才是在《雷公药对》的基础上进一步总结而著成的《药对》2 卷。

5.《雷公炮炙论》

南朝刘宋时期雷敩编著的《雷公炮炙论》（420—479 年），全面总结了南北朝刘宋时期以前的中药炮制技术和经验，是中医药历史上对中药炮制技术的第一次大总结。《雷公炮炙论》是我国第一部中药炮制学专著，奠定了中药炮制学基础，标志着本草学新分支学科——中药炮制学的产生，故后世尊雷敩为炮制业的鼻祖。虽原书已佚，但其中大量内容被收入《证类本草》等中。

（四）隋唐时期

隋唐两代，政权稳定，社会经济的进步，国内各民族的亲密交往和中外各国间的广泛交流，加之唐朝对医药的重视，使中医得到发展，方剂学取得了较大的发展。这一时期，大部头方书相继问世，其方书数量之多，卷帙之巨，空前未有。以《千金方》和《外台秘要》基本概括这一时期的方书特点。

1.《千金方》

唐代孙思邈所著的《备急千金要方》与《千金翼方》，合称为《千金方》，汇集了大量的中医方剂、针灸孔穴、养生调摄等，是唐代集大成的方书，约载方6500首，其中《千金要方》记有医疗方剂4500余首，《千金翼方》记有医疗方剂2000余首。孙思邈《千金方》收集了汉代以后很多的著作中的方剂，并将他自己经验的方剂也列入其中。同时，孙思邈在《千金方》中提出了以五脏六腑为纲，结合调治脏腑的辨证规律和明确方药内容，形成了以脏腑为疾病分类主体的方证论治体系，丰富了中医脏腑辨证的理论和实践。

孙思邈在其两《千金》方中记载了许多新方，如温脾汤、千金犀角汤、小续命汤、独活寄生汤、温胆汤、苇茎汤、孔圣枕中丹等，得到广泛长期的应用。

2.《外台秘要》

唐代王焘的《外台秘要》出现在中唐安史之乱前后，与孙思邈的《千金要方》创制约间隔一个世纪。因此，王焘除了收集这个时期流传的方剂，以及很多海外传来的方和药，如乞力伽丸这类方，还汇集已散失的前代大量医著，如《范汪方》《崔氏方》《小品方》《深师方》《许仁则方》《张文仲方》等众多方书的部分内容，全书载方达6800余首。王焘态度严谨，对所作论述一一注明出处，是最早注明资料来源的医书，因此，后世称《外台秘要》集唐代以前方剂之大成，是研究唐代以前医学成就的重要文献。清代著名医家徐大椿称“历代之方于焉大备……唐以前方赖此以存，其功亦不可泯”。

3.《本草拾遗》

陈藏器撰《本草拾遗》，又名《陈藏器本草》，成书于739年，为本草著作。因丹波元坚认定“十剂”为陈藏器所创，20世纪60年代末，凌一揆教授撰文重提旧案，详加考证，也认为“十剂”一说始于唐代陈藏器的《本草拾遗》而非徐之才的《药对》。陈藏器的《本草拾遗》将中药的药物性能归纳为宣、通、补、泄、轻、重、滑、涩、燥、湿十类，对日后发展成方剂学上著名的“十剂”的方剂分类法颇有裨益。

4.《仙授理伤续断方》

《仙授理伤续断方》成书于846年前后，又名《理伤续断方》《蔺道人仙授理伤续断方》，是中医骨伤科专著，首论整骨手法，次论伤损的治法及方剂。全书载方 46 首，其中最为著名的是“四物汤”，蔺道人将其用于治外伤瘀血作痛。由于四物汤以其补血调经的功效著称，被医家尊为“妇科第一方”，经宋代《太平惠民和剂局方》进一步整理和完善，成为古往今来妇孺皆知的名方。

三、方剂的形成时期（宋代至清代）

一些医家认为，以成无己《伤寒明理药方论》开方论之先河，故认为方剂学起源于宋；方剂学初步形成于明代，以吴崑《医方考》、张介宾的方剂《八阵》及施沛的《祖剂》为代表。

（一）两宋时期

宋代是高度中央集权的封建王朝，结束了五代以来的分裂混战局面。国家的统一、经济的振兴使科学文化达到了前所未有的高峰，方剂学也得到了相应的发展。应特别指出的是，从宋太祖赵匡胤开始到宋徽宗，中间几代帝王偏好医药，对方剂也较为关注。宋太祖赵匡胤本人就留心方药，研习医术，并亲自收集验方一千多首。宋太宗、宋徽宗等人也亲自为方书撰写过序言或总论，如宋徽宗赵佶改革医官制度，兴办官药局，重视医学教育，编撰医书，主持编纂《太平惠民和剂局方》《圣济总录》等医著，还亲自撰写医学理论性著作《圣济经》。

两宋时期，由政府主持编写了很多医药方书，如《神医普救方》《太平圣惠方》《圣济总录》《太平惠民和剂局方》等集大成巨著，在历史上是绝无仅有的。除官修方书外，还有众多各具特色的个人著述，如王兖的《博济方》（1047 年）、苏东坡及沈括的《苏沈良方》（1075 年）、许叔微的《普济本事方》（1132 年）、张锐的《鸡峰普济方》（1133 年）、陈言的《三因极一病证方论》（1174 年）、王璆的《是斋百一选方》（1196 年）、严用和的《济生方》（1253 年）、杨士瀛的《仁斋直指方》（1264 年）、朱佐的《类编朱氏集验医方》（1266 年）。此外，涌现了较多的专科医著也载有方剂。例如，妇科方书类包括李师圣的《产育宝庆集方》（1109 年），陈自明的《妇人大全良方》（1237 年）；儿科方书类包括董汲的《小儿斑疹备急方论》（1093 年）、钱乙的《小儿药证直诀》（1119 年）、阎孝忠的《阎氏小儿方论》（1119 年）、刘昉的《幼幼新书》（1150 年）等；外科方书类包括东轩居士的《卫济宝书》（1170 年）、陈自明的《外科精要》（1263 年）等 120 余种。由此可见，宋代中医方剂学已呈现出蓬勃发展的兴盛态势。其中具有代表性的方著有以下几类。

1.《太平圣惠方》（978—992 年）

《太平圣惠方》是宋太宗赵光义下诏由翰林医官王怀隐、王祐等编著的一部方书，是中国历史上由朝廷官方组织编写的第一部方书。全书共 100 卷，分 1670 门，载方 16 834 首。该书是集宋以前各家验方及医论的汇编，既继承了前代医学成就，又总结了当代医学经验，是一部临床实用的方书。

2.《神医普救方》（981—987 年）

《神医普救方》又称为《雍熙神医普救方》，也是宋太宗赵光义敕命贾黄中等编撰的一部大型医学方书著作，也是宋官方刊刻的第一部官修方书著作。全书载方约 60 000 首，是北宋初继《太平圣惠方》后的又一次方剂大荟萃。惜因卷帙浩繁，不易流传，至南宋初年已告散佚。

3.《简要济众方》（1051 年）

《简要济众方》是宋仁宗有感地方缺少良医，下诏翰林医官周应从《太平圣惠方》中选摘切要方剂而成的书，是宋朝官修的第四部医学方书。此书约在明末散佚。现存《简要济众方》的内容，主要保存在唐慎微《大观经史证类备急本草》《重修政和经史证类备用本草》，以及丹波元坚编纂的《杂病广要》等医籍中。

4.《圣济总录》（1111—1117 年）

《圣济总录》，又名《政和圣剂总录》，由宋徽宗赵佶效法宋太宗诏编《太平圣惠方》之先例，敕命广泛征集当时民间及医家所献大量医方，并择内府珍藏秘方，由圣济殿御医整理汇编而成。这是继《太平圣惠方》后由朝廷官方组织编写的又一方书巨著，全书共 200 卷，载方近 20 000 首，集宋以前方剂之大成，是方剂文献的又一次总结。且《圣济总录》在编排上已较《太平圣惠方》有明显进步，堪称“宋代医学全书”。

5.《太平惠民和剂局方》（1078—1152 年）

《太平惠民和剂局方》是宋神宗下诏，由国家的官府医药机构“和剂局”编著的成药配本（初刊于 1078—1085 年），载方 297 首。至大观年间（1107—1110 年），经当时的名医陈承、裴宗元、陈师文等校正，内容有所增订。理宗淳祐年间（1241—1252 年），历经近两个世纪的多次重修，增补至 788 首。虽然《太平惠民和剂局方》所收载方比《太平圣惠方》少，但大多为“效验方”，如四君子汤、四物汤、平胃散、二陈汤、逍遥散、藿香正气散、参苓白术散、至宝丹、牛黄清心丸、苏合香丸、紫雪丹等，流传至今，长盛不衰。因此，《太平惠民和剂局方》的方剂作为成方规范沿用至今，该书不但为后世方书所引用，且很多方剂已成为成方之典范。宋代方书空前之多，方剂理论也日益丰富。但以《太平惠民和剂局方》为转折点，方书走上由博返约的道路，方剂学理论也日益受到重视。

6.《小儿药证直诀》（1119 年）

《小儿药证直诀》是由北宋钱乙的弟子阎孝忠收集钱乙的临证经验而编成的一部中医儿科学专著，载方 124 首，其中不少良方，如六味地黄丸、导赤散、泻白散等。日本医家丹波元胤在其所著《中国医籍考》中说，“其意径且直，其说劲且锐，其方截而良，其用功而速，深达其要，广操其言。万世不可掩其妙，四方皆可遵其说”，对该书给予了极高的评价。

7.《苏沈良方》（1075 年）

《苏沈良方》也称为《内翰良方》或《苏沈内翰良方》，是由北宋时期苏轼所撰的《苏学士方》与沈括所撰的《良方》两书合编而成。由于苏轼、沈括的名望，加上尤与养生有关，故《苏沈良方》影响很大。全书药方分为养生方、治风方、治疫方、治气血方、妇科方和儿科方等六大类，其中治气血方数量最多，汇录四神丹、四味天麻煎、至宝丹、沉麝丸、木香散、左经丸等各科验方 150 余首，方皆取简易有效者，对部分搜集的药方进行了改良和发挥，并对汤、散、丸等药物剂型的功效特点作了阐述。

8.《证类本草》（1082—1098 年）

《证类本草》是一部由北宋医家唐慎微编撰的将药物学与方剂学相结合的本草，虽然《证类本草》是以记载中药为主，亦收录有单方 3 000 余首，并首开本草附列医方的先例。

9.《易简方》（1196 年）

《易简方》由南宋王硕编撰。因该书将主治病证相同的方集中起来列于首方之后，便于读者查阅和选取使用，提高了方剂的实用性和便捷性，由此声名大振。《易简方》的方剂来源以《三因方》为主，虽载方仅 30 首，但这些方剂颇具代表性，如三生饮、姜附汤、养正丹、来复丹等，切合临床实用，在当时流传甚广。《易简方》对每首方剂的加减、用法等进行了详细论述，补文献之不足，翔实而不雷同，实为中医领域的一部重要著作。

（二）金元时期

宋代儒学打破了汉代经学的发展局面，出现了门户之分。受此影响，金元时期，医风转变，医学家们思想活跃，学术争鸣气氛热烈，医学流派的崛起，带来了方剂的新方法、新学说。清代纪晓岚在《四库全书总目提要》中对此作了精准的总结与评价，称“儒之门户分于宋，医之门户分于金元”。

金元时期的医家通过深入研究医经，结合自身临床实践，以格物致知的研究态度对制方理论和中药药性理论都做了较深入的研究。他们将《黄帝内经》君臣佐使的配伍理论、《神农本草经》的药物上中下三品分类体系，以及药物归经思想等观念及内容引入方剂学理论，开始出现方解方论，归经理论也开始得到应用。同时，中医学涌现出很多流派，如金元四大家、易水学派、河间学派，从学术理论到创设新方，总结新的治法，可以说是轰轰烈烈。很多的医学大家在治法、方剂上都有创新，创制出了不少传世名方，例如，寒凉派刘河间的防风通圣散、双解散、芍药汤、凉膈散、六一散等；攻下派的张子和扩大应用仲景之攻下法的木香槟榔丸、禹功散、三圣散、导水丸；补土派李东桓的治脾胃法之补中益气汤，当归补血汤、升阳益胃汤、枳实消痞丸（失笑丸）、普济消毒饮、清胃散、清暑益气汤、当归六黄汤、朱砂安神丸等，以及治脾胃的“甘温除大热”治法；体现滋阴派的朱丹溪“六郁”及“阳常有余阴常不足”补阴思想的越鞠丸、大补阴丸、左金丸、虎潜丸、二妙散（丸）等；易水学派的开创者张元素化裁拟定的新方26首，如九味羌活汤、枳术丸、当归拈痛汤等；王好古先后师从于张元素、李东垣，提出独具一格的阴证学说，并创制了神术汤，白术汤，黄芪汤，调中丸等。

这一时期，张元素等人基于运气不齐和古今异轨，古代的方剂并不完全适用于当代的疾病，反对拘泥于古方的保守思想，提出了“古方不能治今病”的观点，故形成了“时方”与“经方”之争。这一观点推动了中医学改革的前行，不仅活跃了当时的学术氛围，同时也启发后来学者不宜拘泥成规，而应根据实情，灵活变通。

值得一提的是，金元时期医家的中医临证开始由经验用方向理论制方的转折。在宋儒理学“格物致知”的理论影响下，开始了医方义理的探讨，这是在方剂学史上最大的突破。因此，有人认为金元时期是中医方剂学的萌芽时期，具有代表性的当数医学家成无已，他不仅是第一个全面注解《伤寒论》的医家，而且其《伤寒明理药方论》分析了《伤寒论》常用的20首方的组方原理及方、药间的配伍关系，是历史上首次依据“君、臣、佐、使”剖析组方原理之方书，开方论之先河，将方剂在理论方面提升至一个新的高度。这一时期，还出现了相当多的方剂著作，如杨用道的《附广肘后方》（1101—1110年），刘完素的《宣明论方》（1172年），张元素的《医学启源》（1186年），李东垣的《东垣试效方》（1266年）、《脾胃论》（1249年），张从正的《儒门事亲》（1228年）、《张氏经验方》和《秘录奇方》（时间不详），许国祯的《御药院方》（1267

年，我国第一部皇家的御用药方集），孙允贤的《医方集成》（1321年），萨谦斋的《瑞竹堂经验方》（1326年），李仲南的《永类钤方》（1331年），危亦林的《世医得效方》（1345年），葛可久的《十药神书》（1345年），朱震亨的《局方发挥》（1347年）、《丹溪心法》（1347年，刊于1481年）等。金元时期具有代表性意义的方剂著作有以下种类。

1.《伤寒明理药方论》（1156年）

在宋儒理学"格物致知"的理论影响下，成无己开始了对医方义理的探讨。其《伤寒明理药方论》系统地阐述了张仲景《伤寒论》麻黄汤、桂枝汤等20首常用方的组方原理及方、药间的配伍关系，是第一个依"君、臣、佐、使"剖析其组方原理之著，开方论之先河，使方剂学核心理论得到了新的提升，拓展了方剂学的学术领域。清代著名医家汪昂评价其"方之有解，始于成无己"。故《伤寒明理药方论》是我国第一部研究方剂配伍理论的医著，但遗憾的是并不是方论专著。成无己在书中说："制方之用，大、小、缓、急、奇、偶、复七方是也"，"制方之体，宣、通、补、泄、轻、重、滑、涩、燥、湿十剂是也"。至此，中医方书中才有"七方""十剂"名称的明确提出。

2.《医学启源》（1186年）

张元素为开医学争鸣之先声的易水学派创始人。《医学启源》所录81首方，其中载《伤寒论》《金匮要略》方19首、钱乙方14首、《太平惠民和剂局方》9首、《千金方》1首，余下38方中，用刘河间《宣明论方》12首，张元素自己化裁拟定的新方26首，如九味羌活汤、枳术丸、当归拈痛汤等。张元素《医学启源》对方剂的主要贡献表现有：①灵活化裁创制新方：张元素师古方之法，而善于化裁创制新方，又不拘泥于古方。如九味羌活汤是他针对古方桂枝、麻黄二汤的主证，所制成的四时发散通剂。张元素明人以活法，临证之时宜"增损用之"，体现了其治病据病证而处方，而非死守某方某药，临证善于灵活化裁。再如，枳术丸是根据张仲景的枳术汤变化剂量并化裁而成的丸剂。枳术汤重用枳实破结下气以治停水，为实证而设立，枳术丸重用白术补脾健脾祛湿化痰，重在补虚。二方用药相同而仅使用药量不同，而所治病证即有巨大不同，一泻一补，足见张元素临证善于化裁古方。②创立新的制方法：张元素以药物气味与病机为基础，以五行生化克制为原则，创立了新的制方法，主要有气味制方法和五行生克制方法，并在之后列出了当归拈痛汤、天麻半夏汤两首自创方，用以"教人比证立方之道"。③首次提出"引经报使"理论，首创"药物归经学说"：《医学启源》和《珍珠囊》中明确了十二经引经药，同时对引经药物进行了归类，指出引经药所属的引经部位，使得引经理论更加完善。

3. 李东垣《内外伤辨惑论》（1247 年）、《脾胃论》（1249 年）、《东垣试效方》（1266 年）、《兰室密藏》（1276 年）

金元四大家之一、“脾胃学说”、补土派创始人李杲（东垣），重视人身脾胃之气，提倡“脾胃为血气、阴阳之根蒂”。凡饮食、劳倦每致脾胃升降失常，形成“谷气下流，阴火上冲”的内伤病证。用药力主甘温药充沛元气，风药鼓蕴升阳，寒凉药微泻阴火。其特点体现在所著的《脾胃论》《内外伤辨惑论》《东垣试效方》《兰室密藏》书中。尤其是“升阳十七方”一组方剂颇具特色。升阳十七方针对“内伤脾胃、百病由生”的病机，提出“唯以辛甘温之剂，补其中而升其阳，甘寒以泻其火”的治则，通过甘温益气、滋养元气的治法，体现了东垣治内伤疾病重益气升阳、辅降阴火的对立统一用药特点。升阳十七方不仅在理论上具有创新性，也在实践上为治疗内伤疾病提供了有效的方案。

升阳十七方

升阳十七方系指升阳补气汤、升阳顺气汤、升阳汤、升阳益血汤、补气升阳和中汤、升阳除湿汤、升阳泻湿汤、升阳散火汤、升阳祛热和中汤、升阳调经汤、调经升阳除湿汤、升阳举经汤、升阳柴胡汤、升阳除湿防风汤、升阳益胃汤、补脾胃泻阴火升阳汤、益胃升阳汤。

（三）明清时期

中医方剂经过先秦、两汉及隋唐的奠基，宋、金、元时期方剂的发展有了根本性变化，出现了方剂的理论研究。明清时期的医家们在承继这些坚实而丰富的中医临症经验和富有开创性的方剂理论基础上，方剂的形成与发展日臻成熟，方剂理论研究也有更进一步的发展。例如，方剂发展史上第一部详析方剂理论专著《医方考》及一批考证和注解方剂专著的付梓。中国古代现存最大的一部方书《普济方》问世，第一部便于记忆方歌的中医论著《医方集解》和根据方剂功用与病证表现而进行归纳方剂类别《成方切用》《成方便读》等的出现，以及以温病四大家为代表的温病学派兴起及温病治疗方剂的大量涌现，标志着方剂的理论体系的成熟。故后世认为方剂学成于明清。

明清时期的方剂学具有两个特点：一是方药共同发展，方药共荣；二是由博返约。明朝以方药共荣发展，药方发展互相影响。清朝以由博返约，规范整理。

1. 明代——方剂与本草学共荣，方剂学科初成

明代本草学大盛，方剂发展较为成熟。方书不仅卷帙浩繁，方剂数目巨大，且理、

法、方、药日臻成熟，更加融为一体。这一时期的方书，既有搜罗广博、规模宏大的官修巨著，如载方最多、规模最大的有朱橚的《普济方》，又有集约的袖珍良方，如龚廷贤的《种杏仙方》，胡正心、胡正言编的《订补简易备验方》等。最为突出的是，吴崑编著了第一部着意于释方训义，理、法、方、药俱备，完整而又系统的方论专著《医方考》；施沛的《祖剂》立足于追溯诸方的衍化源流，按治法分类、按主方分类；以及张介宾《景岳全书》的《新方八阵》《古方八阵》中第一次使用以法统方的方剂分类方法；等等，标志着中医方剂学雏形已成。并且随着明代临证各科的发展，一批新方应运而生。其中以张介宾创制的调补阴阳剂、缪希雍制定的调理脾胃剂、汪绮石的治虚劳方、吴有性的治疫方、陈实功的外科方、万全的小儿方、傅仁宇的眼科方、高濂与龚廷贤的食疗养生方等尤具特色。

（1）《医方考》（吴崑）：释方训义，医史上第一部方论专著。虽然金代成无己开始创作方解，但未专著为书。著方解专著（亦称方论书）者，始于吴崑的《医方考》。面对浩瀚的方剂，吴崑虽汇集群方，却不追求方剂数量，而是严守质量，“揆之于经，酌以心见，订之于证，发其微义”，收集各科证治方剂 700 余首，对每方“考其方药，考其见证，考其名义，考其事迹，考其变通，考其得失，考其所以然之故，非徒苟然志方而已”。《医方考》以先叙其病因、病机，再汇集同类方于后，对每一方剂的命名、组成、功效、方义、适应证、用药、加减应用、变通得失、禁忌等详加考释与辨析，是一部理、法、方、药俱备，完整而又系统的方论专著。对每方的方义分析，条理清晰，因证致用，说理透彻。

吴崑的临床经验丰富，《医方考》还记载了一些他的自制经验方，如六味地黄加知母黄柏方，即如今通用的知柏地黄丸，通补任督二脉的龟鹿二仙胶。《医方考》对方剂学的发展贡献巨大，是方剂学发展的一个标志性的里程碑，影响后世方论的勃兴，清代方论专著的大量涌现都是发轫于《医方考》。

（2）《普济方》（朱橚）：医方巨著，古代载方之巨、历史之最。明代朱橚编的《普济方》（1406 年），载方 61739 首，是我国现存古籍中载方量最大的一部方书。其搜罗极广，篇幅很大，几乎收录了 15 世纪以前所有保存下来的方书内容，同时收入大量的时方，可谓集十五世纪以前方书之大成。《普济方》并兼及传闻、小说、道藏、佛书内的相关内容，其价值已超出方剂学范围。李时珍编修《本草纲目》时，虽说浏览参考文献 800 多种，实际上，其中不少方是通过《普济方》获得的。

（3）《景岳全书》（张介宾）：以法统方，“新方八阵”创百余首新方。张介宾在李东垣、薛立斋学术的基础上创立的温补学说，提出“阳非有余，真阴不足”。张介宾著的《景岳全书》（1624年），书中的“八略”和“八阵”实为讲述方剂学的内容，称治则、治法为“八略”，将方药主治的论述称为“八阵”，八阵又分为“古方八阵”与“新法八阵”两编。张介宾对方剂学发展的贡献主要有：①开创方剂按治法分类的先河。八阵的设立开方剂按治法分类的先河，突出了治法对方剂的统摄，较诸前人按病证分类的方法，确有提纲挈领之便。②《景岳全书》“古方八阵”收录历代方剂1516首。“新方八阵”则收载张介宾创制新方186首，皆依补、和、攻、散、寒、热、固、因之八阵排列。“新方八阵”的新方中，有不少至今仍为常用，如左归丸、右归丸，左归饮、右归饮，金水六君煎，玉女煎，理阴煎等名方。

左归丸、右归丸，左归饮、右归饮

张介宾以“阳非有余”论，创制了右归丸、右归饮等方剂，以培右肾之元阳，扶命门之阳衰。体现了他倡导的“阴中求阳，阳得阴助则生化无穷”和“阳中求阴，阴得阳升则泉源不竭”的原则，这些方剂不仅重视阴阳相济，而且在治疗学上有着非常重要的意义。

又以“真阴不足”立论，这是他好用熟地及创制左归丸、左归饮等方药的指导思想。左归丸以培左肾之元阴，左归饮以壮命门之真水。

（4）《祖剂》（施沛）：追源溯流。施沛以《素问》《灵枢》及伊尹汤液之方为宗，以张仲景的《伤寒论》《金匮要略》之方为祖，《太平惠民和剂局方》及宋、元、明诸家流传方以同类相附，推衍每类方之组方源流，辑明代前的著名方剂800余首著成《祖剂》（1640年）一书，共收主方70首、附方700余首。例如，以《素问》的“泽术麋衔汤”为祖方，其下述张仲景的泽泻汤、猪苓散、茯苓戎盐汤、五苓散、茵陈五苓散、猪苓汤、茯苓泽泻汤，后世的四苓散、加味五苓散、山栀五谷散、胃苓汤等，将17首方剂集中介绍，施沛在个别地方添加了按语“和得者也”。这种追本溯流，把相类方剂归于一起比较论述，对后世方剂按主方分类及学术研究影响较大，对学习古代方剂学有一定的参考价值。

明代大量临床医著附有方论并记载数量庞大的方剂。明代的临床医学著述中也有丰富的方剂内容，如王肯堂的《证治准绳》（1602年），其收方之广，常为医界所称道。此外，许宏的《金镜内台方议》（1422年），陶华的《伤寒六书》（1445年），王纶的《明医杂著》（1502年），鲁伯嗣的《婴童百问》（约1506年），虞抟的《医学正传》（1515年），韩懋的《韩氏医通》（1522年），薛己的《外科发挥》（1528年）、《口齿类要》

（1528 年），万全的《幼科发挥》（1549 年），张时彻的《摄生众妙方》（1550 年），徐春圃的《古今医统大全》（1556 年），楼英的《医学纲目》（1565 年），孙一奎的《赤水玄珠》（1584 年），龚廷贤的《万病回春》（1587 年），陈实功的《外科正宗》（1617 年），武之望的《济阴纲目》（1620 年），缪希雍的《先醒斋医学广笔记》（1622 年），吴又可的《温疫论》（1642 年），傅仁宇的《审视瑶函》（1644 年），绮石的《理虚元鉴》（1644 年），洪九有的《摄生秘剖》（1638 年）和秦景明的《症因脉治》（至清代秦皇士补辑，刊于 1706 年）等，可见明代的临床各科医籍卷帙浩繁。这些专科书籍将理、法、方、药融为一体，阐述各专科证治方药，对中医方剂有着特殊贡献，并留下了许多传世的名方。如张时彻的荆防败毒散，王肯堂的芍药散、四神丸，薛己的八珍汤，龚廷贤的乌鸡白凤丸、高枕无忧散，洪九有的天王补心丹，韩懋的三子养亲汤，吴又可的达原饮，陈实功的透脓散、消风散、玉真散，虞抟的九仙散，缪希雍的资生丸、夏枯草汤、肥儿丸、竹叶柳蒡汤，陶华的再造散、黄龙汤等等，沿用至今。

这一时期的本草书中的附方也蔚然可观。仅《本草纲目》一书，便有简便而灵验的单方 11000 多首。这不但是方剂学的组成部分，而且加强了方和药的有机结合。

（5）温补学派对中医方剂发展的贡献。温补学派以温补法治虚损性疾病见长。通过探讨脏腑虚损病机，尤其对脾、肾与命门病机的深入认识，不仅深化阴阳五行学说，完善藏象理论，充实病因病机，丰富中医辨证体系，拓展中医临症治法诸方面贡献巨大，而且创立了系列名方，例如，张介宾创立的著名的“左归”和“右归”系列的左归丸、右归丸和左归饮、右归饮，以及大补元煎、两仪膏、六味回阳饮等方。孙一奎则在其命门动气说的思想指导下，着眼于命门原（元）气，创立了壮原汤、壮原饮、通气生姜丸、安肾丸等方。赵献可创“君主命门”说，临症对金匮肾气丸、六味地黄丸有创新应用。

综上，明代整个方剂之学，其分类体系初步成熟，方剂学理论逐渐完善，各类方剂不断创新，方书数量稳步增长，不仅体现在方书卷帙之浩繁、方剂数目之巨大，而且论方质量显著提高，理、法、方、药日臻成熟，更加融为一体。可以说，明代方剂在广度与深度上，较前代均有很大的发展。就广度而言，有《普济方》；就深度而言，有《医方考》及《景岳全书》。

2. 清代——由博返约，方剂体系日臻完备

逮至清代，随着前世中医在方剂方面奠定的宏厚坚实基础，不仅方剂数量达到相当规模，而且医家对方论的研究也达到了一定水平。清朝秉承其传统体系，加上清代的一大批医家在方剂方面的著力勤耕，其成果斐然，不仅特色明显，而且成就宏大，中医方

剂进入了一个新的发展时期，从而使方剂开始逐步自成体系，从本草中脱落，基本形成一门独立的学科。

（1）清代中医方剂学的特点及成就。

①“以法统方”，治法与方剂形成体系。自《黄帝内经》奠定中医治法基础，经历代医家的不断补充与提炼，逐渐形成体系。至清代，尤其是温病学的发展，补充了清热滋阴诸法。吴尚先（师机）著《理瀹骈文》丰富了中医外治法，王清任的《医林改错》倡导活血化瘀之法，使治法丰富多彩，程钟龄的《医学心悟》集前人之大成，针对八纲及方药的主要作用，明确提出“医门八法”，系统性总结中医治法，并完善“以法统方”。医家们以八法为纲，通过各法之间相互配伍，使治法变化无穷，充实发展了治法学，对临床制方用药起着重要的指导作用，如吴鞠通治温病诸方，王清任活血化瘀之诸方，使方剂种类臻于完善。

②方剂的理论研究。继《医方考》之后，清代出现了一批考证和注解仲景方剂的经方学派专著，促进了制方理论、方剂释义及方剂分类的深入，成绩斐然。

A. 制方理论——体系更加系统完善。

方剂发展到清代，古方释义盛行，方论专著层出，成为清代方剂学发展的一大成就和特色。虽未见鸿篇巨制的方书，但涌现出以罗美的《古今名医方论》（1675）、《医方集解》（1682），王子接的《绛雪园古方选注》（1732 年），吴谦等的《医宗金鉴·删补名医方论》（1742 年），黄元御的《长沙药解》（1753 年）、《玉楸药解》（1754 年），吴仪洛的《成方切用》（1761 年），费伯雄的《医方论》（1865 年），张秉成的《成方便读》（1904 年）等为代表的一大批综合性方论类著作。而且，更多的医家开始重视方剂理论的讨论，方书提供给医家的已不再是成千上万无从选择的验方、单方，而是组方规律清楚、加减变化易于掌握的常用名方，许多综合性及临床医专书中也载有相关方剂分析。例如，陈士铎的《石室秘录》（1644 年），喻昌的《医门法律》（1658 年），柯韵伯的《伤寒来苏集》（1669 年），李用粹的《证治汇补》（1687 年），张璐的《张氏医通》（1695 年）、《千金方行义》（1801 年），程钟龄的《医学心悟》（1732 年），王洪绪的《外科证治全生集》（1740 年），陈复正的《幼幼集成》（1750 年），徐彬的《金匮要略论注》（1671 年），徐灵胎的《医学源流论》（1764 年），周扬俊的《温热暑疫全书》（1679 年）、《金匮玉函经二注》（1687 年），钱潢的《伤寒湖源集》（1707 年），尤怡的《金匮要略心典》（1729 年）、《伤寒贯珠集》（1810 年），魏之琇的《续名医类案》（1770 年），俞根初的《通俗伤寒论》（1774 年），余震的《古今医案按》

（1778年），余霖的《疫疹一得》（1794年），吴鞠通的《温病条辨》（1798年），陈修园的《时方歌括》（1801年）、《时方妙用》（1803年）、《长沙方歌括》（1808年），程鹏程的《急救广生集》（1805年），傅青主的《傅青主女科》（1827年），王清任的《医林改错》（1830年），王孟英的《霍乱论》（1837年）、《温热经纬》（1852年），郑宏纲的《重楼玉钥》（1838年），林佩琴的《类证治裁》（1839年），唐容川的《血证论》（1884年），王旭高的《医方歌括》（1897年），石芾南的《医原》（1891年），周岩的《本草思辨录》（1904年）等，从而加强了医家临床选方、用方的理性思考，极大地推动了方剂学的系统发展。

在制方原则及方法方面，自《黄帝内经》提出君臣佐使、南宋许洪提出了具体的制方方法，至吴仪洛在《成方切用》中另列“制方总义”，明确提出了制方的原则及方法，并使之更加完善、系统。

B. 方剂分类——理论系统，更加合理、实用，利于临症。

历代医家从不同角度采用了多种分类方法对方剂进行归类，多以功用（治法）分类和病证分类，清代医家张璐、徐大椿、陈修园等在此方面做了许多有益的尝试和探索。例如，张璐的《张氏医通》（1695年），“字有字母，方有方祖，自伊尹汤液，一脉相传”。以“祖方”法对方剂的分类，专列桂枝汤、麻黄汤等祖方36首，各方之下列有相关方若干。徐大椿的《伤寒论类方》（1759年）将《伤寒论》113方分为桂枝汤、麻黄汤、葛根汤、柴胡汤、栀子汤、承气汤、泻心汤、白虎汤、五苓散、四逆汤、理中汤及杂方共十二类。陈修园按功能将“十剂”加上寒、热，共成十二类。程钟龄的《医学心悟》（1732年）根据治法“八法”将方剂归类概括。然而真正在方剂学分类上做出开创性并对后世产生深远影响的是汪昂的《医方集解》，汪昂综合七方、十剂、八阵的分类方法，将以“因”统方与以“法”统方两种分类法进行结合，建立起以治法（功效）分类为主，以病证分类为辅的综合分类法，把方剂分为补养、发表、涌吐、攻里、表里、和解、理气、理血、祛风、祛寒、清暑、利湿、润燥、泻火、除痰、消导、杀虫、明目、痈疡、经产等二十二类，并附救急良方。这一分类方法体现了治法与方剂的内在本质联系，更符合中医辨证求因、审因论治的辨治程序，同时体现了中医理、法、方、药一贯的特点，对完善方剂学理论体系具有重要意义。

③方剂专著编写——由博返约，切于实用。清代方书的编著、出版空前繁荣，各种验方、单方辑本亦不断增多，达300余种，成为清代方书的一大特点。随着中药功效的确立，功效与主治含义的廓清，以及治法理论的发展，多种方的分类，因此，医家们在

方书的编写上，一方面融入了自己的临床经验；另一方面，对前人的不妥之处进行修订，无意求其赅备无遗，而趋向于由博返约。

清代方论著作编写由博返约有两层含义，一是规范和去芜存菁，二是在内容探讨上更加细致。

在方书编写的格式方面也出现了先言功效，后列主治，阐释方义。如以《古今名医方论》《医方集解》《绛雪园古方选注》《成方切用》为代表的综合性方论类著作，虽然篇幅大不如前代，但在内容编排、方义阐释方面都十分注重质量，精益求精。

清代方剂专著通过注重实用性方书的编写，单方验方的收集，使方书更加贴近实际医疗需求，便于医生的临床使用。而且当时许多著名医家如罗美、汪昂、吴仪洛、陈修园等编著的文字浅近，医文并茂，通俗易懂，加入贴合实用的方书歌括，更加适宜于中医的传授、中医学的教学教育，对方剂学的普及和推广起到了很大的作用。

④方剂学教育。在继承前代中医教育的基础上，清代在中医教育方面体现出了明显的进步和特点。清朝前中医教育的课程设置，无论从太医院教习厅到中医书院，都从未发现专立“方论”一科。况且历代中医典籍已经汗牛充栋，授徒的中医只能凭各自的经验和理解选择课本，官方并无统一的教材。乾隆四年（1739 年），乾隆御召一批医家用三年的时间编撰成了《医宗金鉴》，内容包括基础理论和各科的疾病治法，以强调基础与应用，作为官方出版的医学教材，也是皇家太医院医学考试的标准参考书。

清代涌现出一大批方剂专著、实用方书、歌括等简明实用的方书，其中不少成为适用于师带徒的教材，如汪昂的《医方集解》（1682 年）、《汤头歌诀》（1694 年），吴仪洛的《成方切用》（1761），陈修园的《时方歌括》（1801 年）、《时方妙用》（1803 年）、《长沙方歌括》（1808 年）、《金匮方歌括》（1830 年）、《医学实在易》（1844 年），王泰林的《王旭高医书六种》（1897 年），张秉成的《成方便读》（1904 年）以及赵学敏的《串雅》（1759 年）等。陈修园晚年在福建长乐嵩山“井上草堂”讲学，广收弟子，传授医学，尤其重视方剂的传授，在方剂教育方面做出了历史性的贡献。

（2）清代方剂的代表性著作。清代，各种实用性方书、单方、验方辑本也不断增多，方书达 300 余种，蔚为壮观，形成了方剂全盛的局面，这也成为清代方书的一大特点。

①柯琴《伤寒来苏集》（1674 年）：柯琴著《伤寒论注》《伤寒论翼》《伤寒附翼》，三者合之为《伤寒来苏集》，其中《伤寒附翼》实为《伤寒论方论》。《伤寒附翼》选用《伤寒论》101 首经方，详解方论。柯琴在编次上主张分经论证，以证名篇，宗《伤寒论》六经分法，在每经前均冠以“某经方总论”，先总概说其方论，后依方逐解，先

使人知晓其本经脉证之大略，再以证为主，各以类从其证，并以方名证（如桂枝汤证、麻黄汤证等），使每经各有主证主方，及类证类方，条理清晰，易用于临床。

②罗美《古今名医方论》（1675 年）：罗美选用清以前名医方书中 154 首，方论共 180 则。各方下所列方论除自己的观点外，多数摘录柯琴（韵伯）、喻嘉言、张璐、吴崑、李士材、程郊倩等十数人之方论，或一方一论，或一方数论，或数方合论，各具特色。书中重点详论药物之性能，细辨君臣之配伍，比类诸方之异同，列举各方之治证，论点简明精要，多所发明，析疑解惑，发前人之未发，对后世影响颇大。

③汪昂《医方集解》（1682 年）：清代医家潜心阐释方剂的方义，蔚然成风。至今颇得称赞，流传颇广的便是汪昂的《医方集解》。有鉴于成无己、吴鹤皋始作诠证释方以来，“著方者日益多”，而“注方者不再见”，时医但知有方而不知方解。汪昂以方义释解为中心，承前贤之学，萃集众家之长，并结合自己潜心参悟，围绕方剂主治病证的证候、脉象与脏腑气血阴阳、病机、治法以及制方用药等进行释方，首开综合分类方剂的先例。

A. 创方剂学的综合分类法。《医方集解》基于病证和立法的方剂分类思路，摆脱了长期以来按病附方的模式，其“以法类方”与“以方类证”的编写体例，和“据证立法”与“依法论药”的释方思想，是方剂学理论构建成熟的标志。因此，一部分医家认为是汪昂《医方集解》促成方剂学从中药学中分化并独立成为一门学科。

B.《医方集解》列正方 377 首，附方 488 首，共计 865 首。对每一主方均按方名、方源、主治病证及其病源、脉候、脏腑、经络组成（包括剂量、制法、服用法、加减法），方解及附方等项条分缕析，主次分明，沿革清楚，加减有法，便于触类旁通。并依其补养、发表、涌吐、攻里等功用为主，将方剂分归于 22 门，使选方更具实用性。且文字通俗流畅，使学者知其然又知其所以然，不仅为入门便读方书的佳作，也是临床医生必读之上书。

C. 重经方但不非时方，尊古而不非今。《医方集解》选载了大量的经方和时方，如收载了仲景方 163 首，为多数门类的首选方，也选录了不少疗效确切的时方，如藿香正气散、七宝美髯丹、秦艽鳖甲散、痛泻要方等。

总之，《医方集解》是一部最具有代表性的方剂学专著，在中医方剂学史上具有里程碑式的标志意义。

④王子接《绛雪园古方选注》（1742 年）：《绛雪园古方选注》又名《十三科古方选注》。该书选录《伤寒论》113 方及其他医方共 324 首，每方均先列方之组成、用法，后缀医论，细释各方君臣佐使之义、铢两之宜、加减之道，做到“显微阐幽，申明其方

之中矩，法之中规”，以至“刚柔有变，约制有道”之境，其方解亦多发前人之未发，使后学者对方剂配伍意义理解深刻、多受启迪。

⑤吴谦、刘裕铎等《医宗金鉴·删补名医方论》（1742 年）：吴谦、刘裕铎等奉敕编纂大型医学丛书《医宗金鉴》，其《删补名医方论》为方论部分。《删补名医方论》收录了以明清以前方剂居多，尤其倚重《金匮要略》《千金方》《外台秘要》《太平惠民和剂局方》诸书，以及刘完素、张从政、李杲、朱震亨、王好古、薛己等人的效方二百余首。《删补名医方论》虽未对方剂进行明确分类，但在方剂的编排上实际上是一种以功效为据的方剂分类法，将方剂划分为补益方、祛邪方、《伤寒论》方三大类，其中补益方又分补气血阴阳与补脏腑两类；祛邪方分为祛六淫、理气血与治专病三类。全书提纲挈领，方便学习与临证使用。《医宗金鉴》是我国第一部，也是古代唯一一部由朝廷官方组织撰辑的方论专著。

⑥吴仪洛《成方切用》（1761 年）：吴仪洛以《医方考》与《医方集解》为蓝本，根据“方有宜古不宜今者”与“医贵通变，药在合宜”的思想，取二书之长，予以删繁补要，收方 1 102 首，其中正方 656 首，附方与类方共（有方名者）446 首，按汪昂分类法，列成 24 门，撰成《成方切用》。《成方切用》书名之意有二：一是“切于时用”（切合于人），二是“切于病情”（切合于病的标本虚实缓急）。

《成方切用》的一个重要特点是细析反佐药。吴仪洛用君臣佐使对四物汤、补中益气汤、桂枝汤、二陈汤等 29 方进行分析，具有佐制表述的方有四物汤、桂枝汤等 8 方，其中君药药性与佐药药性相反的方剂有四物汤、桂枝汤、小柴胡汤、防己黄芪汤、半夏泻心汤；臣药药性与佐药药性相反的方剂有小柴胡汤、半夏泻心汤。涉及反佐描述的有左金丸、风引汤、半夏泻心汤等 8 方；在分析白通加人尿猪胆汁汤时，吴仪洛引用《黄帝内经》“逆而从之，从而逆之”“正者正治，反者反治”，清楚地表述了反佐与反治各不相混淆。再论左金丸，“肝实则作痛，心者肝之子，实则泻其子，故用黄连泻心清火为君，使火不克金，金能治木，则肝平矣；吴茱辛热，能入厥阴，行气解郁，又能引热下行，故以为反佐”。

⑦陈修园《时方歌括》（1801 年）：《时方歌括》从唐宋以后时下数千余方中辑时效方 108 首，在“十剂”方剂分类的基础上增加“寒、热”二类，共成十二类。陈修园力求弄清方剂本意，示以规矩，教以灵活应变，用韵文歌诀将所列时方的原文、病机、病脉、方药方解、主治功能，乃至用法列入其中，重点在脉证、方药。歌括简明扼要，读诵起来朗朗上口，易读易记。并且，陈修园结合个人二十年读书、临证独得之妙，在

每首方剂之后加以按语评述，颇能阐幽发微，切中肯綮。

此外，陈修园还著有《时方妙用》《长沙方歌括》《金匮方歌括》《医学三字经》《医学实在易》《医学从众录》《女科要旨》等书。

⑧王清任《医林改错》（1830 年）：《医林改错》对方剂学的贡献主要体现在活血化瘀法的运用和创新方剂的制定。《医林改错》列举了 60 种气虚证、50 种血虚证，载方 33 首，其中有 29 方为王清任创制，如血府逐瘀汤、通窍活血汤、膈下逐瘀汤、少腹逐瘀汤、补阳还五汤、身痛逐瘀汤、加味止痛没药散、解毒活血汤、急救回阳汤、会厌逐瘀汤、保元化滞汤、黄芪桃红汤、黄芪赤风汤等。

《医林改错》所载的 22 首活血化瘀方疗效显著，至今仍为中医临床广泛应用。后世根据其功效和配伍不同可分为七类：A. 益气活血类：补阳还五汤、助阳止痒汤、足卫和营汤、黄芪桃红汤、黄芪赤风汤、可保立苏汤、开骨散；B. 理气活血类：血府逐瘀汤、膈下逐瘀汤、会厌逐瘀汤、通气散；C. 破血逐瘀类：身痛逐瘀汤、下瘀血汤、没竭散、加味止痛没药散；D. 温里活血类：少腹逐瘀汤、急救回阳汤、止泻调中汤；E. 解毒活血类：解毒活血汤、通经逐瘀汤；F. 通窍活血类：通窍活血汤；G. 祛痰活血类：癫狂梦醒汤。

⑨费伯雄《医方论》（1865 年）：费伯雄仿《医方集解》体例作《医方论》，载方 358 首，其中自拟新方 191 首，一方一论，逐加评论，阐述其病因病机、类方治则，对君臣佐使之配伍结构、辨证加减、适应证等反复论证，说理透彻，通俗易懂，为初学医方者入门之书。

费伯雄根据自己的临床实践，认为方之祖始于仲景，后人触类旁通而扩充之，故不读《伤寒论》《金匮要略》，则不知立方之法；不读金元四大家之方，则无以通晓温凉补泻之用，而不知变化。他主张制方不仅要守法度，而且要会变通。为启迪后学者深得化裁变通之妙，如驯龙汤治五心烦热案、驯龙驭虎汤治惊悸气促案，以及用甲乙归藏汤治彻夜不寐案，都是遵循许叔微的《普济本事方》中珍珠母丸之旨，根据阴血不足、风阳内动这一病机特点，化裁变通而来。

⑩张秉成《成方便读》（1904 年）：张秉成的《成方便读》仿汪昂的《医方集解》体例和方剂分类，载方近 300 首，不仅收载《伤寒论》《金匮要略》、金元四大家名方，还收录《温病条辨》和《温疫论》中的温病名方 16 首。《成方便读》不仅记载方剂的组成和主治病症，还详细解释其病因和方义；其一方一辨证一变化的讲解，内容详细易懂，同时配合新编七言方歌，朗朗上口，易背诵理解，学者从中可获方剂加减变通之奥

妙，使得复杂的医学知识更容易被理解和记忆，也使得方剂学知识更加普及和深入。

（3）清代伤寒学派对方剂学的贡献。

宋金以前，伤寒诸家治伤寒各擅其长而无争鸣，自明代方有执倡言错简、实施重订，开启后世伤寒学术争鸣之端。至清代，围绕着《伤寒论》的编次注释、研究方法，六经本质等，诸家各张其说，形成不同的派系，其影响较大者有错简重订、维护旧论和辨证论治的“伤寒三派”。

主张对《伤寒论》考订重辑的观点虽为明末方有执首先提出，可经清初喻嘉言大力倡导，宗方错简，三纲鼎立，后有张璐、吴仪洛、吴谦、程应旄、章楠、周扬俊、黄元御等人从其说，形成错简重订派。错简重订派不仅理论功底深厚，善用经方，并创制不少名方。例如，喻嘉言的清燥救肺汤、导滞通幽汤、乌梅木瓜汤、解风散、利膈散；张璐的《医通祖方》以桂枝汤、麻黄汤、续命汤、升麻汤、小柴胡汤、星香汤等36方为方祖，各方之下列有关方若干，明其主治、组成及加减变化之法。共收方319首，并根据射干麻黄汤创制“冷哮丸”；黄元御在《四圣心源》共创立131个方剂，代表方有黄芽汤及衍化方天魂汤等8方，以及下气汤、玉池汤、金鼎汤等。

以张遂辰、张志聪、张锡驹等为代表的医家主张维护旧有编次的旧论派，反对错简重订，驳斥三纲。因此，维护旧论派的医家要尊崇古训，善用经方。张锡驹的《伤寒论直解》以“六经六气学说”通释《伤寒论》，与清代中晚期的俞根初提出的“六经钤百病”之说有异曲同工之妙。因此，有人认为绍派伤寒学派符合维护旧论派的核心观点。俞根初制定了蒿芩清胆汤、羚角钩藤汤、加减葳蕤汤等诸方。

以柯琴、徐大椿、尤怡、陈念祖等为代表的辨证论治派，既不同意维护旧论派“不敢增减一字、移换一节”的观点，也不赞同错简重订派的“错简重订”和“三纲鼎立”之说，认为不必在孰为仲景原著，孰为叔和所增方面争论不休，而应当在发扬仲景心法上下功夫，重在从方、证、六经等角度，并切合临床去研究、发掘伤寒，故形成了辨证论治派。又根据不同的特点分为以方类证派、以法类证派、以因类证派、以症类证派、分经审证派五派。例如，以柯琴、徐大椿等为代表的以方类证派，根据《伤寒论》中原有桂枝证、柴胡证等语，提出了“汤证”的概念，即将某汤方的主治证称作某汤证，如桂枝汤证、麻黄汤证等。柯琴的《伤寒来苏集》主张以方类证、证从经分，按方剂命名和分类六经各证，例如，太阳病，汇列了桂枝汤证、麻黄汤证、葛根汤证、大青龙汤证、五苓散证、十枣汤证、陷胸汤证、泻心汤证、抵当汤证等11大证类；阳明病，汇列了栀子汤证、蒂散证、茵陈蒿汤证、承气汤证等五大证类；少阳病，汇列了柴胡汤证、建中汤证、黄连汤证、黄芩汤证等四大证类；太阴病，汇列了三白散证；少阴病，汇列了麻黄附子汤证、附子汤证、真武汤证、桃花汤证、四逆汤证、吴茱萸汤证、白通汤证、黄连阿胶汤证、猪苓汤证、猪肤汤证、四逆散证等 11 大证类；厥阴病，汇列了乌梅丸证、白头翁汤证、热厥利证、复脉汤证、阴阳易证、诸寒热证等六大证类。徐大椿的《伤寒论类方》把《伤寒论》的 113 方分作桂枝、麻黄、葛根、柴胡、栀子、承气、泻心、白虎、五苓、四逆、理中、杂方等 12 类，其中桂枝汤类 19 方，麻黄汤类 6 方，葛根汤类 3 方，柴胡汤类 6 方，栀子汤类 7 方，承气汤类 12 方，泻心汤类 11 方，白虎汤类 3 方，五苓汤类 4 方，四逆汤类 11 方，理中汤类 9 方，杂方 22 方。

（4）清代温病学派对方剂学的贡献。

清代，温病学派的崛起给方剂学注入了新的内容。清代前、中期温病方剂的应用与创新达到了新的高度，如叶天士、薛生白、吴鞠通等人，在治温热病方剂的研究方面均有较大的贡献。其中，贡献最为突出的是吴鞠通，其著的《温病条辨》一书载有 198 首临床疗效卓著的方剂。吴鞠通善于化裁和总结前人的方剂与医案处方。例如，化裁仲景“承气汤”，创制宣白承气汤、导赤承气汤、牛黄承气汤、增液承气汤和护胃等承气汤等方，化裁《伤寒论》的炙甘草汤为加减复脉汤、一甲复脉汤、二甲复脉汤、三甲复脉汤及大定风珠，以《伤寒论》栀子豉汤变宣痹汤，变化陶华黄龙汤为新加黄龙汤、万全牛黄清心丸为安宫牛黄丸等，并总结叶天士有关医案的处方所修订为桑菊饮、银翘散、清营汤，以及所载薏苡竹叶散、加减木防己汤、救逆汤、新加香薷饮等方。吴鞠通所制诸方，主治明确，结构紧密，功效显著，现代临床上仍广为应用。由此可见，《温病条辨》对方剂学的发展作出了不可磨灭的贡献。另外，杨璿的《伤寒瘟疫条辨》以升降散为主方，加减化裁为神解散、清化汤、芳香饮、大小清凉散、大小复苏饮、增损三黄石膏汤、增损大柴胡汤、增损双解散、加味凉膈散、加味六一顺气汤、增损普济消毒饮、解毒承气汤等清泄里热方 15 首。王孟英的清暑益气汤、甘露消毒丹、王氏连朴饮、神犀丹、行军散、燃照汤、蚕矢汤、黄芩定乱汤、解毒活血汤等方。薛生白的滋营养液膏。余师愚在《疫疹一得》中创制的清瘟败毒饮，并根据兼症的不同，创立了此方 52 种加减用药法等。温病学派的辛凉解表、清营凉血、熄风潜阳、解毒开窍等治法，以及银翘散、清营汤等著名方剂，皆能补前人之未备，无不是近现代方剂学发展的源泉。

（5）清代民间“走方医”（铃医）的验方。

在清代众方书中，出现了一大批以搜集记录民间验方为目的的方书，如王梦兰的《秘方集验》（1657 年），梁文科、年希尧的《集验良方》（1710），田间来是庵的《灵验良方汇编》（1729 年），陶承熹的《惠直堂经验方》（1759 年），爱虚老人的《古方汇精》（1804 年），宋鸿雪的《方便方》等。这些验方及性质的方书的出现，一方面丰富了方剂学的内容，另一方面也是民间用药的宝贵经验总结。其中，赵学敏的《串雅内编》（1759 年），收录了“走方医”（铃医）的宝贵用药经验，因而更显得别具一格。《串雅内编》载方贯穿“贱、便、廉”的原则，高度评价走方医的截、顶、串（即汗、吐、下）三大法，记载了许多卓有疗效的经验，如吴茱萸末贴足心治咽喉肿痛、鸡血治蜈蚣咬伤等等，至今仍有使用。

（6）临床各科专书及载方。

值得一提的是，这一时期临床各科的经验医书大量涌现，也汇集了大量的创新方剂。例如，尤乘的《尤氏喉科秘书》（1675 年）记载了 14 种方药的制法，收载有不少的验方；王洪绪的《外科证治全生集》（1740 年）将家传秘方阳和汤、醒消丸、小金丹、犀黄丸等公之于世；陈复正的《幼幼集成》（1750 年）收录了治小儿惊风的多种方剂，既有传统正方，也有简便经验方；何梦瑶的《医碥》（1751 年）记载了多首名方，也载五首自创方，如一味百部膏、玉粉丸、蒲黄汤、朱雀丸等；沈金鳌的《沈氏尊生书》（1773 年）载有不少自创方，如治遗尿的沈氏缪泉丸、沈氏固脬汤，治头风的沈氏头风丸、沈氏荷叶汤，治血证的沈氏止衄丹、沈氏犀角汤，治流涎的沈氏止涎汤，以及治癥瘕的沈氏血癥丸和沈氏棉子丸；竹林寺僧的《竹林寺女科秘书》（1795 年）一书分调经、胎前、产后门，共设 117 症 110 方和秘制“太和丸”以及还少丹、壮阳汤、大补丸、五子衍宗丸、紫金丸等方；傅山的《傅青主女科》（1827 年）创制了完带汤、生化汤、两地汤、固本止崩汤、易黄汤、温经摄血汤、顺经汤、清肝止淋汤、调肝汤、宣郁通经汤、利火汤、回脉散等；郑梅涧的《重楼玉钥》（1838 年）养阴清肺汤、紫正地黄散；夏云的《疫喉浅论方》（1875 年）清咽消毒饮。这些临床各科专书均从各科不同角度对方剂学内容有了新的补充和发展，并且清政府组织修撰的《古今图书集成·医部全录》也保存了大量的方剂文献资料。

四、滞缓、发展艰难时期（近代）

清晚期至民国时期，因清政府的闭关锁国政策，以及鸦片战争后帝国主义入侵的双重冲击，中国封建社会加速走向衰落，呈现政治腐朽与经济落后的双重危机。近百年间，经济、文化、科学等的发展几乎停滞不前，中医发展更加举步维艰。一方面，清廷推行尊经法古，烦琐考据使医家致力于考证、校勘、辑复，虽产生大量医籍，但缺乏创造性；

另一方面，西洋医学亦渐次传入国内，北洋军阀及民国政府则片面崇奉西医，大搞民族虚无主义，排挤、限制中医中药，并妄图取缔中医中药。因此，近百年间中医学的发展艰难而缓慢。

在对中国传统医学的认识上，如何对待中、西两种医学，出现了不同的态度和观点，大致有民族虚无主义（废除中医）、中医改良主义、保存传统中医三派。

中国近现代史上，曾出现过多次废除中医的重大事件：①清末，被誉为“一代儒林宗硕、湛思而通识之人”的俞樾因亲人病故及中医药的无助，于1879年发表了《废医论》《医药说》两文，一气之下提出“医可废，而药不可尽废”的主张，为“中国废除中医第一人”。②1912年，北洋政府以中西医“致难兼采”为由颁布了《中华民国教育新法令》，将“中医药”不列为教育学科，即近代史上著名的“教育系统漏列中医案”。③近代极具影响力的资产阶级启蒙思想家、翻译家、教育家严复，在其《严复家书》中称：“中医缺乏实际观察和逻辑推理，中医属风水、星相算命一类的方术。要治，总须上等西医，听中医之言，十有九误，切记切记！”④1929年，余岩（云岫）“废止中医”提案，将否定中医推向高峰。⑤1933年，汪精卫政府主张，凡属中医不许执业，全国中药店，限令歇业。⑥民国著名历史学家、古典文学研究专家、教育家傅斯年曾言：“中医不如西医精准，两者不可合璧”。陈独秀曾言：“中医既不解人身之构造，复不事药性之分析。……惟知附会五行生克寒热阴阳之说”。他在给青年人的一封信中也说，中国的医学不知道科学的原因有三：其一，不知人体构造，没有解剖学；其二，不从事药物的分析，没有药物化学；其三，病毒和细菌全然无闻也。其中，尤以余岩为代表以受西方教育的人为主的民族虚无主义，他们严重鄙视一切中国的传统文化，怀疑中医，主张全盘西化。认为医学没有中西之分，只有玄学与科学之别，提出废止中医，并挑起中、西医日趋对立。

在医学领域形成中西医两种医学体系并存的格局，又因“废止中医”与保存中医的不同思潮观点，出现了“医学改良”的思潮。这种“中医改良主义”曾在当时的中国医界盛行，乃至影响至今。当时中医“改良主义”主要有两派，一是以唐宗海、朱沛文、张锡纯等为代表医家的中西汇通派，一是以丁福保、陆渊雷、谭次仲等为代表医家的科学化派。

受格物致知、重视科学思想的影响，19世纪初叶的王学权、王孟英、陆以湉、陈定泰、陶定兰，以及19世纪后半叶的唐宗海、朱沛文、恽铁樵、张锡纯等人形成中西汇通派。唐宗海于1892年著《中西汇通医书五种》，朱沛文认为中西医学“各有是非，不能偏主”，张锡纯主张“中体西用”，即以中医为主体，取西医之长为用，以补中医之短，撰《医学衷中参西录》（1909 年）。恽铁樵强调以中医为主体，吸取科学方法加以整理改进。中、西医学的文化基础不同，体系不同。但也提出“西方科学不是学术唯一之途径，东方医学自有立脚点”。总之，中西医汇通派的医家坚持中医之长，如整体观、脏腑学说、阴阳五行学说、四诊八纲和辨证论治的方法等，提倡向西医学习，采西医之长如化学、机械、实验等之法，试图将两种不同的医学体系融合，在一定时期和某种程度上为保护和发展祖国医学做出了一定的贡献。但鉴于时代与个人认识的局限，在思想上有主观主义、形式主义的倾向，在方法上存在生搬硬套、牵强附会、简单粗糙等问题，所留下的经验教训也值得后人深入总结与借鉴。

鸦片战争之后，西方医学全面传入中国，教会诊所或医院的建立，冲击着我国传统医学。在如何发展中医学的问题上，不但出现了中西医汇通派，同时也相继有人提出“改良中医”“中医科学化”“创立新中医”等主张。19 世纪 30 年代初—50 年代初，持有这种思想者不但人数众多，在近代曾发表过诸多言论，而且影响一直延续到今天。坚持这一主张并产生广泛影响的医家有丁福保、陆渊雷、施今墨、谭次仲、张赞臣、余无言、时逸人、高德明、叶橘泉、杨医亚、何云鹤等人。尤其是陆渊雷发表“改造中医之商榷”等文倡导的“中医科学化”。大部分主张“中医科学化”的人认为：中医的经验是宝贵的，但是理论不科学，应当用当代科学方法来整理中医，使它的理论系统化、科学化。这些观点是出于维护中医的立场，试图借助近代医学知识来改良或改造中医，促进中医体系变革。由于历史发展的局限性，传统中医面对所谓西方现代科学观的“物质论”，似乎有些缺乏“实据”对“科学改良中医”之说进行回应，有的回应也是有些苍白无力，甚至只能缄口不语。

由于中西医之间由论争发展到激烈对抗，民国元年（1912 年）学制改新，北洋政府摒弃中医于学制之外，由此引发了中医界首次的抗争请愿活动。国民政府定都南京后，废止中医论者得到当局的支持，废止中医活动越演越烈。1928 年的全日教育会议上，汪企张首次提出废止中医案，未获通过。翌年的中央卫生委员会议上，由余云岫提出的废止中医案获得通过，成为民国时期大规模中医抗争运动的导火线。其后为设立中央国医馆、颁布《中医条例》都引起中西医双方激烈的斗争。一大批中医和有志人士，面对“废止中医”积极回应，如 1922 年恽铁樵著的《群经见智录》，1933 年杨则民著的《内经之哲学的检讨》，批驳废止中医观点。1922 年，丁甘仁联合各中医团体发起抗议北洋政府对中医不平等规定的请愿活动；1929 年，丁仲英、谢利恒领导全国中医药业界抗争活动；1933 年，石瑛等 29 人提议仿 1930 年制定的《西医条例》拟订《中医条例》，终于在 1936 年 1 月 22 日颁布。近代中医药抗争运动从爆发之时起，便已超出了医学学术的范围。对于民族虚无主义提出的中医存废之论争，不是简单的学理讨论，而是民族虚无主义思潮的泛滥，对中医的冲击巨大。

这一时期，中西汇通派期冀变革图新，在组方理论与方剂应用方面展开了尝试与探索，张锡纯的《医学衷中参西录》开创了以西医理论研究方剂学的先河，意在将西医诊断及药物应用于中医临床实践。他创立的石膏阿司匹林汤，也称阿司匹林承气汤，被誉为“中西医结合第一方”，是由西药阿司匹林和中药石膏组合而成。《医学衷中参西录》载述、拟制方剂 160 首，张锡纯还创制了活络效灵丹、镇肝熄风汤、升陷汤、建瓴汤、理痰汤、玉液汤、鸡胵汤等诸多方。此外，汇集中西验方的论著有丁福保的《中西医方汇通》（1910 年）、陈继武的《中西验方新编》（1916 年）、张山雷的《中风斠诠》（1917 年）、恽铁樵的《验方新按》（1928 年）、叶橘泉的《近世内科国药处方集》（1935 年）等。值得一提的是，近百年间的最大方书是吴克潜编著的《古今医方集成》（1936 年），收集古今医方一万余首，每方介绍方名、出处、主治、功效、药物及用量、炮制、用法等项。

民国时期，中医学教育仿照现代教育制度，建立了民间自筹办学的中医专门学校，方剂学成为一个独立学科，并出现了相应的方剂学教材。因西方医学的引入，故在方剂学教材的命名相对混乱，大致有两类：一类用“处方学”，一类用“方剂学”。以“方剂学”提名的有杨则民的《方剂学》（1925 年）、卢朋的《方剂学讲义》（1927 年）、王润民的《方剂学讲义》（1934 年）、许半农的《中国方剂学概要》（1934 年）、蔡陆仙的《方剂总论》（1936 年）等。以“处方学”冠名的有时逸人的《中国处方学讲义》（1929 年）、秦伯未的《处方学》（1930 年）、沈焕章的《临症处方学》（1933 年）、王仲香的《处方学讲义》（1936 年）等。两种说法各有名家，各有执词。这些观点为后来高等院校的方剂学教材的编写奠定了基础。

五、冲击、彷徨与保护、图励时期（现代）

中华人民共和国成立初期，清末民国时期留下的“废止中医案”以及“中医科学化”的余毒，加上国家建设百废待兴，中医药的生存危机仍然存在。1950 年，在第一届全国卫生会上余云岫递交“改造中医”的提案，随即，原卫生部订立新规，发布了《中医师暂行条例》等文件。时任卫生部副部长的王斌公开说：“中医没有实际治病的效力。

他们（中医）都是不合格的，只能在农民面前起到精神上有医生治疗的安慰作用。”而贺诚更是提出“中医是封建医，应随着封建社会的消灭而消灭”的论点，一时间，反对中医暗流涌动，中医生死存亡又到了关键时刻。至1953年，毛泽东主席开始着手全面纠正影响中西医团结的错误倾向。1954年，中共中央颁布《关于加强中医工作的指示（草案）》，1996年，党中央提出“以农村为重点，预防为主，中西医并重，依靠科技与教育，动员全社会参与，为人民健康服务，为社会主义现代化建设服务”的卫生工作方针，中医才开始了劫后余生的发展。尽管如此，仍有许多“社会高层”人士不相信中医，如郭沫若曾言：“中医治好的病，反正都是自己会好的病。我一直到死决不会麻烦中医郎中的。”鲁迅《父亲的病》一文，除痛恨庸医害人外，主要集中对中医的玄奥、不明晰病因、模糊的脉诊等进行了批判，甚至在《呐喊》中直接写道：“中医不过是一种有意无意的骗子。”但实质上鲁迅先生的笔锋并没有对准中医，而是针对封建社会里招摇撞骗的庸医。因此有人便借用鲁迅之名，断章取义罢了。归纳起来，这些人的核心观点不过是“中医科学化”的翻版，极具欺骗性的就是齐声会同“中医不科学”，把中医的阴阳五行、脏腑学说和经络学说等晦涩的基础理论，视作“玄学”。以至于现代许多接受现代教育的青年一代也不辨清白，满口雌黄地以“不科学”来看待中医。

由于现代生物学等学科的发展，许多科研人员力图从免疫学、分子生物学、分子药理学等角度诠释中医、中药，但因科学理论与技术的时限性，以及中医理论与临床的特殊性、差异性，似乎还难以对中医、中药做出根本性的解释和指导，仍在中医方剂方名上没有实质性的突破，让人们对中医的认识和发展产生困惑、彷徨，但这实质上仍是“科学论”的思维。中医药的研究被引向“试验科学化”的道路，由于缺乏对中医理论指导下的方剂研究，局限于现代方法或实验设计，尤其是以某些化学成分指标或“症状”或“病”，这似乎是有点缘木求鱼。若按邓小平的思想理论，既然中医有它自身的理论和临床有效性，就应遵循自身学科的理论和特点去研究和发展中医。

中华人民共和国成立以后，方剂学随着中医学的复兴而得到新的发展。方剂学成为名实相符的学科，成为中医院校教育体系中重要的二级学科。2005年，由中医药学名词审定委员会界定方剂学定义：“方剂学是研究治法与方剂配伍规律及临床运用的学科”。随着党中央、国务院对中医药的重视及大力支持，中医药事业得到振兴而迅速发展。中医工作者们不仅创制出许多有效的新方，而且编订出系统的方剂学专书，重印了许多古代方书，为进一步提高和发展方剂学奠定了前所未有的良好基础。

（一）出版一大批古籍方书之校刊

近代以来，特别是中华人民共和国成立以后，方剂学得到了快速发展。近50年来，对一大批古代的重要方书，如《肘后方》《小品方》《千金方》《外台秘要》《太平惠民和剂局方》《圣济总录》《普济方》等进行了校勘出版、影印或辑复，为古方和方剂学史的研究提供了极大的方便。

（二）编著方剂工具书

中华人民共和国成立后，医方的汇编和辞典也如雨后春笋，极具代表性的是南京中医药大学彭怀仁教授的《中药方剂大辞典》，载方96592首，内容浩瀚，考订严谨，填补了自明初《普济方》问世以来缺少大型方书的空白，可谓集古今方剂之大成，是我国现存载方最多的一部方书。

（三）方剂学教材不断更新

20世纪50年代，中医方剂学之名一统天下。方剂学从中药学中分化出来而成为一门独立的学科。1956年，建立北京中医学院，王绵之教授将《医方集解》和《汤头歌诀》两部著作合二为一，编著了我国中医药高等院校的第一版《方剂学》。自此，各高等中医院校相继开设方剂学课程和教学，高等中医院校的各类统编《方剂学》教材相继问世。

（四）方剂实验研究

用现代实验研究手段揭示方剂的组方原理、配伍规律、作用机制等，取得了一些进展。例如，以整合药理学的概念和研究思路，探索研究元胡止痛方。

（五）中药新药、剂型的研究和生产

方剂理论研究更加深入，方剂应用范围更加扩大。临床研究方面，创制了一批新方，研制了一批新药，中药制剂学的分化，中成药在生产工艺、剂型改进、药效、药理、毒理、质量标准和临床应用等方面，都取得了举世瞩目的进步。新的剂型陆续出现，如片剂、颗粒剂、注射剂、气雾剂、滴丸、膜剂、胶囊剂等。

如何看待“科学”的时限性与中医

近代以来，西风东渐，中医面临生死存亡之变局。纵观近现代中国医学史，废除中医以及改良中医如同两把硬、软钢刀，屠绞和肢解着中医。20世纪30年代，依然是“科学”至高无上的时代，政府和学界还曾联手发起“中国科学化”运

动，提倡“科学社会化，社会科学化”。这无疑对中国的发展至关重要。但值得警惕的是，那些高举“科学”大旗的“改良中医”之论，可谓是一叶障目，欺骗世人。北京中医药大学梁永宣教授直言：自从“科学”一词被引入中国，就仿佛给中医戴上了一个紧箍咒，“中医不科学”的论调，百年来屡屡令中医如芒在背。

中国的“科学”一词，源于日本启蒙思想家如富泽谕吉和西周将西方的“Science”翻译为“科学”，这一术语在1896年由康有为首次在中国正式使用，并在随后的岁月里逐渐被接受和传播。“科学”具有双重含义：一方面，它指称科学家及其所从事的工作，即科学技术事业；另一方面，它也作为一种价值判断，意味着正确、合理和高级的知识和活动。因历史和社会等因素的影响，“科学”一词在中国的变化，如中国中医科学院研究员傅景华所言，科学的本来含义来源于西方实验研究，但是在中国却经历了三次畸化，即泛化、西化与神化。泛化就是将科学定义为一切领域的知识体系；西化就是以西方实验研究科学为标准；神化就是绝对真理化与宗教化的倾向。

时至今日，那些高举“中医科学化”标语的人，动辄就是“科学”、“不科学”。殊不知科学地说，“科学”本身不是绝对的，也是有时限性的，是在发展变化和不断完善的。以物理学对物质的认识为例。众所周知，从古希腊哲学家德谟克利特的“原子不可分”机械原子理论到现代物理学的“原子可分”弦理论，人类对物质的本质和结构的认识经历了一次又一次的革命，显示了物质的奥秘性和多样性。19世纪初，英国道尔顿重新提出现代原子论，1897年，英国汤姆森发现“电子推翻了原子是最小粒子”的观点。1909年，新西兰卢瑟福发现原子是由原子核（一个密集的正电荷的核心）与电子云（一个由电子组成的稀薄的外层）构成，并且推测原子核是由正电荷的质子和中子（中性的粒子）组成。1932年，英国查德威克发现了一种没有电荷的射线，即这种射线就是由中子组成，证实了卢瑟福的假设。由此表明原子核由带正电的质子和不带电的中子组成。1913年，丹麦波尔提出了原子物理学的一个重要里程碑的量子化轨道假说，认为原子的电子并不是随意地分布在原子核周围，而是按照一定的规律和顺序排列在不同的轨道上。1925年，沃尔夫冈·泡利在总结原子构造时提出一个原子中没有任何两个电子可以拥有完全相同的量子态的泡利不相容原理，即一个原子中两个电子的四个量子数不可能完全相同。泡利不相容原理在固体物理学中，解释了金属、半导体和绝缘体的导电性差异；在天体物理学中，解释了白矮星和中子星的稳定性和密度；在核物理学中，解释了质子和中子在原子核中的排布方式，等等。由此可见，19世纪牛顿时代以经典力学为正学，20世纪则变为爱因斯坦相对论，到如今的量子力学。若用今日的“量子”力学的“科学”，那牛顿力学就可以认为是“不科学”吧！但这只是说明牛顿力学与量子力学都有其局限性和适应范围，它们都提供了对自然世界的不同视角和描述，为认识自然提供了重要工具。

量子力学的出现完全颠覆了“时代科学观”。最近研究发现，量子效应验证了很多重要的生物学过程，如嗅觉、鸟类的导航以及光合作用。过去，人们会毅然决然地反对灵魂不死这种哲学上的唯心主义观念，但量子意识理论认为，灵魂就是量子，意识不会湮灭。量子灵魂理论认为意识并非诞生于神经元细胞之间的传递，而恰恰是诞生于神经元细胞的微管之中，在这里甚至发生着量子事件。并指出，在人脑以外同样发生着量子事件，这些外在的量子事件可以与我们脑内的量子事件产生关联，这种连接正如意识的闪现。引用哈梅洛夫和彭罗斯文章中的原话“宇宙的结构以及我们大脑中的生物分子活动进程就存在着某种联系”。一种专用量子力学理论研究灵魂的 Orch-OR 理论（调谐客观还原理论）认为，构成灵魂的量子物质，在人死亡之后离开神经系统，进入了宇宙时空。意识（灵魂）是大脑内一台量子计算机的程序，即使人死后，这个程序仍可以在宇宙中存在。由此可见，科学也是在不断颠覆中不断发展。今天以量子理论为“科学”，明天、后天会以什么为“科学”？那试问：而今将中医的阴阳五行、脏腑学说和经络学说等晦涩的理论视作“玄学”，日后会怎样？不禁让人想起清代诗人赵翼的名句“满眼生机转化钧，天工人巧日争新。预支五百年新意，到了千年又觉陈”。道尽了大自然和人类社会不断运动和发展的规律，新事物、新思想会不断涌现，层出不穷。因此，不要认为可以用现在科学理论就可以去解释一切。有句民语说的好，“也许今日的玄学就是明日的科学”，这好像与医学史中很多事件是相吻合。因此，切勿急于用时下的科学理论去诠释中医。

最为重要的是，无论是中医和西医，其宗旨都是为人类解除病苦，只是各自的理论和医疗手段方法不一，为何却成为相互敌视的不可包容的对立两派？何况在全世界，中国有两套医学为我们的生命健康服务，这不好吗，非要消灭一个？还大言不惭地讲什么“科学”“不科学”！

方剂的分类

方剂是中医重要的医治工具和手段，而在临症中如何选用？选用什么类型的方剂？是中医临床诊疗的核心内容。因此，方剂的分类对于学习方剂、提高中医的治疗效果尤为重要。但对于方剂的分类，最初古代医家并不是有意的，而是在临症中不断地总结而逐渐形成的。因此，现在所罗列的这些方剂分类，如按病名、证候、功效、脏腑等方剂分类也是后世不断总结而形成的。因此，若一览到从古至今的方剂分类，便可见到历代医家的方式方法不同，且繁简不一，各有取义。自《五十二病方》以下，《伤寒杂病论》《备急千金要方》《外台秘要》《太平圣惠方》《普济方》等历代著名方书，多采用病证、脏腑、病因分类的编写体例，实质上多是以病（证）为纲，先病（证）后方。虽名为方书，但多附于各类本草和专科医著中，未能突出方剂的主导地位，若按现代图书分类法，严格地说只能归于“类书”或“综合性医书”中。直到清代，汪昂编撰的《医方集解》一反惯例，以法统方，结合方剂功用、证治病因、兼顾治有专科分类，创立以治法分类为主，兼顾临床科目的综合分类法。

总结历代方剂之分类，或以病证，或以病因，或以脏腑，或以组成，或以治法（功能）分类，如《黄帝内经》记载“七方”、汉代《五十二病方》的病证分类法、金元时期成无己《伤寒明理药方论》的十剂分类法、唐代孙思邈《千金要方》的脏腑分类法、清代汪昂《医方集解》的综合分类法等。

一、按方的组成结构分类

中医方剂按其组成结构的分类，最早见于《黄帝内经》的“七方”和明代施沛的《祖剂》。

（一）《皇帝内经》“七方”法

“七方”之说始于《黄帝内经》，即《素问·至真要大论》中的“大、小、缓、急、奇、偶、复（重）”七方，今称“七方说”或“七方分类法”，但未正式提出“七方”之名。成无已著的《伤寒明理药方论》明确指出：“制方之用，大、小、缓、急、奇、偶、复七方是也”，在此他提出“七方”之名，并将《黄帝内经》的“重”改为“复”。

在中医业界，尚未见有按七方来对方剂分类的。只是说“七方”代表了《黄帝内经》一种方剂归类、一种设想，反映出当时方剂在发展中的一种萌芽的提法。因为“七方”的实质，是以病邪的轻重、病位的表里（上下）、病势的缓急、病体的强弱以及治疗的需要作为制方的依据，概括说明制方的方法，并不是为方剂的分类而设。

“七方”之义

大方：指药味多或用量大，治邪气方盛的重剂，如大青龙汤、大承气汤。

小方：指药味少或用量小，治病浅邪微之轻剂，如葱鼓汤、桑菊饮。

缓方：药性和缓，气味较薄，治病势缓慢，需长期服用方能收效的方剂，如四君子汤。

急方：药性峻猛，气味较厚，治病重势急、取效迅速之方剂，如四逆汤。

奇方：由单数药味组成的方剂，如五苓散。

偶方：由双数药味组成的方剂，如四物汤。

重（复）方：由两方或数方合用而用于治疗较为复杂病证的方，如八珍汤（四君子汤、四物汤）。

（二）《祖剂》祖方（主方）分类法

明代施沛的《祖剂》（1640 年）将历代名方分为“宗方”“祖方”“类方”三个层次。每一类方中，有一个祖方和多个衍方。祖方是源，衍方是流，衍方据祖方发展而来。全书共收历代名方 837 首，其中祖方 61 首，衍方 837 首。故在《祖剂》序中指出：“首冠素灵二方（指《素问》的泽术麋衔汤，《灵枢》的半夏汤），次载伊尹汤液一方（即三黄汤）以为宗；而后悉以仲景之方为祖，其《太平惠民和剂局方》二陈、四物、四君子等汤以类附焉”。

虽然《祖剂》一书对研究方剂的变化来源有一定价值，对归纳病机、治法共性的类方研究具有较好的作用，但往往不能推本溯源，始末不清。

二、按病证分类

中医史上使用较多的一种方法是按病症、脏腑病证、病因分类的方剂分类法。这种分类法便于临床以病索方，但重复较多。

（一）《五十二病方》病症（病名）分类

此分类首见于《五十二病方》。《汉书·艺文志》中的“经方十一家”载有《五脏六腑痹十二病方》《五脏六腑疝十六病方》《风寒热十六病方》《金创方》，以及《外台秘要》《太平圣惠方》《普济方》《类方准绳》《医宗金鉴》《兰台轨范》等，均属按病症（或病名）分类方剂之作。这一方法便于临床以病索方。

值得一提的是，《伤寒论》是以太阳、阳明、少阳、太阴、少阴、厥阴六经证候变化分类方剂。

（二）《三因极一病证方论》病因分类

此法是以病因为纲，分列诸证、诸方。例如，《三因极一病证方论》的中风、中寒、中湿等，《张氏医通》的伤寒、暑、湿、燥、火、伤饮食、劳倦等，皆属此类。

（三）《备急千金要方》脏腑病证分类

《备急千金要方》以脏腑理论为纲，病证方药为目的进行方剂的分类编撰，首列脏腑，下分病证，开脏腑分类方剂之先河。清代陈梦雷的《古今图书集成医部全录》（1725 年）第四册、第五册之“脏腑身形”也采用此类分法。

三、按功用（治法）分类

方剂按治法分，也称为功能分类，即以方剂的功效来归类方剂，体现了方剂功用与其治法的一致性。若从方剂本身角度，为功用分类法；若从方剂所体现的目的，其实质就是治法分类，即方剂必须“针对病机，体现治法”。

（一）陈藏器《本草拾遗》十剂

功用分类法始于“十剂”。关于“十剂”的来源，历代医家曾有公婆之说。主要存在两种观点：一种观点认为，最早是由北齐名医徐之才在《药对》中提出；另一种观点则认为，“十剂”的概念出自唐·陈藏器的《本草拾遗》。20 世纪 60 年代末，成都中医学院的凌一揆教授详加考证，认为“十剂”始于唐代陈藏器的《本草拾遗》而非徐之才的《药对》。近来有些考据表明，徐之才的《药对》是针对药物与疾病的对应关系，而不是讨论药物的配伍。

陈藏器的《本草拾遗》中有“药有宣、通、补、泄、轻、重、涩、滑、燥、湿，此十种者，是药之大体”的说法，宋代赵佶的《圣济经》于每种之后加一“剂”字，故后世便以宋徽宗的《圣济经》定为“十剂”为准。金朝成无己在《伤寒明理药方论》支持《本草拾遗》“十剂”的观点，言：“制方之体，宣、通、补、泄、轻、重、滑、涩、燥、湿十剂是也”。至此，成了后世将中药的十种分类法引用于方剂分类的依据。至此，在方书中始用“十剂”之名，并且或有增益。例如，北宋寇宗奭的《本草衍义》于十剂外增加寒、热二剂；明代缪希雍又增升、降二剂；明代徐思鹤的《医家全书》在原十剂基础上，又增加了调、和、解、利、寒、温、暑、火、平、夺、安、缓、淡、清等，共为二十四剂，但鲜有医家按此法分类。因清代陈修园的影响，其《时方歌括》的“十二剂”分类广为流传。

（二）张介宾《景岳全书》八阵

明代张介宾鉴于“古方之散列于诸家者，既多且杂，或互见于各门，或彼此之重复”，力倡人之生气以阳为主，难得而易失，以温补为宗旨，自称一家之言。用药如用兵，在《景岳全书》提出“补、和、攻、散、寒、热、固、因”八阵。选古方 1516 首列“古方八阵”，自制新方 186 首列“新方八阵”。

（三）程钟龄《医学心悟》八法

清代程钟龄的《医学心悟》总结提出医门八法，至今仍是中医学的八种基本治疗大法。《医学心悟》中写道："论病之原，以内伤、外感，四字括之。论病之情，则以寒、热、虚、实、表、里、阴、阳，八字统之。而论治病之方，则又以汗、和、下、消、吐、清、温、补，八法尽之。盖一法之中，八法备焉。八法之中，百法备焉。病变虽多，而法归于一"。程钟龄的《医学心悟》是对前人经验的精辟总结，明确了"以法统方"的思想，也是对治法分类方剂理论的总结。

四、综合分类法

清代汪昂对前人的方剂分类方法进行了分析，采用了"以法统方"的分类思路，提出了以方剂的功效为主要依据进行分类方剂的方法，既能体现以法统方，又能结合方剂功效和治证病因，尤其是治法（功用）与主治相结合。因此，被后世称为"综合分类法"。

《医方集解》"据法分类"的提出，源于侧重效用分类的成无已的"十剂"和《景岳全书》中"八阵"，但较之"十剂"与"八阵"其更倾向于"以法统方"及提出更多的确切治法。

《医方集解》在方论的编写上汲取《医方考》的经验，内容涉及病证病机、立法、方解、剂型用法、使用宜忌、加减化裁、方证或类方辨识等多方面。尤其是，方解的突出之处是以方为纲，以主治证为切入点，在病机分析的基础上，探讨方药配伍原理，即"诠证释方"。书中蕴含的析机立法、据药释效及其二者结合的思想，试将"君臣佐使"应用于方理解说，特别是基于阴阳五行、脏腑经络及气血营卫等学理和表里寒热、邪正虚实及升降出入等病机提出的诸多治法，以及基于治法，结合气味厚薄、升降浮沉及归经等药物性能，提出的药味选配依据。初步形成了"以法统方"理论指导下的"诠证析药释方"的方解模式。汪昂的《医方集解》开创的新综合分类法，将方剂整理归类为补养、发表、涌吐、表里、和解、理气、理血、祛风、祛寒、清暑、利湿、润燥、泻火、除痰、消导、收涩、杀虫、明目、痈疡、经产、救急等22类。

中医方剂学的方剂分类

（1）解表剂：宣散外邪，解除表证——桂枝汤、香苏散、桑菊饮、银翘散、荆防败毒散。

（2）泻下（攻里）剂：分为寒下、温下、润下、逐水剂——大承气汤、温脾汤、麻子仁丸、十枣汤、增液承气汤。

（3）和解剂：分为和解少阳、调和肝脾、调和肠胃剂——小柴胡汤、四逆散、逍遥散、痛泻要方、半夏泻心汤。

（4）清热剂：包括清热、凉血、解毒方剂——白虎汤、凉膈散、化斑汤、导赤散、清胃散。

（5）祛暑剂：清络饮、新加香薷散、六一散、清暑益气汤。

（6）温里剂（祛寒）：理中丸、四逆汤、黄芪桂枝五物汤、小建中汤。

（7）表里双解剂：大柴胡汤、葛根芩连汤、柴胡桂枝干姜汤。

（8）补益剂：四君子汤、四物汤、参苓白术汤、六味地黄汤、肾气丸。

（9）安神剂：安神丸、天王补心丹、甘麦大枣汤。

（10）开窍剂：分为凉开剂与温开剂——紫雪丹、至宝丹、苏合香丸。

（11）固涩（收涩）剂：收涩精气或固涩津液之方剂——玉屏风散、四神丸、金锁固精丸、完带汤。

（12）理气剂：解郁、降逆、补气之方剂——越鞠丸、半夏厚朴汤、定喘汤、苏子降气汤。

（13）理血剂：去瘀、止血、补血之方剂——丹参饮、血府逐瘀汤、补阳还五汤、小蓟饮子、胶艾汤。

（14）治风剂：消风散、川芎茶调散、镇肝熄风汤、大定风珠。

（15）治燥剂：桑杏汤、杏苏散、养阴清肺汤、麦门冬汤。

（16）祛湿剂：藿香正气散、三仁汤、五苓散、苓桂术甘汤、平胃散。

（17）祛痰剂：二陈汤、贝母瓜蒌散、三子养亲汤、止嗽散。

（18）消导化积剂：具有消积、消化、健脾、强胃之方剂——保和丸、健脾丸、枳实消痞丸。

（19）驱虫（杀虫）剂：驱除体内寄生虫剂——乌梅丸、肥儿丸、使君子丸。

（20）涌吐（催吐）剂：瓜蒂散、盐汤探吐方。

（21）痈疡剂：治外科疾患之方——仙方活命饮、五味消毒饮、苇茎汤、乙字汤、十味败毒散、排脓散。

（22）痘麻剂：升麻葛根汤、沙参麦冬汤、宣毒发表汤。

（23）明目剂：治眼疾方剂——明目地黄丸、养肝丸、滋肾明目丸。

（24）经产剂：妇科用方剂——温经汤、八味带下汤、生化汤、蒲公英汤。

第二章　方剂与辨证论治

方剂与病证

方剂因方中药物的相互作用而产生整体功效，这是因方剂与其所主病证或病机相对应，可见方剂内的药物配伍与其主治病证之间的高度一致性。故方药配伍与方证病机之间的相关程度是决定疗效的关键。在方剂学中，方剂与病证总是相提并论，方与证如影相随，不可分割。中医将方与证之间的这种类似锁钥对应的关系称为“方证相应”或“方证对应”等。

一、方证的源流

大家对“方证概念源于张仲景”的说法几乎没有异议。以《伤寒论》317 条：“病皆与方相应者，乃服之”为准，同时还提出“桂枝证”“柴胡证”等概念。但“方证”一词，则是由唐代孙思邈首次在《千金翼方·卷九》中提出的：“今以方证同条，比类相附”。此后经众多医家发挥，如宋代朱肱将“方证”简称为“药证”，明清众多医家赞同。喻嘉言的“有是病即是有是药”。柯琴的“见此证便与此方，是仲景活法”，主张“以方类证，以方名证，方不拘经”。徐大椿将《伤寒论》的 113 方进一步归类为桂枝汤、麻黄汤、葛根汤等 12 类，各类方证中，先出主方，随以论中用此方之证列于方后，以方类证，证从方治。

二、方证的概念

对“方证”的相关认识主要有三种观点：一是指方之证据。《说文解字》中：“证，训为告也”，即证据、验证之义。“方证”就是使用方剂的证据，既可以是西医的病或某种综合征，也可以是中医的证候，甚至仅仅是某个症状。二是指与方剂相适应或适配的病证，如“桂枝汤证”“补中益气汤（方）证”“二陈汤（方）证”等。根据证候所具有的“诊断基本单元”的含义，将“方证”认为是以成方适应证为背景的一种分辨运用单元，与通常的脏腑、卫气营血、三焦、六经等各种辨证方法中的诊断单元有所不同，但与其之间具有相容交叉性。此方证特别强调了方剂使用中的经验属性，即特定方剂及其适应症状和体征。三是方与证并称，其中方是治证之“矢”，证是方之“的”。可见，前两者侧重强调临证选方之依据，后者虽亦指特定方剂与其适应证之间的对应，但似乎还蕴含辨证论治与方药的相互关系。

三、方证关系

中医针对方与证之间的这种密切对应关系，提出了“方证对应、方证相应、方证相关、方证相对”等不同表述，但一般以“方证对应”和“方证相关”两种为主。

（一）方证对应

中医对于方证对应，众议不一，主要有方证对应说、方证相对说和方证相应说三种观点。但“方证相应”与“方证相对”并无本质的不同，只是将“方证相应”（证因方应）与“方证相对”（方与证对）分别看作侧重于方或证不同角度对于方证关系的不同理解。

1. 方证对应说

方证对应说首见于《伤寒论》，后世医家将方与证之间的这种密切对应关系概括为“方证对应”，成为中医临床的原则和方法。方证对应以八纲理论为基础，既包含了方剂的药物成分，也涵盖了与之相适应的病症特征，兼具理论性和方法论。

由于对方、证内涵的不同理解，围绕方证之间的对应关系也有不同的认识。有人认为，“方证对应”是指所选方药与病症和方药与病机之间存在着契合对应关系；方药与病症是指证与治的大体对应关系，见于临床中的“同证异方”“同方异证”；方药与病机则是指“一证一方”，即理论上的精确证治关系。

2. 方证相对说

关于方证相对说观点，现代中医对此有争论。很多人认为，这一理论起源于孙思邈的《千金翼方》和宋代朱肱的《类证活人书》提出“病药相对”。清代柯琴的“以方类证，以方名证，方不拘经”，以及徐大椿发展柯琴“以方类证、证从方治”的观点，特别是同时代的日本人吉益东洞认为“唯方与证、方证相对是仲景治法之大要”，提出按方类证、定证定方。另一观点认为，方证相对仅仅是“有是证、用是方”的概括。而刘渡舟认为“识病在于证，治病则在于方，方与证是伤寒学的关键”。朱邦贤则进一步演绎“方证相对说”的内涵，指出“方证”是指某方与某一特定病证间所存在的直接对应的主治关系，这一关系是建立在该方内涵的“理”与“法”之上。“理”，主要是指该组方所针对的基本病机；“法”，是根据基本病机所确立的治疗大法或具体治则。

3. 方证相应说

方证相应说观点强调用方须与病相应，强调方与证的对应性，证以方名，方为证立，方随证转。因此，临床上注重其主证，有是证则用是药，无是证则去是药。喻嘉言将“方证相应说”通俗地解释为“有是病即有是药，病千变药亦千变”。清代徐灵胎指出：“方之治病有定，而病之变迁无定，知其一定之治，随其病之千变万化而应用不爽”。现代一些中医认为，“方证相应”有直接与间接两种对应关系，直接对应是方剂主治证候与患者的病证表现对应，间接对应是方剂之理法（制方原理）与证候的理法（病机治法）相统一。

总之，“方”与“证”之间“对应”“相对”“相应”的基础只能是病机，若仅根据患者临床表现之“证”而应用或随症加减中医之“方”，则不符合中医“辨证论治”，易入“废医存药”之歧途。

（二）方证相关论

源于对中医辨证论治的基本原则和方剂学中方剂与病证不可分离特性的理解，以中医现有的方药证治体系和方药实际运用中的经验，谢鸣曾于2003年首次提出“方证相关”的概念。认为，方证对应是中医关于成方运用的一种基本原则，即基于成方运用经验对当前病证与原方病证辨识的强调，主张方药与病证的高度对应，落实在临床选方用药过程中，即通常所谓的“有是证，用是方”或“一证一方”“证变方变”。不过，从现存方书中不乏一方主治多病或多证的记载，古方原方证并非固化不变且历经不断变化发展，临床中一方可用于多证及一证可接受多方的现象也是俯拾皆是，表明方剂与病证之间的关系并不是人们理解的“一方一证”，而是“一方多证”和“一证多方”，其间很可能存在疗效上的差异。

概言之，“同证异方”或“同方异证”的经验与辨证论治中的“方证对应”的原则似乎相悖。可是中医的关键是“证”，故有证同方同（一证一方），或证同方异（一证多方，用于某一证的方剂常有多首；即同病异治），或证异方同（一方多证，同一方又可用于数个证，即异病同治）。证同方异示人当知：一证既有主法主方的原则，但也有辅法辅方之灵变，不必拘于一法一方。证异方同示人应晓：一方既有其主法主证之适宜，也亦有其变法变证之活用，勿陷于一方一证的僵局中。可见，中医论治遣方固应遵其治则，但圆机活法不失临症技巧。

（三）经方“方证”的基本类型

张仲景的经方方证与六经理论体系构建，表明病证的（病位）表里相传与（病性）阴阳转变，六类方证在其各自内部及其间的加减进退，即有法度可以遵循，从而适应了错综复杂的临证变化，在临床上树立了辨证论治的规范。仲景用八纲归类，并结合疾病的病位（表、里、半表半里）、病性（寒、热、虚、实、阴、阳），将方证大体分为六类。

（1）用于发热、恶寒、身疼、脉浮等症的方证类，如桂枝汤、麻黄汤等方证，这些方证病位在表，病性属热实阳，称为表阳证（太阳病）。

（2）用于发热、汗出、口渴、大便难、脉数等症的方证类，如白虎汤、大承气汤等方证，这些方证病位在里，病性属热实阳，称为里阳证（阳明病）。

（3）用于寒热往来、口苦咽干、胸胁苦满、目眩等症的方证类，如小柴胡汤、大柴胡汤等方证，这些方证病位在半表半里，病性属热实阳，称为半表半里阳证（少阳病）。

（4）用于恶寒、无热、脉微细、但欲寐等症的方证类，如麻黄附子甘草汤、麻黄附子细辛汤等方证类，这些方证病位在表，病性属寒虚阴，称为表阴证（少阴病）。

（5）用于自利不渴、腹满而吐、食不下等症的方证类，如理中汤、附子理中汤、吴茱萸汤等方证，这些方证病位在里，病性属寒虚阴，称为里阴证（太阴病）。

（6）用于消渴、气上撞心、饥而不欲食、四肢厥冷等症的方证类，如柴胡桂枝干姜汤、乌梅丸、干姜黄芩黄连人参汤等方证，这些方证病位在半表半里，病性属寒虚阴，称为半表半里阴证（厥阴病）。

方剂与治法

一、治法的概述

《黄帝内经》奠定了中医治法理论的基础，《素问·至真要大论》：“寒者热之，热者寒之，微者逆之，甚者从之，坚者削之，客者除之，劳者温之，结者散之，留者攻之，燥者濡之，急者缓之，散者收之，损者温之，逸者行之，惊者平之，上之下之，摩之浴之，薄之劫之，开之发之，适事为故。”《素问·阴阳应象大论》：“形不足者，温之以气，精不足者，补之以味。”又曰“中满者，泻之于内；其有邪者，渍形以为汗；其在皮者，汗而发之”。汉末，张仲景《伤寒杂病论》把治法与方证融为一体，总结出了一整套临床辨证论治的体系，后世医家也不断地完善和丰富。

（一）治法的定义

中医治法是在中医治则指导下制订的针对疾病与证的病因病机所拟定的治疗大法、基本治法和具体治法（治疗措施）的一类统称。

中医治法是辨证施治的重要环节，其最主要的作用是指导制方的理论依据。

一般而言，中医治法按治疗途径可分为外治、内治两大类，按治疗方式和治疗手段有中药疗法（内服、外敷）、针灸疗法、推拿疗法、拔罐疗法等。因此，不能将这些概念混为一谈。

（二）治法的内涵

（1）治法针对病证，故其基本定位是病因病机、病位病性、发病条件、病变的发展趋势以及病人体质与环境等。

（2）治法与治则不同：治则与治法在方法论意义上表现为方法论和方法的关系，在临床辨证论治上表现为战略和战术的关系。故中医治疗学中，治则指导、落实于治法，治法服从于治则，是治则的体现。中医治则有治病求本、扶正祛邪、调整阴阳、标本缓急、因人因地因时制宜、正治反治等，中医治法则有解表法、攻下法、清热法、温里法、补益法、和解法等。例如，治则：扶正祛邪；治法：扶正——益气、补血、滋阴、壮阳；祛邪——发汗、涌吐、清里、攻下。

（3）治法具有层次性、多体系性、系统性。

二、治法的基本特性

（一）治法的层次性

中医治法一般可归纳为治疗大法、基本治法、具体治法三个不同层次。

1. 治疗大法

治疗大法也称为治疗法则，如：实则泻之，虚则补之；寒者热之，热者寒之；逆者正治，从者反治等，但也有将其提高到中医治则的层级。

正治与反治

正治（逆治）：逆其证候性质而治的一种常用治疗法则，适用于疾病征象与疾病本质一致的病证。

具体方法有：寒者热之，热者寒之；虚则补之，实则泻之。

寒者热之，是指寒性病证出现寒象，用温热方药来治疗，即以热药治寒证。

热者寒之，是指热性病证出现热象，用寒凉方药来治疗，即以寒药治热证。

虚则补之，是指虚损性病证出现虚象，用具有补益作用的方药来治疗，即以补益药治虚证。

实则泻之，是指实性病证出现实象，用攻逐邪实的方药来治疗，即以攻邪泻实药治实证。

反治（从治）：顺其疾病的假象而治的一种治疗原则，适用于疾病的征象与其本质不完全吻合的病证。

具体方法有：热因热用，寒因寒用；塞因塞用，通因通用。

热因热用，即以热治热，是指用热性药物来治疗具有假热征象的真寒假热证。

寒因寒用，即以寒治寒，是指用寒性药物来治疗具有假寒征象的真热假寒证。

塞因塞用，即以补开塞，是指用补益药物来治疗具有闭塞不通症状的真虚假实证。

通因通用，即以通治通，是指用通利的药物来治疗具有通泻症状的真实假虚证。

2. 基本治法

针对相同的一类病机的证候而确立，清代程钟龄侧重从八纲辨证的角度，对临床常用治法总结为“汗、吐、下、和、温、清、消、补”等八法。例如，在扶正大法中有补气、补血、补阴、补阳之异；祛邪大法中有汗、吐、下之别，以及诸如调和缓急、行气散结、祛瘀通阻、收敛耗散、镇惊熄风等，体现了根据病机中的病因、性质、部位、病势等进行针对性调治的治法内涵。

3. 具体治法

针对某一具体病证而设立的具体治法，如解表法中的辛凉解表、辛温解表；补益法中的补气、补血、补阴、补阳；祛湿法中的燥湿和胃、淡渗利湿、清热祛湿、温阳化湿、祛风胜湿等，具体治法可决定治疗方法（如药治、针灸、按摩、导引、熏洗等）。

值得注意的是，具体治法中还有更细微的、在个体化治疗意义上的、针对非常具体病证的所谓的“一方一法”，即体现“方即是法，法即是方”。例如，叶天士的《临证指南医案》治案用药立法，吴鞠通的《温病条辨》注方立法，雷少逸的《时病论》以法名方（如营卫双调法、补气升阳法）等。此外，尚有结合中药药性，从气味合和及效能配伍的角度，形成的诸如芳香化湿、苦温燥湿、甘淡渗湿、辛开苦降、酸甘化阴、辛甘化阳、甘温补脾、甘寒生津、辛温峻汗、辛凉轻宣等药物配伍层面上的治法。可见，治法又在各自不同层面上互相结合，构成诸如消补兼施、寒热并用、化痰活血、气血双补、苦温芳香、甘苦成寒等综合治法，形成纵横交错的中医治法网络框架。如结合方剂学的特点，可将治则与治法贯通，按层次构建中医治疗学体系，例如，总体治则(治病求本)——基本治则（扶正祛邪、标本缓急、正治反治、三因制宜）——治疗大法（八法）——基本治法（如解表、攻下、清热、温里、补益、和解等）——具体治法（如辛温解表、补气血等）——配伍药法（辛温峻汗、调和营卫、辛开苦降、滋阴透热、甘温除热、益气生血等）。

（二）治法的多体系性

中医在长期临症实践中，因病机、证候千差万别，以及多体系的中医辨证论治思想，其治法千变万化，故形成了治法的多体系。

（1）根据脏腑辨证，形成的如“宣肺止咳”“补脾益胃”“滋水涵木”等治法。

（2）根据六经辨证，形成的如“和解少阳”“泻下阳明热结”等治法。

（3）根据卫气营血辨证，形成的如“清气分热”“清热凉血”等治法。

（4）根据八纲辨证，形成的如“表里双解”“清里热”等治法。

（5）三焦辨证治法体系，如“宣上”“畅中”“渗下”“三焦分消”等治法。

此外，还有经络辨证等多种辨证论治方法体系。

（三）治法的系统性

1. 治法的抽象性

由于中医理论的特殊性，如对病证病机（如阴阳、表里、寒热、虚实等）、方剂功效（如解表清里、寒热并调、扶正泻下）、中药药性（四气、五味、升降、浮沉等）的认识是一种涉及多种属性的综合表述，因此，治法很难做到色色俱全、无一不包，而只能是对多种属性的某一方面或主要方面做出概括或抽象的表达。例如，具体治法中的辛所形成的“和解少阳”“泻下阳明热结”等，其药物配伍也是对相关同类配伍的一种概括或抽象。

2. 治法概括性

由于治法多层次性、多体系性等特性，若对众多的方药进行逻辑归纳，就只得以法为纲，才能使方有所统、药有所循。治法的抽象性使治法不等于方，因为治法尚不能充分揭示方中药物间复杂的相互作用和微妙关系。虽然治法对病证的病机具有映射效应，但治法的影响并不完全等于病证，治法所反映的病证内容是相对有限的。因此，从某种意义上说，治法只是对病证和方药内容的一种大体、大概或粗放意义上的表征。故中医的治疗大法多显示出其治法的概括性。

（四）治法的枢纽衔接作用

治法是针对病机拟定的治疗方案，是指导制方的理论依据。故治法上承“理”，由“理”而定治法；下启“方”，“方”依据“法”而出。治法在中医临床辨证论治中是连接病机与方药的桥梁，由证到法，由法出方，治法是承上启下的枢纽。

治法是否切中病情，决定了治疗的成败。中医治法为中医治病的重要环节，前承辨证求因而定，后为采取具体治疗措施之指导，三者必须衔接准确，前后呼应，方能治之效如桴鼓相应。如其辨证有误，治法随之不当，难望获奏良效。

从中医的辨治内容来看，中医的“证→法→方→药”反映了辨证论治中的辨证、立法、选方、遣药几个环节的先后时序关系，即“法随证立，方从法出，方以药成”的论治程序；而从方剂学内容来看，“药→方→效→治（适应证）”反映了方药体系中“方以药成，效随方出，证与效应”的逻辑联系。可见从“病证→治法”和由“方药→治法”两个不同方向在“证→法→方→药”上的殊途同归。治法在其中的枢纽衔接作用将病证与方药紧密联系起来，不仅赋予方或药与病证相关（方证相关或药证相关）的特性，同时也使治法本身含有病证与方药的双重属性。

三、方剂与治法的关系

（一）法从方出

1. 先方后法

从方剂的发展历史来看，治法的产生源于方剂的运用，即是在积累了相当医学经验的基础上，对医学临床经验进行抽象所形成的理论化产物，是后于方药形成的一种理论。且中医学是先有实践，后有理论，故方剂是实践的产物，法是理论的总结。简言之，“方先于法，法从方立”。

2. 影响治法形成的主要因素

治法的形成和发展与两种原因有关：①对方药作用认识的深化。一方面，通过对大量药物性能的观察，总结归类，进而提炼升华为指导用药的理论，如《神农本草经》有“疗热以寒药，疗寒以热药”，为后世清法和温法的雏形。另一方面，对方剂组方异同的辨别、配伍原理的剖析以及功用的认识，促成了方剂类的分化，在此基础上从配伍、功用不同角度抽象出的共性规律则赋予治法以具体内容。例如，成无己在分析少阳病证特征的基础上，根据小柴胡汤中柴胡透邪于外，黄芩清热于里，既不同于太阳病主用麻黄、桂枝剂解表散寒，也有异于阳明病主用石膏、知母或黄芩、黄连清泄里热，提出小柴胡汤为和解少阳方的“和法”理论。又如程钟龄的统方“八法”以及汪昂的《医方集解》方剂“二十二类”，均是在认识方剂功用的基础上发展而成。②对病证的深化认识，即病因病机理论的发展推进了治法的发展。病机治法理论在宋、金、元时期进一步发展，例如，刘河间立“主火论”，在辛凉解表、苦寒折热方面别有发挥，创立了双解散、防风通圣散；张子和倡“气血以通为贵”，在汗、吐、下三法上很有发展，创立了导水丸、禹功散；李东垣持“内伤脾胃，百病由生”论，在补脾升阳法独出心裁，创立了补中益气丸、半夏枳术丸、枳实导滞丸、润肠丸；朱丹溪强调“阳常有余，阴常不足”，在滋阴诸法上颇有建树，创立了大补阴丸、虎潜丸、左金丸、保和丸、越鞠丸等。

（二）法随证立，以法统方

治法是组方的依据，方剂是治法的体现，即“法随证立”“方从法出”。方从属于法，方剂是治法的体现，不能有法无方。故有方以药成，以法统方。

1. 法随证立

治法以“证”为依据，特别是针对病证病机而确立。例如，感受风寒当疏风散寒；患风热感冒当疏风清热；湿热中阻当清热燥湿；肝郁脾虚当疏肝健脾；肾阴不足当滋阴补肾；气血亏虚当益气养血；淤血阻滞当活血化瘀等。

2. 方从法出

治法由经验总结上升为理论之后，则完成了病证与方药之间的连接，使中医辨证论治内容实现了逻辑系统化，治法便成为指导遣药组方的依据和运用方剂的指导原则。临床治病，首先通过四诊合参、辨证，确定治法，然后才能依据治法选药组方。方剂组成后，它的功用、主治必须而且一定是与治法相一致的。例如，外感患者，恶寒发热，头疼身痛，无汗而喘，舌苔薄白，脉象浮紧等，四诊辨证确定其为风寒表实证，故以治表当用汗法、治寒当用温热药的原则，采用辛温解表剂之辛温解表法，以使汗出表解，邪去人安。若辨证与治法不符，组方与治法脱节，必然无效，甚至因“实实”“虚虚”而更使病情恶化。由此可见，治法是选拟方剂及其运用的理论依据。

3. 以法统方

方剂是理、法、方、药的组成部分，从临床辨证论治基本过程来看，首先是辨证，然后确立治法，在治法的指导下选用相应的药物组方。故“方从法出”，即治法是指导遣药制方的依据，方以法为指导，但不能“有方无法”（临证不依病机、治法选用成方）。例如，风寒表证，治法为疏风散寒，可用麻黄汤、荆防败毒散等方。可见，当治法成立，反过来又指导方剂的应用，成为指导选方、组方、类方、释方的原则，即以法统方。以法统方，作为现代方剂学分类模式，包括以法组方、以法遣方、以法类方、以法释方四个方面。

（三）以方证法，以方验法

在临床辨证论治的过程中，治法固然是遣药制方的依据，法指导方，但最终需由方药完成。方剂作为治病工具，是治法的具体体现和完成治法的主要手段，同时方剂也起到检验治法的正确性、有效性。正如中医所谓的“方即是法”，即从方证（见）法、以方验法（或方能验法）。

总之，从方剂的产生发展来看，治法的产生源于方剂的运用，是先方后法，即法从方出。但从制方角度，则是“法随证立”“方从法出”“以法统方”，治法依据病证，治法是方的根据，方是治法的具体表现。表明方剂与治法相互依存，相互促进，不可分离。方与法是辨证统一，用方与治法不悖，二者不可分割。既不能“有方无法”，也不能“有法无方”。方不能离法，法不能离方，方离开了法，就成为盲目的实践，法离了方，就成为空洞的理论。故《医宗金鉴》曰：“方者，一定之法；法者，不定之方也”。

四、治法与功效的关系

治法和功效是历代医家在长期医疗实践中，通过对辨证论治经验的总结，逐渐由感性认识上升为理性认识，形成的关于病证治疗和方药应用的理论。

功效是方剂作用于特定病证后的效用，治法是针对特定病证的治法，那么针对特定病证的方剂功效与针对特定病证的治法两者必然具有联系。因此，在《方剂学》中通常按药物组成、方剂、功效、主治（方证）的顺序来具体反映方剂的“方以药成，效随方出，证与效应”的内在联系。相比，在临床辨治中的“证→法→方→药”与方剂学方药体系的“药→方→效→证”有着某种对应关系，如果相向比较，可以发现二者中的“药、方、证”一一对应，而方剂之“效”与辨证之“法”相对应。因此，有人认为治法即功效，但二者在概念内涵上实则并不相同。

辨证：证→法→方→药
方剂：证←效←方←药

首先，治法本身并不是功效。因为功效与治法不是同一范畴的概念，二者本身并无必然的直接联系。其次，由于治法具有病证与方剂的中介性，且治法具有较强的抽象性，因此，治法与功效在内涵上有间接的联系，治法因证而立，方效因证而显。故针对某一特定病证的方剂与根据其病证所拟定的治法二者之间又具有相通性，即功效与治法在内涵上具有某种关联。如临床上，没有治法指导难以选方用药，或者即使选用了方药，也会因方不能体现法（有方无法），与病证不合而无疗效。但仅仅根据治法选方或组方，也可能因只是满足治法一般意义上的要求而忽略药物配伍（有法无方），使方无精巧而疗效不高。最主要的是，临床实践中的据法选方或组方，常常面临着对多个方的选择性问题，因为只有那些与病证病机高度对应的方剂才会有更好的疗效。因此，从这个意义上可以认为，治法即功效，功效即治法。这确定了中医治疗学中的“证→法→方→药”与方剂学中的“药→方→效→证”的统一。

五、常用治法——八法

早在《黄帝内经》就有治法理论和方法的记载，到《伤寒杂病论》张仲景创立了六经辨证一整套辨证论治的体系，大大丰富和提高了治法的内容。之后，历代医家鉴于具体治法内容的丰富多彩，又具有归属不同治法体系的特点，为了能执简驭繁地把握治法共性，多次进行过分类归纳。例如，清代医家程钟龄根据历代医家对治法的归类总结的“八法”。《医学心悟·医门八法》云：“论病之源，以内伤、外感四字括之。论病之情，则以寒、热、虚、实、表、里、阴、阳八字统之。而论治病之方，则又以汗、和、下、消、吐、清、温、补八法尽之。”八法之中，“汗、下、消、吐、清、温、补”七法为单一治法，程钟龄针对八纲里面的病性由此推导出了复合治法的第八法——和法。

诚然，中医临证治法又何止八类，正如程钟龄所说：“盖一法之中，八法备焉，八法之中，百法备焉。病变虽多，而法归于一”。因临床病情复杂，往往不是单用一法所能适应的，常需要多种治疗方法结合运用，才能全面照顾，因此，不能孤立看待八法。例如，运用解表法时，一定先要辨清寒、热，再选用辛温解表法或辛凉解表法；若气虚体弱感受风寒，则须用益气解表法（或称扶正解表法），方可达效。故解表一法，至少还可分为三法，即辛温解表法、辛凉解表法、扶正解表法。在此三法的基础上再根据患者兼夹的其他病证，制订更加具体的治法。即既要知常，又要达变，要举一反三，灵活运用。

（一）汗法

1. 定义

汗法是指通过开泄腠理、调畅营卫、宣发肺气等作用，使在表之外感六淫之邪随汗而解的一类治法。即凡轻清宣透，可解除在表六淫之邪之法皆可称为汗法，确切地应称之为解表法。

2. 立法依据

《素问·至真要大论》曰："其在皮者，汗而发之；其有邪者，渍形以为汗"。《伤寒论》曰："脉浮者，病在表，可发汗"。

3. 适应证

外感（六淫之邪）表证，如感冒，麻疹初起、疹发不畅，疮疡初起而有寒热表证，水肿（腰以上肿甚）、疟疾、泄泻、咳嗽初起而有寒热表证者。汗法不仅能发汗解表，还具有祛邪于外、透邪于表（透邪外出）、发越水气、宣通血脉、调和营卫等作用，可达解表、透疹、消肿、止痛、止痢之功。在此应特别注意的是，汗法不应单纯地理解为发汗的方法。汗法除可治外感初起邪气在表之外，还可治麻疹初起（透疹），温病初起（透毒），疮疡初起、疟疾初起、泄泻初起（透邪）。

4. 分类

（1）根据病邪性质，分为辛温解表、辛凉解表。

（2）根据病邪兼夹的不同以及体质之异（常合它法），分为扶正解表（益气解表、养血解表、滋阴解表、助阳解表……）、化饮解表、理气解表以及透疹解表等。

5. 注意事项

（1）辨清病邪的性质，以外有表证为据。

（2）过汗则有伤津耗气之弊，故中病即止，慎勿过量，发汗适度，免生变端。

（3）兼顾兼挟病证。

（4）解表剂不宜久煎。

（二）吐法

1. 定义

吐法是指通过涌吐的方法，使停留在咽喉、胸膈、胃脘的痰涎、宿食或毒物从口中吐出的一类治法。以达引邪上越，宣通壅塞，通畅气机。

2. 立法依据

《素问·至真要大论》曰："其在高者，引而越之"。

3. 适应证

咽喉痰涎壅阻，顽痰停滞胸膈，宿食留滞胃脘，误食毒物尚在胃中等。病证特点：病位居上，病势急暴，体质壮实，内蓄实邪。

4. 分类

根据病症特点、病症部位，吐法分为峻吐法、缓吐法和外探法三种。

（1）峻吐法：用于体壮邪实，痰食留在胸膈、咽喉之病证，代表方有三圣散、瓜蒂散等。

（2）缓吐法：用于虚证催吐，代表方有参芦饮等。

（3）外探法：以鹅翎或压舌板探喉以催吐。

5. 注意事项

吐法是劫邪外出的一种治法，易损胃气、耗正气，对人体伤害太大，少用。大都应用于病情严重，急迫，须迅速吐出，积结的实证。例如，由痰涎壅盛，阻塞咽喉，致令上焦不通，气息急迫的喉风、喉痹乳蛾等症。

（1）体虚气弱，妇人新产，孕妇，以及肝阳上亢，素患吐衄者等应禁用。

（2）吐后调养脾胃，可服食糜粥调养。

（三）下法

1. 定义

下法是指通过荡涤肠胃，泻下积滞，逐瘀泻水等作用，除去肠中积滞、积水、衃血，使停留于胃肠的有形积滞（宿食、燥屎、冷积、瘀血、结痰、停水等）从下窍而出，以祛邪除病的一类治法。

2. 立法依据

《素问·至真要大论》曰："其在下者，引而竭之""中满者，泻之于内"。

3. 适应证

里实证——有形之邪结实于里之证，如大便不通、燥屎内结，或热结旁流或冷积不化；或停痰留饮、瘀血内停，宿食不消，虫积等形症俱实之证。特点：邪在肠胃，形证俱实之证。

4. 分类

根据病邪的性质、种类，正气强弱，下法分为寒下、温下、润下、逐水、攻补兼施。

5. 注意事项

（1）辨清病情的属性，以有形实邪停留肠胃的里实证为宜。

（2）中病即止，顾护正气：易伤正气，孕产妇、月经期女性、年老体弱者慎用。

（四）和法

1. 定义

和法是指通过和解或调和的方法，使半表半里之邪，或脏腑、阴阳、表里失和之证得以解除的一类治法，即为广义的“和法”。其“和解”之法，如成无已的《伤寒明理论》所言：“伤寒邪气在表者，必渍形以为汗；邪气在里者，必荡涤以为利。其于不外不内、半表半里，既非发汗之所宜，又非吐下之所对，是当和解则可矣。”至于其“调和”之法，如戴天章的《广温疫论》所言：“寒热并用之谓和，补泻合剂之谓和，表里双解之谓和，平其亢厉之谓和”。狭义的“和法”，是指和解少阳，专治邪在半表半里少阳证的治法。

2. 立法依据

成无已的《伤寒明理论》言：“其于不内不外，半表半里，既非发汗之所宜，又非吐下之所对，是当和解（和里解表）则可矣”。张介宾谓：“和方之制，和其不和者也”。

3. 适应证

适用于邪犯少阳、肝脾不和、肠胃不和（肠寒胃热）、气血不和、气血营卫失和等证。所治病位：半表半里或脏腑之间，阴阳之间，表里之间。

4. 分类

和法包括和解、调和两类，以疏解邪气、调整脏腑功能。

（1）和解。和解少阳半表半里之邪，是专治邪在半表半里的一种治法，即《伤寒论》之“和解少阳”之治法。代表方：小柴胡汤。

（2）调和。调整（脏腑）功能，使之归于平复（表里、上下、气血、脏腑、虚实、寒热、阴阳等）。故有调和肝脾、调和肠胃、调和寒热、表里双解，以及透达膜原、调和营卫等法。故《医学心悟》言：“有清而和者，有温而和者，有消而和者，有补而和者，有燥而和者，有润而和者，有兼表而和者，有兼攻而和者，和之义则一，而和之法变化无穷焉”。

临床上根据病邪的性质和病位，以及脏腑功能失调的不同情况，又将其分为调合肝脾法，代表方逍遥散、四逆汤、痛泻要方；调合肝胃法，代表方柴胡疏肝散；调合肠胃法，代表方半夏泻心汤、黄连汤等；调合胆胃法，代表方蒿芩清胆汤；透达膜原法，代表方达原饮；调和营卫法，代表方桂枝汤；等。

5. 注意事项

（1）凡病邪在表未入少阳、邪已入里的实证及虚寒证（邪不在半表半里，或病情单一者），均不宜用。

（2）邪入少阳，病在半表半里，但有偏表偏里、偏寒偏热之不同，临证宜适当增损，权变用之。

（五）温法

1. 定义

温法是指通过温里祛寒以消散在里的寒邪，以治里寒证的一类治法。或通过温中、祛寒、回阳、通络，使寒邪去，阳气复，经络通，血脉和的一种治法。

2. 立法依据

《素问·至真要大论》曰：“寒者热之”“治寒以热”。

3. 适应证

脏腑的沉寒痼冷，寒饮内停，寒湿不化，以及阳气衰微等致里寒证，如中焦虚寒证、少阴虚寒证、寒凝肝经证、寒凝经脉证以及阳气衰微之证等。

4. 分类

根据病因、寒邪所在部位（在脏或腑或经络），以及寒邪与阳虚的关系，温法主要分为温中祛寒法、回阳救逆法、温经散寒法、温阳利水法。

（1）温中祛寒法：适用于中焦虚寒证。若以脾阳虚为主，多见腹痛喜暖，腹胀便溏，四肢不温，代表方：理中丸、小建中汤、大建中汤、桂附理中丸等。若以胃寒为主，胃实寒多见胃脘疼痛，得热痛减等，代表方：厚朴温中汤；胃虚寒多见胃脘怕冷，喜温，代表方：小建中汤、吴茱萸汤、黄芪建中汤。

（2）回阳救逆法：适用于阴寒内盛、阳气衰微或亡阳虚脱之证。代表方：四逆汤、参附汤。

（3）温经散寒法：适用于阳气不足、经脉受寒，血液运行不畅之寒滞经脉之证。代表方：当归四逆汤、附子汤、乌头汤。

（4）温阳利水法：主要适用于阳气虚、气化功能失常所致的阴水证。症见小便不利，四肢沉重疼痛，腹痛，下利，或肢体浮肿，面色㿠白，肢冷畏寒，舌淡，脉沉微细。代表方：真武汤、实脾饮。

此外，尚有温肺化饮、温化寒痰、温经暖肝、温胃理气等法，也属于温法的范畴。并且，根据兼夹证的不同，温法又常与其他治法合用，如常与益气法同用，因寒为阴邪，最易伤阳气之故。

5. 注意事项

（1）热伏于里，热深厥深，形成真热假寒证（内真热、外假寒）禁用。

（2）既往或目前有出血（吐血、尿血、便血）病史，素体阴虚，舌红，口燥咽干者慎用。

（3）阴寒极盛，服温热药入口即吐者，可用反佐法以因势利导。

（六）清法

1. 概念

清法又称清热法，有狭义与广义之分。狭义的清法是根据“热者寒之，温者清之”的原则，用寒凉性质的方药，通过其清热、泻火、解毒、凉血等作用，以解除热邪，用治里热证的一类治疗大法。广义的清法包括清实热和清虚热证两大类。

2. 立法依据

《素问·至真要大论》曰：“热者寒之”“温者清之”“治寒以热”。《神农本草经》曰：“疗寒以热药”。《医学心悟》曰：“温者，温其中也”。

3. 适应证

适用于温热证、火证、热毒证以及虚热证等里热病证。里热证有气分证、营分证、血分证、气血两燔证、脏腑热证以及暑热证等。

4. 分类

因热有在气分、营分、血分、气血俱热、热壅成毒以及热在某一脏腑之分，因此，清法中又有清气分热、清营凉血、清热解毒、气血两清、清脏腑热之别。

（1）清热泻火法：适用于气分热盛证。代表方：白虎汤、竹叶石膏汤。

（2）清营凉血法：适用于热入营血证。代表方：清营汤（清营热）、犀角地黄汤（凉血散瘀）。

（3）清热解毒法：适用于火毒壅盛诸证。代表方：黄连解毒汤、普济消毒饮、仙方活命饮。

（4）气血两清法：适用于疫毒或热毒充斥内外，气血两燔之证。代表方：加减玉女煎、清瘟败毒饮。

（5）清脏腑热法：适用于邪热偏盛于某一脏腑所产生的火热证。代表方：导赤散（清心）、泻白散、苇茎汤（清肺）、龙胆泻肝汤、左金丸（清肝）、清胃散、玉女煎（清胃）、白头翁汤、芍药汤（清肠）。

（6）清热燥湿法：适用于湿热内蕴之证。代表方：茵陈蒿汤、龙胆泻肝汤，王氏连朴饮等。

（7）清热祛暑法：主治暑热证。代表方：清络饮、清暑益气汤。

（8）清虚热法：适用于阴分不足所致虚热证。代表方：青蒿鳖甲汤、当归六黄汤、清骨散等。

此外，清热生津、清热养阴、清热开窍、清热止血等法也属于清法的范畴。

5. 注意事项

（1）需辨别热证所在部位，是在脏还是在腑，以及在何脏何腑。

（2）辨别热证的真伪，勿被真热假寒、真寒假热等假象所迷惑，不可误用。

（3）辨别热证的虚实。

（4）注意权衡热证的轻重。

（5）遣方用药时，对邪热炽盛，服凉药入口即吐者，可凉药热服，或加用少量热药，如姜汁等，以消除寒热格拒的现象，此即《素问·五常政大论》“治热以寒，温而行之”之义。

（6）寒凉药物易败胃或内伤中阳，必要时应配伍健脾和胃、益气生津之品，以使清热而不伤阳碍胃。

（七）消法

1. 定义

消法是指通过消食导滞、行气活血、化痰利水以及驱虫等方法，使气、血、痰、食、水、虫等渐积形成的有形之邪渐消缓散的一类治法。

2. 立法依据

《素问·至真要大论》曰：“坚者削之”“结者散之”。

3. 适应证

适用于饮食停滞、气滞血瘀、癥瘕积聚、水湿内停、痰饮不化、疳积、疮疡痈肿。

4. 分类

消法分为消食导滞，行气散结，活血祛瘀，化湿利水，祛痰化饮，消痞化积以及驱虫消疳等法。根据病情寒热虚实的不同，常配伍相应的治法运用。

5. 消法与下法的主要区别

消法与下法虽皆治有形之实邪，但两者有所不同。下法是在病势急迫，形证俱实，必须急下，并且可以从下窍而出的情况下使用。消法则是针对病在脏腑、经络、肌肉之间渐积而成，邪坚病固而病势较缓，而多虚实夹杂，气血积聚而成之癥瘕痞块，不可能迅即消除，须渐消缓散的病情而设。临床上两者也可配合使用，并依据病情的寒热，与温法、清法合用，若涉正虚者，又需与补法配合应用。

6. 注意事项

（1）治宜缓图，难以速效。

（2）消法常兼虚症且具克伐之性，故需与补法等结合运用，使消不伤正。

（八）补法

1. 定义

补法是指通过补益（滋养补益）的方法，使人体脏腑或气血阴阳之间的失调重归于平衡，以主治各种虚弱证候的一类治法。

2. 立法依据

《素问·三部九候论》曰："虚则补之"。《素问·至真要大论》曰："损者益之"。《素问·阴阳应象大论》曰："形不足者，温之以气；精不足者，补之以味""补上治上，制以缓；补下治下，制以急"。

3. 适应证

适用于虚证，包括气、血、阴、阳、脏腑亏虚的各种虚证，以及正虚感邪诸证。

4. 分类

（1）根据气、血、阴、阳之虚的不同，分为补气、补血、补阴、补阳四类。

（2）根据病情急缓、体质虚弱程度和药物功效强弱，分为平补法、调补法、清补法、温补法、峻补法。

另外，根据虚损的脏腑不同，而有针对各脏或多脏虚证的补法，如补心法、补肺法、补脾法、补肾法、补肝法等（称为直接补益法），以及根据五行相生的理论，有培土生金法、补火生土法、滋水涵木法、补金生水法等（又称为间接补益法）。

5. 注意事项

（1）切勿不虚而补。补药是针对虚证以使恢复身体强健，但无虚之人不宜进补，绝非“有病治病，无病强身”。

（2）辨清虚损证型（性质、部位、程度、兼证等），切勿不当补而补，而犯“虚虚实实、误补益疾”之错。若非虚证而误用补药，或虚人邪浊尚盛之时，贸然施用补法，其害不浅。“单纯邪实者不补”（患病而正气不虚不宜进补），体虚受邪以及痰湿素重而用补法，将致“闭门留寇，留邪致变”之弊。而“大实见虚候”，则为火上浇油，加重病情。民国名医张锡纯云：“药证相符，大黄亦补；药证不符，参茸亦毒”。清代名医余听鸿也言：“见病不可乱补，一日误补，十日不复，服药者可不慎乎”。故中医有戒训：大实有羸状，误补益疾；至虚有盛候，反泻含冤。

总之，上述八种治法，除吐法外，皆是临床常用之法。历代医家各随其学术见解的不同，在总结归纳治法分类中，虽不尽相同，但究其实质，总不出八法范围。此外，对于复杂的病证，往往不是一种治法就能完全符合治疗的需要。这时就应选用两种或两种以上治法配合运用，才能照顾全面，治无遗邪。上面八法，可汗法与补法、下法、消法并用，下法与补法并用，清法与补法并用等。此外，还有以下为补、以消为补、以补为消之类，又在深入掌握八法的基础上，进一步灵活运用即所谓“运用之妙，存乎一心”。故在理解八法时，既要掌握各法的具体精神和特点，又要防止孤立地、片面地对待每一种治法。正如《医学心悟》所言：“一法之中，八法备焉。八法之中，百法备焉。病变虽多，而法归于一”。诚能精思熟虑，自然融会贯通，灵活变化而不越乎规矩，所治都切合病情，收到满意的效果。

方剂的组成与变化

中药有四气五味，功用各有长短，因此，只有通过合理的组织，调其偏性，制其毒性，增强或改变原有功能，消除或缓解其不良反应，发挥其相辅相成，或相反相成的综合作用，使各具特性的群药组合成一个新的整体，才能符合辨证论治的要求，这种运用药物的组合过程，称为配伍。故清代徐大椿的《医学源流论·方药离合论》言：“药有个性之专长，方有合群之妙用”。

关于药物配伍，是将诸药按照一定的规则组合，达到“剂和众味，君臣佐使互相生克”，并“调其过不及”，使方剂针对病证形成整体综合调节治疗系统的方法。

方剂是药物配伍的发展，是药物配伍应用的较高形式。药物通过配伍，能增效、减毒、扩大治疗范围，适应复杂病情及预防药物中毒，达到针对病证形成整体综合调节治疗的目的。

一、方剂配伍的目的

方剂是由药物调剂而成的，方剂亦有“调剂”之称，故有“圣人为之制方以调剂之，或用以专攻，或用以兼治，或相辅者，或相反者，或相用者，或相制者，故方之既成，能使药各全其性，亦能使药各失其性。操纵之法，有大权焉。此方之妙也”。简言之，配伍的总体目的包括扩大主治范围、增效、减毒三个方面。

（一）扩大主治范围，适应复杂多变的病情

中医在针对病机，长期的医疗实践中产生了很多的基础方剂，如四君子汤、四物汤、二陈汤、平胃散、四逆散等，但据“三因”等病机原理，患者的病情不可能是单一病机所致、而出现单一的病证，故需根据病人的实际病情，随证配伍，不断扩大基础方的主治范围，以适应复杂病情的需要。例如，四君子汤益气健脾，是主治食少便溏、面色萎黄、声低息短、脉来虚软等脾胃气虚证的基础方。若脾虚而生湿，阻滞气机，以致胸脘痞闷不舒，则应配伍陈皮，即异功散，以益气健脾、行气化滞；若脾虚痰湿停滞，出现恶心呕吐、胸脘痞闷、咳嗽痰多稀白，则再配半夏入方，即六君子汤，重在健脾气、化痰湿；若在脾胃气虚的基础上，因痰阻气滞较重而见纳呆、嗳气、脘腹胀满或疼痛、呕吐泄泻等，则可配伍木香、砂仁，即香砂六君子汤，功能为益气健脾、行气化痰。

（二）增强药物功效，提高临床疗效

通过方剂的加减化裁，提高疗效，是中医方剂最根本的目的。采用最多的是利用中药“七情”的相须、相使。

1. 增强药力、药效

利用药物“相使、相须”的协同作用，增强方剂的某种疗效。例如，麻黄与桂枝相配，通过“开腠”和“解肌”协同，比单用麻黄或桂枝方剂的发汗力量明显增强。附子与干姜，俗称“附子无姜不热”，体现了先后天脾肾阳气同温，“走而不守”和“守而不走”协同，提高温阳祛寒，增强附子回阳救逆的作用，如用干姜附子汤治心阳衰微病

证。若素有咳喘感寒而呈现太阳表虚证时，则需桂枝汤配伍厚朴、苦杏仁，即桂枝加厚朴杏子汤协同治疗。最值得一提的是，中药“药对”，无疑是中医方剂中的一件瑰宝。例如，荆芥、防风同用以疏风解表；薄荷、茶叶同用以清利头目；桑叶、菊花共用能增强疏散风热、清热解毒的作用；党参、黄芪同用能增强健脾益气的功效；桃仁、红花同用以活血祛瘀等。

2. 综合多种药性，产生协同效果

药有寒热温凉，病有虚实表里。只有针对病机，根据“整体性原则”所组成的方剂，才能突出临床需要的药效，提高全方的疗效。“方有合群之妙用”，表明方剂将功效不同（或作用相反）的药物配合应用，起到综合作用，增加方剂的多种功效，扩大治疗范围。例如，热痞兼表阳虚之心下痞，其方证特点为寒热错杂，此证若单用辛温治其恶寒，则使痞塞之势更甚，若单用苦寒治痞，则使阳气更伤，而加重恶寒。以大黄、黄连、黄芩、附子组成的附子泻心汤，全方寒热相伍，以大黄、黄连、黄芩之大苦大寒解少阴之本热；又恐亡阳在即，急取附子之大温，以温太阳之标阳。可见，本方寒药、热药，通过配伍，并行不悖，起到泻热消痞、扶阳固表之功。

中药的“去性存用”，也是通过方剂配伍得以实现。例如，《金匮要略》中的大黄附子汤之用大黄，方中药仅三味，附子和细辛为热药，大黄为寒药。因方中附子与大黄共为君药，但附子剂量大于大黄，且加上辛温风热细辛，故大黄的苦寒之性被制，而通腑祛邪之功犹存，达温散寒凝、苦辛通降之功。

3. 产生方剂新的主效作用

许多中药常是一药多效，能对多个脏腑、经络有作用，但病患通常又并非各个部位都发生病变。为了使药物集中在病变部位发挥疗效，通过方剂配伍，使其对病变部位的作用增强，这样既能突出方剂对主脏主腑的治疗作用，又不至于影响其他无关的脏腑。

（1）调控药物作用的发挥方向。一药多效，但临床上往往只需要其中之一，因此，只有通过方剂配伍才能实现。例如，桂枝有解表散寒、调和营卫、温经止痛、温经活血、温阳化气等不同作用，但经配伍不同药物，则具有相应的不同功效。桂枝＋麻黄（如麻黄汤），具有解表散寒作用；桂枝＋细辛（如桂枝附子细辛汤），具有温经止痛的功用；桂枝＋芍药（如桂枝加芍药汤），具有调和营卫的功效；桂枝＋丹皮（如桂枝丹皮桃仁汤、桂枝茯苓丸），具有温经活血的作用。川芎具有祛风止痛、活血行气的作用，但祛风止痛多与羌活、细辛、白芷等引经药相配（如九味羌活汤），活血调经多与当归、芍药同用（如当归芍药散），而行气解郁则又多与香附、苍术相伍（如越鞠丸、川芎香附汤）。

柴胡有和解退热、疏肝解郁、升举阳气的功效，故和解退热多配伍葛根、黄芩（如柴葛解肌汤），疏肝解郁多配伍香附、枳壳（如柴胡疏肝散），升举阳气多配伍黄芪、人参、升麻（如补中益气汤）等。升麻具有发表透疹、清热解毒、升举阳气的功效，升举阳气常与黄芪、柴胡配伍（升陷汤），清热解毒常与黄连配伍（清胃散），发表透疹常与葛根配伍（升麻葛根汤）。可见，方剂配伍可调控单味药物的作用方向，从而减少临证运用方药的随意性。

（2）相同药物、剂量不同而产生不同功效。药物是组成方剂的基本单元，药物用量则是方剂配伍的重要要素，也是方剂疗效的关键所在。因此，方剂中的药量与治疗效果有着密切关系。同一方，若药量不同，则效果迥异。如病证急重，若不重用方药，则杯水车薪，无济于事；证情较缓，剂量倘不减少，则又药过病所而反为害。清代王清任说："药味要紧，分量更要紧"。日本人渡边熙说："汉药之秘不可告人者，即在药量"。故中医方剂中，虽其药物组成相同，仅因药物剂量不同，则方剂名称、配伍关系、功效主治截然不同，比比皆是。例如，小承气汤、厚朴大黄汤、厚朴三物汤均由厚朴、枳实、大黄组成，但药物剂量各异，君臣佐使地位变化，证治各不相同。小承气汤，以大黄为主，泻热通便，主治便秘等症；厚朴三物汤，以厚朴为主，行气消胀，主治腹部胀满等症；厚朴大黄汤，以厚朴、大黄为主，开胸泄饮，主治胸满闷，心下时痛，兼腹满便秘等症。又如四逆汤与通脉四逆汤、桂枝汤与桂枝加芍药汤、桂枝汤与桂枝加桂汤、桂麻各半汤与桂枝二麻黄一汤、抵当汤与抵当丸、半夏泻心汤与甘草泻心汤、枳术汤与枳术丸、左金丸与茱萸丸、玉屏风散与白术防风汤等。

（3）调其偏性，制其毒性，减轻或消除毒副作用，提高用药安全度。方剂配伍的目的除了增加临床治疗范围、增强药效，还要保证人的生命安全和身体健康。中医通过"七情"中"相杀"和"相畏"关系，以及多味功用相近药物同时配伍的运用，在保证治疗效果的基础上最大限度地控制和减轻毒副作用，确保用药安全。例如，十枣汤中配伍大枣，以制甘遂、大戟、芫花三味药的毒性。生姜和半夏相伍，生姜不仅有温中止呕之功，还能解半夏之毒，如生姜半夏汤、小半夏汤、厚朴生姜半夏甘草人参汤、温胆汤、姜苓半夏汤等。被称为"仲景附子配伍法"的附子伍干姜，其性"走、守"相济，干姜不仅能增强附子温阳的作用，而且能解附子之毒，方如四逆汤、干姜附子汤、附子细辛汤、桂枝加附子汤、乌梅丸等。砂仁与熟地黄相伍，二药合用，动静相补，属"相使"，砂仁行气开胃，并能使熟地黄补而不腻；此外，砂仁有"引诸药归宿丹田"之功，合用可引熟地黄归肾，滋补肾阴，方如砂熟二味汤、补血丸、加味香归饮等。

中医在长期的临症实践中发现调其药物偏性、制其毒性的方式还有：药量的控制，佐制药、反佐药的配伍，药物炮制减毒，煎药方法、剂型、服药时间、方法等的变化等。

二、方剂配伍的思想、原则与方法

方剂配伍是方剂学研究的重要内容，配伍理论也是方剂学理论框架的重要组成部分。中医方剂配伍理论经历了药性配伍、药对配伍、方剂配伍等理论阶段。但迄今为止，对方剂配伍理论的认识尚未完全统一，而且在方剂配伍思想与方法的认识上尚存在着交叉重叠和内容的实证性不详等问题。例如，在不同版本的中医方剂学教材中，对于方剂组方原则的定义却各不相同。既有“君臣佐使”为方剂的组方原则，又有人认为“君臣佐使”是方剂的典型组成结构，而“依法选药、主从有序、辅反成制、方证结合”才是方剂的组成原则。除此以外，也还有人认为“君臣佐使”是方剂的基本结构和组方形式，或制方之法，也有提出“君臣佐使”与治法的所谓“双原则”。这些“不统一”，也只能说是中医仍然在发展中。

（一）方剂配伍的思想

1. 整体性思维

中医的整体性观点决定了方剂组成的整体性思维。故中医从辨证到最后的组方用药，自始至终无不是遵循整体思想。中医方剂是以中医药理论为指导，在辨证的前提下，针对病机的关键环节，以中药药性理论为基础，遵循“君臣佐使”等配伍原则，从而使群药形成既有协同又有制约，整体目标、功能、定位都十分明确的方剂整体，达到“整体治疗”。因此，中医方剂配伍是以针对病证病机体现治法的整体性。同时，方剂自身也是遵循整体性思想形成一个完整的体系结构。因此，方剂配伍所体现的整体思想包括阴阳动态整体观、精气血津液动态整体观、脏腑动态整体观、形神合一动态整体观等。清代医家徐灵胎对方剂的整体性总结得非常到位，“药有个性之特长，方有合群之妙用”。

2. 等级有序性思维

疾病的病因具有多样性，病证也有主次不同。因此，在服从整体性思维下，方剂中药物唯有等级有序，才能各司其职，共达其效。例如，“君臣佐使”使方剂配伍既有明确的等级，又有明显的层次，因各自地位的不同，发挥药物也必然有别。《素问·至真要大论》言：“主病之谓君，佐君之谓臣，应臣之谓使”。表明不同药物的等级有序使方剂结构体系更趋稳定。

3.“和合”相互联系思维

整体性思维方式注重整体性，强调系统内外的联系和相互作用。在方剂的整体性前提下，由于在组成方剂的各中药之间存在着潜在的协同或制约关系，即相须、相使、相畏、相杀、制约、相反、相恶等类型联系的“七情和合”。因此，方剂若要达到“宣摄合和”，制剂过程实现“剂和众味”的目的，就必须注意各个药物的相互联系，才能使其药物配伍的功能达到最佳。中医的“和合”思想是传统方剂配伍的目标与境界。

（二）方剂配伍的原则与方法

中医方剂的组方不是药物随意的堆砌、主观的选择，而是在中医辨证立法的基础上，针对病因病机，以药物性味、归经、功用为依据，有主次轻重地进行药物组合成方，以使方中药物、配伍与其病证的病机相吻合，达到药物配伍后的综合效用与所立治法的高度统一。可概括为“依法选药，主次有序，辅反成制，方证相合”。但不同医家有着不同的临症经验，对待方剂的配伍原则也各执己见。

1. 君臣佐使配伍

中医的君臣佐使，是从中国传统社会、文化中君臣关系的伦理哲学移植和转化为具体的医理，形成了独特的方剂配伍原则。最早见于《神农本草经》，但只是以药性的厚薄与刚柔为标准确立君臣佐使，并未体现方剂配伍关系。但这一原则在《素问·至真要大论》明确了君臣佐使组方的具体含义，即“主药之谓君，佐君之谓臣，应臣之谓使”，强调药物在方剂中的主次关系和相互作用。而最早将“君臣佐使”原则用于分析方剂的是成无己。金元四大家之一、“脾胃学说”的创始人李杲对“君臣佐使”的概念做了进一步补充。《脾胃论·君臣佐使法》言：“君药分量最多，臣药次之，使药又次之。不可令臣过于君，君臣有序，相与宣摄，则可以御邪除病矣”，揭示了君、臣、佐、使等药的剂量关系。清朝医学家吴仪洛对“君臣佐使”作了深入而较为全面的解释：“主病者，对症之要药也，故谓之君。君者味数少而分量重，赖之以为主也。佐君以为臣，味数稍多，分量稍轻，所以匡君之不迨也。应臣者谓之使，数可出入，而分量更轻，所以备通行向导之使也”，从药物功用及味数上进行了阐述。

君、臣、佐、使配伍体现了中医的整体性思维和等级有序性思维，主要针对病证病机之因果主次、标本缓急，在辨证、立法的基础上，将具有各自不同药性（性味、功能、归经、升降浮沉等）的群药组合在一起，并根据药物之间的须使、畏恶、反杀等关系，使之谐调，发挥综合作用，使其谨守病机，各司其职，形成主从有序，辅反成制的组方原则和选药配伍方法。

（1）君药：针对主病或主证起主要治疗作用的药物。《素问·至真要大论》云："主病之谓君"，张元素言："力大者为君"。故君药包括两层意义：①针对主病或主证，是指治疗对象而言，即组方时首先要明确患者疾病的病因、病机，若同时患有几种疾患，则宜选择针对其中最主要病证的药物为君，以解决主要矛盾；②在方中与方中其他药物之间的关系：君药在方中起最主要的治疗作用，是各药综合作用的中心，并且还在于君药的性能影响着整个方剂的性能。

简言之，君药的特点包括"三主""两针对""两大"和"两少"。三主：针对主病或主证起主要的治疗作用。两针对：是指针对主病或主证（主要病机的一组证候）。两大：药力强，用量大。两少：不可缺少，药味少。

要注意的是，尽管一些医家赞同李杲的"君臣佐使"是依方中药物的剂量关系，但不可单凭剂量大小确定君药。

（2）臣药：又称为辅药，是指方剂中辅助君药（或加强君药功效）用治主证的药物。

臣药的意义有二：一是辅助君药，加强君药治主病或主证的作用；二是针对兼病或兼证能起治疗作用的药物，以解决次要矛盾。但臣药的药力小于君药。

臣药在方中的地位仅次于君药。臣药对君药的辅助，多以药性相似、功用相近的药物相须配伍为主，也可根据病情需要，选择与君药作用不尽相同的药物为臣。

简言之，臣药的特点是：一加强，二针对。加强：辅助君药加强用治主病或主证。针对：或是针对兼病或兼证起治疗作用。

（3）佐药：协助君臣药用治兼症或抑制主药毒性的药物。其意义有三：佐助、佐制、反佐。

1）佐助药：佐助药一词有两层含义。一是配合君臣药以加强治疗作用，如桂枝汤中的姜、枣；二是直接治疗次要兼证，如九味羌活汤中的黄芩、地黄。

佐助药的选用原则：①当君、臣药治疗主证或兼证需要增强药力时，宜选择具有协同作用的药物为佐助；②当次要兼证比较明显，君、臣药又无以兼顾时，可选用相应的药物以治疗；③当君、臣药足以胜病，而次要兼证又不明显时，可不选用；④佐助药的用量，一般小于君、臣药。

2）佐制药：指用以消除或减弱君、臣药的毒性，或能制约君、臣药的峻烈之性的药物。

当方中的君药或臣药有毒性，或药性峻烈时，或同性味药过多或药量过大时，组方时宜选择与主药药性相反的药物以监制药性偏盛为目的，消除或减弱其毒性，或制约其烈性的药物以为佐制。如白虎汤中的粳米、炙甘草，小青龙汤中的五味子，左金丸中的吴茱萸，芍药汤中的肉桂，归脾汤中的木香，小半夏汤中的生姜等。

若方中君、臣药平和无毒，可不选用佐制药。

3）反佐药：当病重邪甚，出现拒药时，配用与君药性味相反而又能在治疗中起相成作用的药物，以防止药病格拒。

①若阴寒内盛，格阳于外，属真寒假热证，治以温热之药，配伍少量寒凉之品，如通脉四逆汤、白通汤、白通加猪胆汁汤等加入胆汁，若阳热内盛，格阴于外，属真热假寒证，治以寒凉之药，配伍温热之品（姜汁、吴茱萸），如四逆汤、八味丸、理阴煎、回阳饮等。

②反佐药的药味宜少，药量宜小，量大则欺君。

③如病情轻缓而无格拒者，不宜选用。

（4）使药：指方剂中具有调和诸药的药性，使其合力祛邪补正，或引方中诸药直达病所或指定的经络位置的药物的统称。其作用在于调和和引经。

引经药：引经报使，即能引领方中诸药至特定病所的药物或指定的经络位置，有助于提高疗效。

①应根据病位所在的脏腑、经络不同，选择善入某脏腑、经络的药物以为引导。例如，引药达头面：菊花、川芎、蔓荆子、苍耳子、辛夷花、藁本等；引药达额头：白芷；引药达颈部：葛根；引药达头两侧：川芎；引药上行于头：蔓荆子；引药达巅顶：藁本；引药达目：菊花；引药达鼻部：苍耳子、辛夷花；引药达上肢：桑枝（右上肢）、桂枝（左上肢）；引药达背部：姜黄、防风；引药达腰背部：杜仲、川断；引药达胸腹部：木香、砂仁；引药达少腹部：小茴香、艾叶；引药达下肢：木瓜、牛膝、鸡血藤、防己；引药入胃：半夏；引药入肺：桑白皮；引药入肝：柴胡、当归；引药入心：丹参、黄连、菖蒲。引药入脾：苍术、白术；引药入骨：威灵仙；引药上行：柴胡、升麻、桔梗、蔓荆子；引药下行：牛膝、代赭石、旋覆花。另外，根据入经络的不同，又有入太阳经：藁本、羌活；入阳明经：白芷、葛根；入少阳经：柴胡、黄芩；入太阴经：苍术；入少阴经：细辛；入厥阴经：川芎、青皮。

②若方中君、臣药能直达病所而兼有引经作用时，则不另选引经药。

③引经药用量宜轻。

（5）调和药：指具有调和方中诸药药性及作用，减轻或消除药物的副作用，能促使各个药物之间产生协同作用，从而使其合力祛邪补正的药物。有两个方面的意义：一是调和方中诸药的功能，二是调和方中药物的药性。在绝大多数方剂中，特别是在用大寒、大热、大辛、大苦或药力较猛的药物时，配伍一味甘缓之品，以避免偏寒或偏热的弊端，减轻或消除方中各药配合后产生的不良反应。

1）当方中运用相反配伍，如寒热并用、升降同施、散收结合等组方时，常选配调和药。

2）当方中用药过辛或过苦，或有不良气味时，可配矫味药。

3）调和药一般药味少而用量小。

（6）对君、臣、佐、使配伍的认识。

1）君、臣药是方剂的主要组成部分：佐、使药是方剂的辅助部分。中医对君、臣、佐、使的区分主要有三种观点：①根据方中药量大小；②根据方中药力大小；③根据方剂命名的药物。

2）并非每首方剂中君、臣、佐、使药一一俱全：即每种意义的臣、佐、使药都具备，但君药不可缺少。如独参汤仅有一味药，参附汤、失笑散等只有两味药。这两种情况，均反映了中医认识疾病的深化和治疗经验的成熟，不要求臣、佐、使药必须具备。

3）方中每味药并不一定只任一职，可兼多职：如君、臣药可兼佐、使药的作用。

4）药味较多的大方，或由多个基础方剂组成的“复方”：分析时只需按其组成方药的功用归类，分清主次即可。例如，清瘟败毒饮，集白虎汤、黄连解毒汤、犀角地黄汤等数方于一方，而这些方剂已另有方解，因此，若此方仅以“君臣佐使”析方，很难区分。

2. 中药药性配伍

药物是方剂组成的基本要素，然而中药又有寒热温凉四气之别，辛甘酸苦咸五味之不同，升降浮沉作用趋势之异。“方以药成”，因此，在方剂的配伍应用时，往往需要利用药物的某一方面作用，或限制其他作用，以使药物最大限度地发挥治疗作用，同时减少副作用。

（1）“七情”配伍：基于《神农本草经》的中药“七情”说，相须相使配伍，能增强药效；相畏相杀配伍，可制约毒性；相恶相反配伍，可增毒减效，后世医家发展有方剂的相辅相成（相须相使）、相反相成（相畏相杀）的四类配伍。

1）相辅相成的配伍：根据中药的相须、相使特性，将具有相同或相近性味功效的药物进行配伍成方，取其“协同”作用，达到增强某种性质或提高某种功效。有相须配伍和相使配伍两类。

①相须配伍：由两种或两种以上功效类似的药物配伍，能明显增强其疗效。中医配伍成方中常用气味相同、功能相近药物。例如，辛温的麻黄、桂枝配伍组成的麻黄汤、小青龙汤等；辛温的麻黄与苦温的杏仁配伍组成的麻杏甘石汤、麻黄杏子汤；以辛温的麻黄、紫苏配伍组成的紫苏汤；苦温的苍术、白术以及辛温的厚朴、陈皮等组成的平胃散、不换金正气散；苦寒的黄连、黄芩、黄柏与苦寒的地黄、麦冬等配伍的冬地三黄汤、当归六黄汤；辛温的桂枝与辛热的附子配伍组成的桂枝加附子汤；辛温的半夏、厚朴、生姜、紫苏组成的半夏厚朴汤等。

②相使配伍：由两种或两种以上，功用既相同又有明显差异的药物组成，但以一药为主，另一药为辅，辅药能增强主药的治疗作用，并能兼治病证。例如，麻子仁丸中大黄配伍厚朴，平胃散中苍术配伍厚朴，葱豉汤中豆豉配伍葱白，二陈汤中半夏配伍陈皮，桑杏汤中杏仁配伍贝母，防风通圣散中辛温的麻黄与辛凉的薄荷配伍，越婢汤中辛热的麻黄与辛寒的石膏配伍，桃核承气汤中辛温的桂枝与苦寒的大黄配伍等。

2）相反相成的配伍：根据中药的相畏、相杀、相反特性，将两种性味功效不同，甚至相反的药物进行配伍成方，取其“互相制约、互相调剂”的作用，达到某种治疗目的。包括中药的相畏（相杀）配伍和相反配伍两类。

①相畏（相杀）配伍：由两种或两种以上的药物配伍组成，其中一类药的药性或不良作用能被另一类药制约或消除或减弱，方药经过合理配伍后不影响其正常发挥治疗作用，并能明显提高方剂某种特定的治疗效果或增加方剂的安全性。例如，《金匮要略》小半夏汤中生半夏配伍生姜，十枣汤中甘遂、大戟、芫花配伍大枣，《伤寒论》桂枝汤中的桂枝与芍药，《伤寒论》小柴胡汤和《内科摘要》黄芩半夏生姜汤中的黄芩与生姜，《医林改错》黄芪防风汤中的黄芪与防风等。

相杀与相畏配伍基本相同，不过相杀配伍是减轻或消除另一种药物的药性或毒副作用，而相畏配伍是因一种药物的药性或毒副作用被另一种药物所抑制而提高用药的安全性，其作用特点没有本质区别。

②相反配伍：方剂的相反配伍，其基本含义有二：一是属于中药“十八反”等配伍禁忌，临床中应当禁用或慎用；二是属于药物的性味功效相反相成的配伍，即利用配伍之间的性味、功能，作用趋向上的对立，在一定条件下组合在一起，使它们既互相制约又相互促进，取相反相成的作用，从而达到治疗错综复杂、互相对立的病症或纠正某些药物偏胜之性的目的。例如，寒药配热药，补药配泻药，升药配降药，散药配敛药等。

相反相成配伍法一般有温清并用、补泻兼施、散收合用、升降有序等法。

A. 温清相配法：又称为寒热相配（或寒热兼施）法，是针对寒热错杂之证寒热药并用的对立的两种治法，其配伍主要有三类：寒热相济、寒热相使、寒热相制。寒热相济：当寒热药并用，或共为君药、共为臣药，或一为君药一为臣药时，常有寒热相济之妙用。如《韩氏医通》中的交泰丸，《金匮要略》中的黄土汤，《太平惠民和剂局方》中的黑锡丹。寒热相使：当寒热并用，一为君一为佐（佐助或佐制），或一为君，一为使药时，寒热药常互为佐使而有协同作用。如《金匮要略》中的温经汤，《伤寒论》中的小柴胡汤、大柴胡汤、半夏泻心汤等。寒热相制：寒热并用，既可以寒制热，也可以热制寒，用以制约主药的毒性、烈性或治疗中不需要的药性（去性存用），能扬长避短，趋利避害。例如，以寒制热的有《金匮要略》中的三物备急丸，《太平惠民和剂局方》中的苏合香丸；以热佐寒的有《伤寒论》中的麻黄升麻汤，《金匮要略》中的大黄附子汤，《素问病机气宜保命集》中的芍药汤，《丹溪心法》中的左金丸等。

另外，根据所治病证的特点，又将寒热并用分为四种：一为寒热并用以解表清里，主要用于外寒里热证。如大青龙汤，方中麻黄与石膏一温一寒，类似的配伍有麻黄连翘赤豆汤（麻黄与连翘）、桂枝二越婢一汤（麻黄配石膏）。二为寒热并用，以清上温下，主治上寒下热证，如交泰丸、栀子干姜汤，类似的有黄连汤、干姜黄芩黄连人参汤以及乌梅丸等。三为寒热并用，以辛开苦降，主治寒热错杂证，如半夏泻心汤、生姜泻心汤及甘草泻心汤等。四为寒热并用以反佐，主要用于阴盛格阳证，如白通汤加猪胆汁汤。

B. 补泻相配法：也称为补泻同用法，是补益药与祛邪药配伍同用。主要有四种：一为补散相配，扶正与解表共用，主要用于表证兼里虚证。如桂枝加附子汤（桂枝祛风散邪，附子温经扶阳），类似的有麻黄细辛附子汤、麻黄附子甘草汤，以及桂枝加龙骨牡蛎汤、桂枝新加汤等。二为清补相配，又有养阴、益气与清热的不同：养阴清热者，如六味地黄丸、知柏地黄丸、黄连阿胶汤；益气清热者，如栀子甘草豉汤、白虎加人参汤。三为补利并用，如猪苓汤、牡蛎泽泻散。四为补消并用，如黄龙汤、温脾汤、枳术丸、增液承气汤等。

C. 散收相配法：将功效相反，如辛味宣散之药与酸味收敛之药配伍同用。如桂枝汤、小青龙汤、四逆散等。

D. 升降相配法：主要调整气机，使升者当升，降者当降，升清降浊，使升降有序，达到恢复脏腑的功能。临床上以升浮上行之药与沉降下行之药配伍同用。如升降散、四逆散、麻黄连翘赤小豆汤、升阳益胃汤、通幽汤、济川煎等。

（2）四气五味配伍：运用中药性味理论概括方药配伍，以指导临床用药的方法，称为性味配伍法。李东垣《脾胃论》中说：“一物之内，气味兼有，一药之中，理性具焉，或气一而味殊，或味同而气异”。故中医临床用药，一般而言，既用其气，又用其味，即方剂配伍必须综合考虑药物的性与味。因此，在药物配伍成方之后，由于性和味的不同，“或是气一而味殊，或味同而气异”，出现方剂在功效上的差异。主要有二：一为气味相同，功能相近，取其“协同”作用，如辛温的麻黄与桂枝配伍组成的麻黄汤；二为气味相异，功能不同，取其“各司其职”，“相互制约”的辅反成制，如性同味异、功效不同的麻黄杏子汤（辛温麻黄与苦温杏仁），性异味同、功效亦殊的越婢汤（辛热麻黄与辛寒石膏）、桃核承气汤（辛温桂枝与苦寒大黄），味性皆异、功效迥异的小建中汤（微寒味苦之白芍与性平味甘之甘草）、栀子干姜汤（苦寒的栀子与辛热之干姜）。

根据药性的四性、五味、归经、升降浮沉等，“方以药成”，在针对病机的前提下，配伍组方需全面考虑中药性能。

1）四气配伍：中药的“四气”又称为四性，是指药物的“寒、凉、温、热”四种药性。它反映药物作用于人体时所发生的反应，与所疗疾病的寒热性质相反。“治寒以热药，治热以寒药”。凡寒凉性药物，如石膏、黄芩、黄连、黄柏等多具有清热泻火、凉血解毒等作用，常用于治热证。凡温热性药物，如附子、肉桂、干姜、吴茱萸等多具有温中散寒、补火助阳、温经通络、回阳救逆等作用，常用于治寒证。若温热药与寒凉药同用，则多用于治寒热错杂证。因此，药物“四气”成为临床使用药物，也是配伍成方的重要依据。方剂的四气配伍主要有寒热单行、寒热并用、寒热互佐三种。

①寒热单行法：根据“寒者热之，热者寒之”的原则，治热证或寒证分别采用寒凉或温热药，此类方中主要采用“同类相需”的配伍。例如，白虎汤以大寒的石膏配伍苦寒的知母，黄连解毒汤中苦寒的黄连、黄芩、黄柏、栀子合用等。

②寒热并用法：寒凉药与温热药配伍有两种类型：其一，寒热并用，各行其道，治寒热错杂证。根据其病机，又可分为表寒里热、上热下寒和寒热错杂（互结）。例如，治表寒里热的大青龙汤，方用麻黄、桂枝的辛温以解表寒，用石膏以清里热，且麻黄、桂枝配伍石膏，既可使在里之郁热向外透解，又可克制石膏寒凉伤中之弊，从而共奏表里双解之功。治上热下寒的黄连汤，用苦寒的黄连以清上热，用辛温的干姜、桂枝、半夏以温下寒。治寒热互结，心下痞者的半夏泻心汤，用苦寒的黄芩、黄连泄热消痞，配伍辛温的半夏、干姜温散里寒。其二，寒温互投，一取其性，一取其用，从而矫正和调节药物寒温属性之偏，使其性用相须以治纯寒或纯热之证。例如，治邪热壅肺证的麻黄

杏仁甘草石膏汤，方中辛温的麻黄配伍辛寒的石膏，辛温以宣肺为主，辛寒以清肺为主，两药相制为用，且石膏量倍于麻黄，辛寒大于辛温，使本方成为辛凉之剂。再如治阳虚寒结证的大黄附子汤，方中大黄苦寒，走而不守，得附子、细辛之大热，则寒性失而走泄之性存，为“去性存用”之法，专行荡涤肠胃、泻除寒积之滞，使该方转变而成温下之剂。

③寒热互佐法：是以“治热以热，治寒以寒”（热因热用、寒因寒用）为依据的一种反治形式，主要适用于寒热偏盛至极的大热或大寒证。方中常用少量与病性相同的药物，属于反佐配伍。例如，大凡热极时，本应用大寒药治疗，但因病性与药性之偏激，机体可能会出现拒药不受或药力难以发挥的情况，此时根据“同气相求”之理，在方中稍加热药以引导，使药无格拒，直达病所，更易取得疗效。例如，通脉四逆汤在重用辛热的干姜、附子的同时，佐以苦寒的猪胆汁，既防寒邪拒药，又引虚阳归阴。

2）五味配伍：药性的“五味”是指药物的“辛、甘、酸、苦、寒”。味，一是表示药物的滋味，二是表示药物的功效和作用的基本范围。《素问·脏气法时论》指出：“辛散，酸收，甘缓，苦坚，咸软”，这是对五味作用的最早概括。后世医家在此基础上进一步补充完善，“辛能散能行”“酸能涩能收”“甘能补、能和、能缓”“苦能泄能燥能坚”“咸能软能下”。故辛味药如麻黄、半夏等多用于外邪袭表、气滞血瘀、痰湿等症；甘味药如生地黄、黄芪等多用于阴阳气血诸虚症；酸味药如山茱萸、五味子、乌梅、白芍等，多用于久病滑脱虚症；苦味药如大黄、葶苈子、槟榔等多用于瘀结、痰饮、积滞、气逆、湿阻等症；咸味药如牡蛎、鳖甲、海藻等多用于瘰疬、瘿瘤、血分瘀结、大便燥结等症。

不同药味配伍联用后能产生不同于原有各自药味的新功能，主要有辛甘化阳、酸甘化阴、辛开苦降等，其代表方从古至今在临床上被广泛应用。临床上常根据五味的作用特点进行配伍，其常用配伍多达十余种。

①辛甘化阳法：辛味有发散等作用，有“走散”之性，多用于祛除病邪；甘味具补益和中缓急之功，具有“和缓”之性。“辛甘化合”是指辛甘同用则甘能益气，使散不伤正，且甘能缓急，又有延长辛味药的作用。又因辛、甘味在属性上均属阳，故辛甘化合，尤能化生阳气。在清代之前，中医对“辛甘化阳”多从解表发散风寒的“辛甘发散”去理解，而清代以后则以助阳化气的“辛甘温通”。

②辛甘发散法：主要用其辛之发散，温之祛寒，故又称之为辛甘温热法，其一为发散风寒为主的病证，如辛散的麻黄、桂枝、薄荷与甘缓的甘草、大枣配伍，见于麻黄汤、

桂枝汤、小青龙汤等；其二为发散风寒湿为主的病证，如桂枝附子汤、九味羌活汤、香苏散、麻黄附子细辛汤等。

③辛甘温通法：又因辛、甘味在属性上均属阳，故辛甘化合，尤能化生阳气，温通经脉，即狭义的辛甘化阳法。以甘温药用量重，而辛散药用量轻为特点，以治阴虚里寒证。主要有三种类型：一为心阳虚，用治桂枝甘草汤，以辛甘温桂枝入心助阳，配甘草益气，二药辛甘合化，阳气乃生，心阳得复，悸动自安。二为脾阳虚，用治附子理中汤，以甘辛大热的附子、干姜配伍甘温的人参、白术，甘草合化，温中助阳，益气健脾，用于脾虚寒吐利腹痛症。三为肾阳虚，用治四逆汤，以甘辛大热的附子、干姜温肾回阳，配伍甘草益气补虚，合为辛甘化阳，回阳救逆的要方。

若在表里俱寒的情况下，可用麻黄、附子、细辛相伍，集“辛甘发散”与“辛甘温通”二法于一方，主治少阴阳虚兼太阳外感症，如麻黄细辛附子汤。

④辛开苦降法：辛属阳，苦属阴；辛能散，苦能泄（降）、燥湿。辛苦合用，用苦味通降、辛味宣开之功，达宣畅气机，开通痞塞，运化中焦，主治气机郁滞的胸痹和痞满证，一般称为辛开苦降（泄）法。例如，以辛温的桂枝、半夏、干姜等与苦寒的黄连、黄芩、栀子等配伍，用治脾胃不和、寒热错杂、升降失常所致的心下痞、呕吐、下利等证，其代表方是半夏、生姜、甘草三泻心汤，栀子干姜汤，连朴饮等。再如辛味的陈皮、生姜、苏叶与苦味的枳壳、枳实、厚朴配伍，见于香苏散、半夏厚朴汤等。

⑤辛散酸收法：辛散、酸收，其作用是相反的，但相辅相成，以达散中有收，收中有散。辛与酸的配伍，大致可分三种情况：一是以辛为主，佐以酸味药。如治外寒内饮之证的小青龙汤，方中麻黄、桂枝辛温发散外邪，再加细辛、干姜、半夏的大辛大温，可见全方辛散之力较强，故配芍药之酸以防麻黄、桂枝的发散太过，再配伍五味子的酸收，以敛肺止咳，共成散中有收之剂，可防肺气耗散和过汗之弊。其二是以酸为主，配以辛味。如治下焦不固、便脓血之证的桃花汤，方以赤石脂的酸以涩肠止泻、固脱为主药，配伍辛温的干姜温中散寒。其三为辛酸并调。辛味药与酸味药并重，如治太阳表虚证的桂枝汤，以桂枝的辛配伍芍药的酸来调和营卫，二药同用，一散一收，使桂枝辛散而不伤阴，芍药酸收而不碍邪，于解表发汗中寓敛汗养阴之意，和营之中有调卫散邪之功。但剂量上，二药必须相等，若有偏重偏轻，则失去调和营卫的作用。

⑥酸甘化阴法：酸能生津、益阴敛阳；甘能缓急、补虚。酸与甘相合，犹如阴阳相济，既可养阴，又能化生津液；酸甘配合，敛滋并济，则可双补脾胃之阴，推动脾胃生化阴液。同时，部分常用酸味的白芍、山茱萸、五味子、乌梅、木瓜与甘味的甘草、石

斛、麦冬、地黄、扁豆、玉竹等配伍，见于芍药甘草汤、小建中汤、生脉散、外台乌梅饮等。酸、甘药具有“酸先入肝，甘先入脾”的特性，因此，酸甘化阴法更擅长滋养脾胃津液和补肝阴。例如，治筋脉失养的脚挛急的芍药甘草汤，方中芍药之酸，养营和血；甘草之甘，补中缓急；二药合用，酸甘化阴，阴复而筋得所养则脚挛急自解。

⑦酸苦涌泄法：《皇帝内经》有“酸苦涌泄为阴”之说。酸主收，属阴，苦主泄（攻伐），亦属阴。如王冰云：“酸收苦泄，故涌泄为阴”，又云：“涌，吐也。泄，利也”。故涌泄（或吐或泄）属开泄伤破之法，故为阴。例如，治胸膈痰实证和痰厥证之瓜蒂散，方中瓜蒂味极苦，性升而催吐；赤小豆味酸苦而泄，两药配合，有酸苦涌泄之功；配伍淡豆豉取其升散之性，宣解胸中气滞，助瓜蒂、赤小豆以催吐。三药合用，共成涌吐痰涎、宿食的方剂。

⑧辛甘淡渗（甘淡利湿）法：辛能通阳，行气；甘淡利水除饮。辛甘淡合用，通阳除湿，化气行水，主治水饮痰湿内停证。常用辛味的桂枝、干姜、附子配伍甘淡的茯苓、猪苓、滑石、薏苡仁，而甘淡利湿药能使湿邪有去路，从小便而出。见于五苓散、苓桂术甘汤、肾着汤、附子汤等。例如，治太阳蓄水证之五苓散，方中猪苓、茯苓、泽泻均属淡渗之品，能导水下行、通行小便；更配伍白术甘淡渗湿，化气行水；佐以桂枝通阳温经，以利气化；五药合用，使膀胱津液得以通调，外则输津于皮毛，内则通行于上下，自然小便利，口渴除。

⑨甘补苦泻法：甘能缓急，守中益气；苦能降泄，清热坚阴。苦甘合用，泻火护中，补气退热，有下不伤正，补不助邪之功。常用苦泄的黄连、黄芩、黄柏与甘润的地黄、麦冬或甘温的甘草、黄芪、人参等配伍，见于葛根芩连汤、妙香散、当归六黄汤等。例如，治胃肠实热证的大黄甘草汤，方中大黄之苦，直泻胃肠实热，使热去则胃气得和，呕吐自止。配以甘草之甘，既可使大黄泻而不伤胃，又可延缓大黄之性而留连于胃中，令热去而胃气恢复和降之功。

⑩咸寒反佐法：咸寒反佐是一种反治法，即遵从所谓的“甚者从之”“从者反治”原则，在病情严重危急且疾病现象与本质不一致时，于大队热药中佐以咸寒药称为咸寒反佐，属反佐。其代表方为治少阴阴盛戴阳证的白通加猪胆汁汤，方用白通汤（葱白、干姜、附子）大辛大热，破阴回阳，通达上下，加人尿、猪胆汁的咸寒苦降，引阳入阴，使热药不致被阴寒所格拒，起到回阳救逆的作用。

3）四气五味配伍：中医常根据四气、五味进行方剂的组方配伍，所组成的方法较多。

①辛甘寒凉法。辛凉解表：辛凉宣透以治风热表症，如桑菊饮，方用辛甘苦微寒的

菊花、甘苦寒的桑叶、辛凉的薄荷相伍，甘凉清轻，辛宜疏散，具有辛凉解表、疏风清热之功效，用于风温初起。辛甘清泄：治阳明经症，如白虎汤用辛甘大寒的石膏配伍性味甘平的甘草、粳米，用于阳明里热亢盛熏蒸于外的“五大一黄”症。辛甘润养：治瘥后虚弱，如竹叶石膏汤用辛甘大寒的石膏和竹叶清热除烦，配伍温甘微苦的人参、甘苦微寒的麦冬和甘平的甘草、粳米，益气生津，滋养胃液，为热病愈后滋养肺胃阴液要方。

②辛苦温热法：辛温祛寒，苦降气。如麻黄汤用辛温的麻黄、桂枝解表以散风寒，麻黄与苦温的杏仁降泻肺气以平喘。辛散风寒，苦降肺气，用于风寒表实证。

③辛苦寒凉法：辛寒解表热，苦寒清里热。如葛根芩连汤，用辛甘凉的葛根发表解热，配伍苦寒的黄芩、黄连清热泻火，用于表里俱热下利证。

④辛酸温热法：辛温散风寒，酸收甘补。如用于风寒证的小青龙汤（见辛散酸收法）。

⑤酸甘寒法：酸甘化阴，甘寒清热。如用治阴血不足筋脉失濡证的芍药甘草汤（见酸甘化阴法）。

⑥苦咸寒法：《素问·至真要大论》曰：“热淫于内，治以咸寒”。热为火气，水能胜火，咸味药物五行属水，热证以咸味药物对治之，称为“治以咸”；外感热邪，当治之以清热降火，当用寒性药物对治之，称为“治以寒”。故咸寒并用治火热之证，称为“治以咸寒”，且苦寒泄热攻下。例如，调胃承气汤，用苦寒的大黄荡涤实热，配伍咸寒的芒硝润燥软坚，用于燥热实邪初结阳明府症，泄热破瘀。桃核承气汤，用苦寒的大黄、咸寒的芒硝，除润下攻燥外，还有泄热破瘀的功效，再加桃仁、桂枝活血化瘀，用于下焦瘀热蓄血症，化痰散结。大陷胸汤用苦寒的大黄、甘遂配伍寒凉的芒硝，共奏泻热散结，软坚化痰，开胸逐饮之功，用于热实结胸症。

4）性味取舍：方剂的功能可用药物性味来体现，方剂是组方药物整体取胜的结果。运用性味配伍理论指导临床辨证组方，能更加具体地体现“证→法→方→药”统一的原则。

方剂性味配伍除根据四性、五味配伍以及性味相合配伍外，须根据病情有所侧重，有的重用其味，有的重用其气，对性味予以取舍。

①去性取味法：指通过寒药与热药的配伍，相反相成、相制相用、取长补短，使药性发生变化的一种方剂配伍方法，主要有：A. 去温热之性，取五味之用。如银翘散用辛温的荆芥与银花、连翘、芦根、竹叶等寒凉药相伍，其温性被制，其辛味存，而存宣散透表之功。B. 去寒凉之性，取五味之用。如大黄附子汤，用苦寒的大黄配伍辛温的附子、细辛，其寒性被制，而苦味泄降之用存。C. 去寒温两性，取五味之用。如十枣汤之所以用苦寒的甘遂、大戟和辛温的芫花，其目的不在于寒能清热，温能祛寒，而是重取辛

苦之味用其行散、降、泄峻烈下行之势，以攻逐脏腑胸胁积水实邪。

②去味取性法：指去药物之味而取其性的方剂配伍方法。如栀子干姜汤，便是去辛苦之味，取寒温两性，以栀子清上热，干姜温下寒，达清上温中之效，主治伤寒误下所致的上热中寒证。

（3）升降浮沉及归经与方剂配伍：金代张元素最早由提出药性有升降浮沉，据此产生的治法也有升降浮沉的因势利导，二者参合而行之，则治法甚多，如上病下取、下病上取、逆流挽舟、引火归原等。当病机比较复杂时，一个方剂中常升降同用，浮沉并举。

①升降单行：针对病位或病势的不同，可顺可逆。病在表在上，当用升浮之药，如荆芥、薄荷疏风散表，桔梗、牛蒡子疏风利咽；病在里在下，则用沉降之药，如大黄、芒硝通腑泻下，泽泻、滑石利水通淋；针对气陷或气逆，分别用升或降的药物，如柴胡、升麻，或桔梗升提气机，厚朴、杏仁宣降肺气，旋覆花、代赭石降肝胃之气，沉香、乌药降肝肾之气；针对气闭或气散，分别用浮或沉的药物，如麻黄、桔梗宣开肺气，麝香、苏合香通闭开窍，山茱萸、五味子收敛固涩，龙骨、牡蛎摄纳固脱。

②升降并用：病机复杂时，常表现出病位（表里高下）或病势（升降出入）对立，用药当浮沉或升降并举。如表里上下同病，采用升浮与沉降的药物配伍，如桔梗、牛蒡子疏上，配伍大黄、芒硝泻下，黄连、黄芩泻火与升麻、柴胡散表，柴胡、黄芩透邪清热。

③欲降先升：指在药物作用趋势向下的方剂中加少量的相反趋势（升散药）的药物，以提高全方疗效的配伍方法。实质上，为升降并用，只不过为一种特殊形式。欲降先升法在清泻方里用得较多，常加入升散药或升提药，如蝉蜕、薄荷、升麻、柴胡、葛根、荆芥、桔梗等。例如，紫雪方、清胃散、济川煎、通幽汤皆用一味升麻；普济消毒饮加入少量柴胡、升麻；《伤寒温疫条辨》升降散加入蝉蜕、僵蚕；凉膈散少佐薄荷；龙胆泻肝汤亦用柴胡；泻青丸用羌活、防风；泻黄散加防风；《宣明论》倒换散用荆芥；黄龙汤用桔梗等。这些方剂通过“欲降先升”，即先通过升发或宣发的药物作用，再利用降泄或沉降的药物达到治疗目的，体现了中医治疗中升降平衡的理念。

④升降互佐：针对病机在升降出入方面的偏激或药性的偏盛，用药时佐以性能相反的药物，属于佐制和反佐的范畴。例如，所谓的“寓升于降”（属佐制范围的牛膝、代赭石与青蒿配伍，属反佐范围的肉苁蓉、牛膝与升麻配伍）或“寓降于升”（属佐制范围的川芎、防风与清茶配伍，属于反佐范围的黄芪、升麻与枳壳配伍）。

归经，指药物对经络、脏腑的选择性作用。以药物归经理论为支撑的方剂配伍，主要根据药物分经用药与脏腑病机，发挥主病和引经两种效能，有利选择相应归经组方，定位准确，提高疗效。

归经理论在组方中的运用主要包括三个方面：首先，循经择药，即根据病变部位所属经络选择药物，如羌活入太阳经，白芷入阳明经，柴胡入少阳经等；然后，根据脏腑选药，即根据病变脏腑选择药物，如桔梗入肺，黄连入心，吴茱萸入肝等；最后，按病位选药，即根据病变部位选择药物，如桑枝、桂枝达四肢，柴胡入两胁等。

关于归经或引经药的特异性选配，医家们意见不一。徐灵胎谓："盖人身气血无所不通，而药物之寒热温凉，有毒无毒，其性也固定不移，入于人身，其功能亦无所不到，岂有其药只入某经之理"。同时，他指出："不知经络而用药，其失也泛，必无捷效；执经络而用药，其失也泥，反能致害"。

（4）五脏苦欲补泻配伍：中医的五脏五味补泻理论最早源于《黄帝内经》，是阐释中药归经理论的源头之一。金元时期的医家张元素对其有所深究，他通过《黄帝内经》关于五味与五脏的关系，结合临床实践，在其著作《医学启源》中为此理论的欲、补、泻均进行了药物的补充。金代成无己运用"苦欲补泻"阐释方论，明代缪希雍在《神农本草经疏》中较为系统地阐释了"苦欲补泻"的含义。之后，被李时珍收入《本草纲目》的《序例》中，并命之为"五脏五味补泻"。

五脏苦欲补泻理论目前有两种：一种载于《素问·脏气法时论》，后世发展及运用较多；另一种载于梁代陶弘景所著的《辅行诀脏腑用药法要》。二者在文字内容上有许多相近之处，但在内涵上却有诸多不同。《黄帝内经》的五脏所欲，即顺应五脏生理特性；五脏所苦，即与五脏生理特性相悖。五味所起作用，顺五脏之性者为补，逆五脏之性者则为泻。《辅行诀》提出了与《黄帝内经》不同认识的五味与五行配属关系，即味辛属木、味咸属火、味甘属土、味酸属金、味苦属水，并在药物选择上有以本脏之味补己之虚，以所不胜之味泻己之实，以所胜之味解本脏之苦。

《黄帝内经》与《辅行诀》五味与五行配属关系对照

五行 / 版本	木	火	土	金	水
《黄帝内经》	酸	苦	甘	辛	咸
《辅行诀》	辛	咸	甘	酸	苦

五脏苦欲补泻是中医方剂的重要配伍原则之一。缪希雍的《神农本草经疏》云："五脏苦欲补泻乃用药第一义。……苦欲者，犹言好恶也，违其性故苦，遂其性故欲，欲者，

是本神之所好也，即补也。苦者，是本脏之神所恶也，即泻也。补泻系于苦欲”。从其可知，①“苦”即患、困也；“欲”即喜、好也。故五脏苦欲补泻是根据脏腑的喜恶来决定的，五脏所欲或喜好者为补，五脏所苦或恶者为泻。这里的“补、泻”一定要与“虚则补之，实则泻之”相区别。其“补”为顺应本脏特性，其“泻”则为与本脏特性相悖。故《医宗必读》解释得非常精妙，云：“违其性则苦，遂其性则欲，本脏所恶，即名为泻，本脏所喜，即名为补”。②五脏苦欲补泻不能用阴阳五行来套，与阴阳五行无直接的关系。如苦入心，不一定补心；甘能入脾，却能补脾。③五脏苦欲补泻法是根据脏腑性能与五味基本作用所决定。

五脏苦欲补泻法是根据脏腑性能与药物五味的基本功能来决定的，因此，针对根据脏腑性能及脏腑病机的特点，在选药组方上，有更多的灵活性变化。如药性之味，五脏苦欲补泻法理论认为，甘味既能补脾，又能泻心；苦味亦是如此，既能泻脾，又能补肾。

值得一提的是，五脏苦欲补泻实则是对中药归经理论的发展；仅凭五味来准确定位药物作用及用于临床是不符合实际的，纵观古今中药文献，毕竟药味相同的药物，其功效应用并不一定相同，有的甚至差异极大。而功效一致的药物，又可能有不同的药味，变化莫测。因此，方剂配伍应不囿于五脏苦欲而施组方之法。

1）肝之苦欲补泻：苦急，急食甘以缓之。“肝苦急”是指肝气升动太过，反为所苦，出现急迫之症，如抽搐、震颤、麻木、昏厥等肝风之证。“以甘缓之”是指临床上治肝病皆可用甘缓之品来制约其躁急之势。例如，清肝热的羚角钩藤汤中的生地黄、桑叶、菊花、甘草等；散肝寒的暖肝煎中的枸杞子、茯苓；疏肝气的逍遥散中的当归、白术、甘草；补肝阴的一贯煎中的生地、甘草、麦冬。

肝欲散，急食辛以散之，用辛补之，酸泻之。用辛味之品能散肝气郁结，如柴胡、枳实、川芎、香附等能顺其肝之性，达疏肝理气解郁之效；用酸敛之品白芍能逆其肝之性，消减其肝的刚烈之性。例如，仲景的四逆散、丹溪的越鞠丸、景岳的柴胡疏肝散，《景岳全书》引刘草窗方的白术芍药散，陈士铎《辨证录》的开郁致神汤，沈金鳌《杂病源流犀烛》的枳壳疏肝散，以及张锡纯《医学衷中参西录》的镇肝熄风汤。

2）心之苦欲补泻：心苦缓，急食酸以收之。所谓缓，是指心气虚，心神、心气涣散不收。故心其性恶散缓，而喜收敛，散缓则违其性，敛则宁静清明。治法以酸收其神志之涣散。因此，《医学启源》言：“心苦缓，以五味子之酸收之”。例如，治虚劳虚烦不得眠的酸枣仁汤中的酸枣仁，治心火亢盛、肾阴不足的黄连阿胶汤中的白芍，治心阴不足、烦躁失眠的天王补心丹中的五味子、酸枣仁，其药性皆为酸味。

心欲耎，急食咸以耎之，用咸补之，甘泻之。心火太旺，咸为水味，能顺心火下行，能启肾水制之，故曰补，故有“咸能补心”。火性速，甘味壅滞、能缓，为心之所恶，反其性而缓之，故曰泻，故有“甘能泻心”。《医学启源》言：“心欲软，软以芒硝之咸，补以泽泻之咸，泻以人参、甘草、黄芪之甘”。此处之“泻”是最发人深思的，用人参、黄芪、甘草来泻心，乍一看来真是不可思议。然而这又再次证明此处的补泻并非为虚实而设，只是言心为火脏的特性，用芒硝、泽泻之咸以化水降火为补，而人参、黄芪、甘草甘温助火，逆其性则为泻。例如，《备急千金方》中的磁朱丸，《校注妇人良方》中的天王补心丹，《小品方》中的犀角地黄汤，《伤寒论》中的茯苓桂枝甘草大枣汤，李中梓《医宗必读》中的拯阳理劳汤，魏直《博爱心鉴》中的保元汤。

但对于心之苦欲补泻有困惑难解之处：①与五行补泻相反；②与五味补泻相矛盾。

3）脾之苦欲补泻：苦湿，急食苦以燥之。脾属湿土，喜燥恶湿，以辛苦之品燥其湿邪。故寒湿多用白术、苍术、厚朴等苦温之品，方如《太平惠民和剂局方》的四君子汤，《简要济众方》的平胃散；而湿热多用黄芩、黄连、黄柏等苦寒之品，方如《伤寒论》的茵陈蒿汤、栀子柏皮汤。

脾欲缓，急食甘以缓之，用苦泻之，甘补之。脾属土，贵在冲和温厚；甘味能和能缓，顺应了脾的冲和温厚之性，为脾之所喜，故为补；苦味能坚能燥，逆脾之缓故为泻。

简言之，脾恶湿，食苦以燥之，白术；欲缓，食甘以缓之，甘草；甘补以人参；苦泻以黄连。

虚，则以甘草、大枣之类补之，如无他证，钱乙益黄散主之。心乃脾之母，以炒盐补心。

实，则以枳实泻之，如无他证，以钱乙泻黄散泻之。肺乃脾之子，以桑白皮泻肺。

4）肺之苦欲补泻：肺苦气上逆，急食苦以泻之。肺主气，以清肃下降为顺。苦能“降泻”，吴崑认为，“肺为清虚之脏，行降下之令，若气上逆，则肺苦之，急宜食苦以泄肺气”。认为“泄”的含义实质上是“降泻”，是降逆下行的作用。这与后世所说苦味的功效有所不同。治肺气上逆，应以泄降气逆的苦味之品为主，如紫苏子、桔梗、苦杏仁、葶苈子、紫菀、贝母等。例如，《金匮要略》中的葶苈大枣泻肺汤，方中葶苈为苦辛大寒之物，亦宗“苦以泄之”之旨。

肺欲收，急食酸以收之。肺属金，性敛肃；肺与秋相应，其气以收敛为性，故肺气宜降不宜泄，宜宣不宜散。酸收之品具有收敛外泄肺气之功。

以酸补之，以辛泻之。酸收之品有收敛外泄肺气之功，是顺肺气之所欲，为“补”。

如《三因极一病证方论》中的补肺汤；辛味能散，故而辛味可宣发肺气，逆其肺之所欲，为“泻”。如《伤寒论》中的麻黄汤、小青龙汤、《医学心悟》中的止嗽散、《卫生宝鉴》中的九仙散、《寿世保元》中的三子养亲汤等。

要之，肺苦气上逆，急食苦以泻之，诃子皮；一作黄芩。欲收，急食酸以收之，白芍；以辛泻之，桑白皮；以酸补之，五味子。

虚，则五味子补之，如无他证，用钱乙阿胶散补之。脾乃肺之母，以甘草补脾。

实，则桑白皮泻之，如无他证，以钱乙泻白散泻之。肾乃肺之子，以泽泻泻肾。

值得注意的是，在“肺苦气上逆，急食苦以泄之”“肺欲收，急食酸以收之，用酸补之，辛泻之”一文中，可以看到一用苦泄，一用辛泻，其义迥异。“泄”是用苦“降泻”肺之上逆之气，“泻”则是指用辛散使郁闭之肺气宣发。

5）肾之苦欲补泻：肾苦燥，急食辛以润之；肾为水脏，喜润而恶燥，若燥则失润泽之体，而苦之矣。辛以开腠理，致津液，通肺气（辛能行气，气能行津），使肾之水液蒸腾气化，津液得以正常地输布、排泄，从而达到“燥者润之”。此处之“润之”，并非辛味的直接作用，而是通过使其津液正常输布所产生的间接效果。由此反证，肾病所生之“燥”，当属津液不能正常输布所致之“燥”。《医学启源》言：“肾苦燥，则以辛润之，知母、黄柏是也”。《本草纲目》曰：“知母之辛苦寒凉，下则润肾燥而滋阴，上则清肺金而泻火，乃二经气分药也”。可见古人以知母、黄柏润肾燥。这类药物有桂枝、附子、肉桂、细辛、当归、淫羊藿、巴戟天等。如《伤寒论》中的五苓散、肾气丸。

肾欲坚，急食苦以坚之。肾以封藏为本，其气宜密、宜坚、宜固，为肾的固藏不泄之性。若相火妄动，扰乱精室，致肾气不固；而苦能泻亢盛之相火，故谓坚阴，即泻火存阴、以泻为补。所谓“苦能坚肾”，即“苦能泻热而坚肾，泻中有补也”，实际上是“泻火存阴”“以泻为补”之举。

以苦补之，以咸泻之。水欲坚，苦则顺其气而坚之，故曰补，即苦味之品泻火存阴，为“补”。水性凝，咸则反其性而软之，故曰泻，即咸味有软坚的作用，利于逐水散饮，与肾的封藏之义相反，违“肾欲坚”之性，故为“泻”。简言之，苦能坚之，故为补，咸能软坚，故谓泻。《医学启源》言：“肾欲坚，坚以知母之苦，补以黄柏之苦，泻以泽泻之咸”。如《御药院方》中的封髓丹，《丹溪心法》中的大补阴丸、虎潜丸，《兰室密藏》中的滋肾丸，《伤寒论》中的牡蛎泽泻散等。

概言之，肾苦燥，急食辛以润之，知母、黄柏；欲坚，急食苦以坚之，知母；以苦补之，黄柏；以咸泻之，泽泻。虚，则熟地黄、黄柏补之。肾本无实，不可泻，钱乙止有补肾地黄丸，无泻肾之药。肺乃肾之母，以五味子补肺。

（5）方证结合与方剂配伍："方证"结合是辨证选方遣药的前提，方剂内的药味及其配伍关系与其针对的病证病机或病理环节之间必须具有高度相关性或针对性。病证是疾病处于某一阶段的病因、病性、病位、病势等病理要素的综合性表征，由于证的病机决定了方药的选择。因此，方中的药物配伍关系必须对应于病证的病机，即病机与"证"相应，故据"证"定方。在临床中，最多的是针对病机和脏腑特性指导方剂的配伍。

①针对病机选用方：若病因、病机既明，治法用药则当"谨守病机"。审病若是寒证，表寒证用桂枝汤或麻黄汤，里寒证选用四逆汤、附子理中汤、参桂理中丸等。审病若是热证，用白虎汤辨治阳明热盛证，大承气汤辨治阳明热结证；若里证既有寒又有热，用方如附子泻心汤；若病证既有表寒又有里热，用方如大青龙汤。审病若是虚证，据其脏虚，如炙甘草汤治心阴阳俱虚证，肾气丸治肾阴阳俱虚证。审病若为实证，当用如桃核承气汤主治瘀热证，大陷胸汤主治热饮结胸证。

②针对脏腑生理特性而选用方：根据中医理论体系的核心——藏象理论，脏腑各有其功能特点，病邪性质也各有特点。某一脏因其自身脏腑特性和感邪的不同，所表现的病症也不同。尽管按中医的八纲、六经、三焦和卫气营血的辨证，最终需落实到脏腑，故临症用药组方必须考虑脏腑特性。唐容川所言："业医不知脏腑，则病原莫辨，用药无方"。辨治肝病，须针对肝疏泄条达、主藏血、主筋的生理特性，故多用疏肝理气、滋阴养血之药，如柴胡、川楝子、香附、青皮、陈皮、白芍、当归、砂仁等，如治肝郁气滞，方用柴胡疏肝散、龙胆泻肝丸、一贯煎等；治肝郁脾滞、肝脾不和，方用逍遥散、疏肝散配合沉香化滞丸、越鞠丸等；治肝郁脾虚，方用人参健脾丸、桂附理中汤、香附异功散配合柴胡疏肝散、逍遥散等。辨治瘀阻心脉证，一要针对病机，二要根据心的生理特性，如枳实薤白桂枝汤辨治胸痹证，其治用薤白，旨在宽胸行气通阳。辨治肺病证，尤其要考虑肺主气，主宣发与肃降，以肃降为主，如小青龙汤中既用麻黄宣肺，更用半夏降肺。辨治肾病证，须兼顾肾主藏精，如肾气丸中配伍山茱萸以固涩肾精。

（6）阴阳五行与方剂配伍：阴阳是中医辨证的总纲，是纲中之"纲"，疾病的各种病理变化也都可以用阴阳失和予以概括，故有寒热进退，表里出入，上下升降，邪正虚实，以及营卫不和，气血不和等，均属于阴阳失和的具体表现。故调整阴阳的治则包含了极其广泛的意义，包括阴阳对立统一原则的刚与柔、寒与热、升与降、开与合、收与散、补与泻、攻与补等，故有方剂的刚柔互济，寒因热用，热因寒用，阴阳相济，升降同用，升清降浊，辛开与敛合，虚则宜补，实则当泻，补泻兼施，调和营卫，气血同补……，通过对阴阳偏盛，即阴或阳的一方过盛有余进行“损其有余”，对阴阳偏衰，即阴或阳的一方不足予以补其不足，以达到“阴平阳秘”，同时注意阴阳相存，对阴阳偏衰，或阴阳两虚，还须“阳中求阴”或“阴中求阳”。

根据五行相生相克的规律，结合脏腑生理特性，中医建立起了许多治则、治法以及相应的方剂。

①五脏之间的相生：肝生心，即木生火；心生脾，即火生土；脾生肺，即土生金；肺生肾，即金生水；肾生肝，即水生木等，由此演变出濡木生火法（补肝养心），又称为滋肝养心法，如《金匮要略》中的酸枣仁汤、《六科准绳方》中的养心汤；培土生金法（补脾养肺）又称为补养脾肺法，如《太平惠民和剂局方》中的参苓白术散，以及清燥救肺汤、麦门冬汤、泻白散、黄芪建中汤、人参健脾丸等；滋水涵木法（滋补肝肾），又称为滋补肝肾法，如《小儿药证直诀》中的六味地黄丸，《医级宝鉴》中的杞菊地黄丸，《续名医类案》中的一贯煎，《医学衷中参西录》中的镇肝息风汤；益火补土法（温肾健脾）又称为温肾健脾法、温补脾肾法，如《内科摘要》中的四神丸，《证治准绳》中的五味子丸，《济生方》中的人参归脾汤；金水相生法（肺肾同治，滋肾养肺），又称为滋养肺肾法，如《慎斋遗书》中的百合固金丸汤，《寿世保元》中的八仙长寿丸，《景岳全书》中的玉女煎。

②五脏之间的相克：肺（金）的清肃下降，可抑制肝（木）阳的上亢，即金克木，如佐金平木（清肺泻肝），又称为泻肝清肺法，如《医方考》中的清气化痰丸，《丹溪心法》中的咳血方。另外，一贯煎也具有佐金平木、扶土制木之法。肝（木）的条达，可以疏泻脾（土）的壅滞，即木克土，如抑木扶土（疏肝健脾、平肝和胃），又称为调理肝脾法，如《太平惠民和剂局方》中的逍遥散，《医学统旨》中的柴胡疏肝散，《丹溪心法》中的痛泻要方。脾（土）的运化，可以防止肾（水）水的泛滥，即土克水，如培土制水（温肾健脾、敦土利水），又称为敦土利水法、温肾健脾法，如《重订严氏济生方》中的实脾饮。另外，《伤寒论》中的真武汤（又称玄武汤），《太平惠民和剂局方》中的平胃散的药物配伍无不也蕴含培土制水法。肾（水）阴的上济，可以制约心（火）阳亢烈，即水克火，如泻南补北（泻火补水），又称为泻火补水法，如《韩氏医通》中的交泰丸，《伤寒论》中的黄连阿胶汤，《兰室秘藏》中的当归六黄汤。心（火）的阳热，可以制约肺（金）的清肃太过，即火克金，如泻火润金（清心护肺），又称为清心护肺法，如《景岳全书》中的两阴煎，《冯氏锦囊秘录》中的黄芩汤和补火暖金（温补心阳以理肺寒）的小青龙汤。

（7）其他

①药对配伍。药对，又称对药，是历代医家长期临证经验的总结，提出的两个具有相近或相反功效的中药配伍，是药物配伍的最小单元，也是中药配伍最基本、最简单的形式，已成为中医临床常用的相对固定的配伍组合。

药对，本身也是一种方剂及配伍。药对配伍，能够体现一个方剂组成的框架，若干个不同的药对框架，可构成不同功效的诸类方剂。

药对，遵循中药配伍“相须、相使、相畏、相杀、相恶、相反”原理，体现了四气五味、升降浮沉、归经等中药药性理论，具有紧扣病机、功用专一、药简力宏、疗效确切的特点。

药对最早见于《黄帝内经》中的半夏秫米汤，也有人认为最早见于春秋战国时代《雷公药对》。《伤寒杂病论》中由两味药组成的药方多达 40 首，北齐医家徐之才著有《药对》，其后，又有宋令祺《新广药对》，无名氏《药对》，《施今墨对药》等关于对药的专著。历代医家有关两药配伍的论述更是屡见不鲜，直至现代《中药药对大全》总结了临床常用或者疗效显著的药对共 600 对。

根据药物的性味功效，将临床上使用的药对归为三类：一类是性味功效相同或相似的两种药物同用，发挥出协同增效的作用。如党参与黄芪（补气，补中益气汤），附子与肉桂（温肾回阳，肾气丸、右归丸），山药与扁豆（补脾止泻，参苓白术散），沙参与麦冬（润肺生津，沙参麦冬汤），柏子仁与枣仁（养心安神，柏子养心丸）等。一类是性味功效不同的两种药物同用，或取它们某一功效以共同适合于某一病证需要，也能求同存异，互补为助。如调节气与血的桂枝汤（桂枝 - 白芍），二参汤（人参 - 丹参），加味逍遥散（山栀 - 丹皮）；寒热并用的交泰丸（黄连 - 肉桂），左金丸（黄连 - 吴茱萸），泻心汤（黄连 - 干姜），二辛散（石膏 - 细辛），香连丸（黄连 - 木香）；及寒温燥并用的二妙丸（黄柏 - 苍术），芩朴汤（黄芩 - 厚朴）；补消（散、清）合用的枳术丸（白术 - 枳实），玉屏风散（黄芪 - 防风），四逆散（白芍 - 柴胡），青蒿鳖甲汤（鳖甲 - 青蒿），桑麻丸（桑叶 - 黑芝麻）等。一类是性味功效相反两药，一方面可通过配伍来拮抗、抑制药物的偏性和毒性；另一方面，可利用性质对立的药物综合协作的特点，配伍以达“相反相成”之效，这类药在临床上最为多用，如平胃散（苍术 - 厚朴），葱豉汤（豆豉 - 葱白），二陈汤（半夏 - 陈皮），桑杏汤（杏仁 - 贝母），温胆汤（枳实 - 竹茹），木香槟榔丸（木香 - 槟榔），黄芪防己汤（黄芪 - 防己）等。

②合方配伍。“合方”是将两首或两首以上成方，或成方与有一定明确功效的药组

或药对的相合而构成的新方剂，是一类特殊方剂。

方与方、方与药对、方与药之间的配伍，与传统的药与药之间的配伍不同。合方配伍的原则是以病机病证的变化为依据，据“证”或“病机”进行方与方的对应性组合，以便适应更为复杂的病证。当病机病证表现单纯时，单一方剂可以满足临床病情的需要，当病机病证比较复杂，有两个或两个以上的主症存在时，合方之应用就突出了其功效上的优势。例如，柴胡桂枝汤证，辨证属于太阳、少阳并病之证，若单以桂枝汤发汗，则有碍少阳之禁；单以柴胡汤和之，又恐太阳之邪不尽，故取柴胡汤、桂枝汤合方，以达表里双解。

方剂合方的思路源于仲景，在《伤寒论》中就有数首合方，如桂枝麻黄各半汤、桂枝二越婢一汤、柴胡桂枝汤，分别是桂枝汤与麻黄汤、越婢汤、小柴胡汤的合方。合方不仅增强了临床疗效，也扩大了治疗范围。后世不断发展，使合方变化规范，更加便于临床使用。如八珍汤（四君子汤与四物汤）、二陈三子汤（二陈汤与三子养亲汤）、大青龙汤（麻黄汤与越婢汤）、大柴胡汤（小柴胡汤与小承气汤）、增液承气汤（增液汤与调胃承气汤）、胃苓汤（平胃散与五苓散）、柴平汤（小柴胡汤与白虎汤）、清瘟败毒饮（白虎汤与黄连解毒汤和犀角地黄汤）等。

（三）方剂配伍组方的变化

中医认为，疾病的发生与发展受到多种因素的影响，包括体质、环境、情绪等因素的变化，因而出现疾病病证的千变万化。但对于中医来讲，“病有千变，方亦有千变”，虽病无常形，医无常方，但医生能知常达变，治病方能得心应手，妙手回春。而方剂的运用，既有原则性，又有灵活性，但加减贵在变通。因此，方剂组方的变化是为了更好地适应病情的变化和患者的需求，通过调整药物组成、用量和剂型，达到最佳的治疗效果。方药加减“运用之妙，存乎一心”。

1. 方剂组成变化的原因与意义

（1）方剂变化的原因：方剂大都循证而立，即每个方剂都有其特定的适应证。但由于疾病复杂及个体差异，应用时大都需要对其做出化裁。如①病情病证的变化；②医学经验和知识不断积累；③患者对某些药物的不适反应或不良反应；④治疗范围需要扩大；⑤某些药物的可用性和不可获取性等因素等。总之，中医的方剂配伍增减是一个复杂的过程，需要综合考虑多方面的因素。

（2）方剂加减变化的戒从：经方，又称为古方，是指古代医家在实践中总结出来的、经过长期验证的有效方剂，是为救治世人而留传下来的宝贵财富。其组方严谨，用药精当，针对性强，疗效确切，如麻黄汤、桂枝汤等，至今仍在临床中广泛应用。固然，承袭和借鉴前人有效的经验是可取的，尤其是运用那些名传千古的方剂，但需据证而用，据情而变。张元素所说的“古方今病，不相能也”固不全无道理，但欲用古方，应如徐灵胎的《医学源流论》所言：“师其法而不泥其方，师其方而不泥其药”。即在遵循方剂组成的原则性基础上，必须据情而变，如临证根据病人的体况、年龄、四时气候、地土差异，以及病情变化而灵活加减。清代医家计楠在《客尘医话》说：“病情古今无印板式样，即方无一定呆药，必须加减，寓变通于成法之中”。因此，一要知方、知证；二要切用，切于病，切于人，切于脏腑之性，切于季节之令；三要灵活，医贵通变，药在合宜，所谓“证有千变，药亦千变”。但切须避免“有药无方”和“有方无药”两类情况。

①“有药无方”：临证不依病机、治法选用成方，只是见一症即用一药，或用药堆砌，方药配伍既不符合君臣佐使以及药性等配伍组方原则，也无“精专不二”、有的放矢。这种不详加辨证，流于表象，药虽中症而立方之法不存，杂药乱投，漫无章法，难以取效。

②“有方无药”：不依据病情变化而墨守成方，方不中的，或不能灵活加减，机械照搬，或守一方而治百病，犹守株以待兔，也难奏效。

2. 方剂组成变化的形式

方剂的组成既具有严格的原则性，又有极大的灵活性。即临证组方时在遵循君臣佐使、药性等原则下，结合患者的病情轻重、病证的虚实、兼证的有无，病人的体质、年龄、性别，季节、气候，方土习俗差异以及生活习惯等，即辨证加减或随症加减，组成适宜的方剂。方剂的变化，不仅有药味的加减，还有用量多寡，剂型更换。常见的方剂加减变化主要有三种形式。

（1）药味加减变化。“方以药成”，方剂是由药物组成的，药物是决定方剂功用的主要因素。故方剂中药味的增减，必然要使方剂组成的配伍关系发生变化，并由此导致方剂的功效发生变化。但药味增减变化是方剂在君药、主证不变的情况下，随次要症状或兼夹证的不同，增减其次要药物，故其药味加减的变化形式主要有臣药的加减和佐、使药的加减。

1）臣药的加减：因改变方中的主要配伍，可使方剂的功效、主治发生根本变化。这实际上是辨证加减，因此，需根据病势加减。如小青龙汤证兼内喘者，去麻黄之升散，加杏仁之苦降。需根据病情加减，如同治少阴病，以姜附为主药的四逆汤、通脉四逆汤、白通汤，即是通过药物及用量的加减，用于治疗轻重缓急不同的病证。需根据或然症病机辨证加减，如真武汤证中，小便利去茯苓，下利去芍药加干姜。以及需要根据体质加减，如桂枝附子去桂加白术汤用于“虚弱家及产妇，宜减服之”等。但其加减方式主要有三。

①减臣药：如麻黄汤以桂枝为臣，治外感风寒表实证（风寒重证）；若治外感风寒伤肺（风寒轻证），可去桂枝，变为三拗汤，相应的其发汗力弱，以宣肺解表为主。又如桂枝汤，以芍药为臣，主治卫阳浮盛于外且营阴不足之证；若减去臣药芍药，便变化为桂枝去芍药汤，解肌祛风，去阴通阳，主治太阳表证误下而兼见脉促胸满。

②增臣药：如麻黄汤，具有发汗解表，宣肺平喘的功效，主治外感风寒表实证。若在原方加入一味臣药白术，则变成为麻黄加术汤（一君二臣），可发汗解表，散寒祛湿，主治外感寒湿，恶寒发热之风寒夹湿痹证。

③增减臣药：如麻黄汤去臣药桂枝，加苏子等，以杏仁、苏子为臣，变化为华盖散，具有宣肺化痰，止咳平喘的功效，主治素体痰多，肺感风寒证。

2）佐使药的加减：即主证不变、主药不变，主要针对次要症状的出现及兼夹证的变化，故对方中佐、使药（次要药物）进行加减，以适应病情的需要，又称为随症加减。

一是根据或然症加减，有时一些或然症与主症的证候病机并不一致，因而须在主方之外加用治疗或然症的相应药物。例如，“咳”在小柴胡汤证、真武汤证、四逆散证中的病机都不尽相同，但可随症加干姜、细辛、五味子。桂枝汤证、桂枝加厚朴杏子汤证、桂枝加葛根汤证、桂枝去芍药汤证的共同病机是营卫不和或气血阴阳失调，但其或然症不一，故分别随症加厚朴、杏仁，或葛根，或去芍药。

主治	组成	功用	方名
外感风寒表虚证，症见发热头痛，汗出恶风，舌苔薄白，脉浮缓	桂枝（君），芍药（臣），生姜、大枣、炙甘草（共为佐、使）	发汗解表，调和营卫	桂枝汤
兼喘息	加厚朴、杏仁下气定喘	兼下气定喘	桂枝加厚朴杏子汤
兼项背强兀兀	加葛根解肌生津，舒筋缓急	兼舒筋缓急	桂枝加葛根汤
误下伤阳，兼胸满	去芍药之阴柔，以利通阳除满	兼通阳除满	桂枝去芍药汤

二是根据症状的有无加减，例如，小柴胡汤证心下悸、小便不利，四逆散证小便不利，及理中丸证水饮凌心心悸者，均加茯苓。凡呕吐多加半夏或生姜，小柴胡汤证见“胸中烦而不呕者，去半夏”，理中丸证胃气上逆之吐者，去白术加生姜。

必须明确，在此所指的药味增减的变化，是指在主病、主证、基本病机以及君药不变的前提下（四个不变），仅改变方中的次要药物，以适应变化了的病情需要，即常说的“随症加减”。如主病、主证、君药发生改变，那就叫另组新方。如桂枝汤和小建中汤，单纯从药味组成来看，仅一味药之差，但其主病、主证已发生改变，因此，君药由桂枝变成饴糖。

（2）药量加减变化。药物是组成方剂的基本单元，药物剂量则是方剂配伍的重要要素，也是方剂疗效的关键所在。因此，方剂中的药量与治疗效果有着密切关系。同一方剂，药量不同，效果迥异。如病证急重，若不重用方药，则杯水车薪，无济于事；证情较缓，剂量倘不减少，则又药过病所而反为害。清代王清任说：“药味要紧，分量更要紧”。日本人渡边熙说：“汉药之秘不可告人者，即在药量”。故中医方剂中有诸多方剂药物虽组成相同，仅因药物剂量不同，则方剂名称、配伍关系、功效主治就截然不同。

方剂药量加减变化，是指方剂的药物不变，但药物剂量不同，因药力有大小之分，配伍关系有君臣佐使之变，其功用、主治则各有所异。

①改变决定方剂中药力大小药物的量（量变）。药量的增减变化没有改变原方的配伍关系，其功用、主治与原方基本相符，仅作用强度改变。如四逆汤，若加大方中附子、干姜的用量，增加其通脉之功，便成为通脉四逆汤。

②决定配伍关系的改变（质变）。药量的增减变化会改变原方的配伍关系，从而改变该方的功用、主治。如小承气汤与厚朴三物汤，左金丸与萸连丸，积术汤与积术丸等。

小承气汤与厚朴三物汤均由大黄、厚朴、枳实三药组成，但小承气汤以大黄四两为君，攻下热结，主治阳明里热结实证（便秘）；而厚朴三物汤则以厚朴八两为君，行气消满，去积通便，主治实热内积气机阻滞证（腹部胀满）。

《丹溪心法》中的左金丸和《百一选方》中的萸连丸由黄连与吴茱萸按不同剂量组成。左金丸，黄连用量大于吴茱萸（6 ： 1），具有清肝泻火、降逆止呕的功效，主治肝热犯胃之胃痛。萸连丸，黄连用量等于吴茱萸（1 ： 1），治赤白痢疾。

枳术汤与枳术丸都由白术和枳实组成，《金匮要略》中的枳术汤，白术用量小于枳实（1 ： 2），可行气消痞，以行气为主，健脾为次，主治水饮结于心下、胸腹积滞坚满之气滞水停证。《内外伤辨惑论》引张元素的枳术丸，白术用量倍于枳实，白术大于枳实（2 ： 1），健脾为主，行气为次，主治脾虚气滞饮食停聚之证。

玉屏风散、白术防风汤与黄耆汤由黄芪、白术、防风三药组成，《世医得效方》中的玉屏风散方中黄芪、白术、防风用量比例为 2 ： 2 ： 1，具有益气、固表、止汗之功，主治表虚自汗证。《素问病机气宜保命集》中的白术防风汤中黄芪、白术、防风的比例为1∶1∶2，具有健脾益气之功，主治痢疾病后调理。《保命集》中的黄芪汤中黄芪、白术、防风的比例为1∶1∶1，主治伤寒太阳证之春夏有汗，脉微而弱，恶刁风恶刁寒。

（3）剂型更换变化。中药制剂种类较多，各有特点。虽然药味不变，药量不变，只改变服用剂型，其作用上也有区别。其变化形式包括以下几种。

①仅改变作用的轻重缓急。汤：汤者，荡也；吸收快，用于病情急重者。丸者，缓也，吸收慢，用于病情轻缓者，故有“然不及汤”。例如，抵当汤与抵当丸，两方基本相同，剂型变化，“意”取缓治。抵当汤用汤剂，主治下焦蓄血之重证，其人发狂或如狂，少腹鞕满，小便自利；抵当丸用丸剂，主治下焦蓄血之轻证，症见身热，少腹满，小便自利。理中丸改为理中汤（又名人参汤），皆出自《伤寒论》，两方组成、用量完全相同，治中焦虚寒证。汤剂内服，则作用快而力峻，适用于症情较急重者。若症情较轻或缓者，不能急于求效，则可以改用汤为丸，取丸剂作用慢而力缓。六味地黄丸与六味地黄汤，亦然。

②改变原方的功效和主治。九味羌活汤改为九味羌活丸（改变功效主治）：九味羌活汤治外感风寒湿邪，内有蕴热。九味羌活丸治以内伤杂病，或者痹证为主。

《金匮要略》中的桂枝茯苓丸（癥痼丸）具有活血化瘀，缓消癥块的功效，主治下焦瘀血，妇人素有癥块，致妊娠胎动不安或漏下不止之证。《济阴纲目》将之作汤剂，又名催生方（改变功效主治），主要用于催生或下死胎之方。

综之，病证变化万千，首末殊情，临床用方，既不能胶柱鼓瑟，又不能无章无规。使用古方、验方、效方，需恪守病机、治则治法，但要通权达变。清代医家徐灵胎在《医学源流论·古方加减论》中做了非常深刻而精辟的认识，称“能识病情与古方合者，则全用之；有别症，则据古法加减之；如不尽合，则依古方之法，将古方所用之药，而去取损益之。必使无一药之不对症，自然不悖于古人之法，而所投必有神效矣”。

方剂的剂型

方剂组成之后，可根据病情与药物的特点制成一定的形态，称为剂型。方剂的剂型历史悠久，有着丰富的理论和宝贵的实践经验。早在《黄帝内经》中就有汤、丸、散、膏、酒、丹等剂型，历代医家又有很多发展，明代《本草纲目》所载剂型已有40余种。新中国成立以来，随着制药工业的发展，又研制出了许多新的剂型，如片剂、冲剂、注射剂等。

一、汤剂

中药汤剂是将药材饮片或粗颗粒加水煎煮或沸水浸泡后，去渣取汁而得到的液体制剂。汤剂的特点：吸收快，发挥药效迅速，“汤者荡也，去大病用之”。且加减变化灵活，能兼顾到个体的特殊性（病人个体和各种病证及其不同阶段的特殊性）。但制作麻烦，浪费药材，小儿较难服，运输携带困难，不适于大生产。汤剂的类型主要有煮剂、煎剂、煮散和饮剂。

①煮剂：指用一定的温度和加热一定的时间，药物经煎煮后所得的液体形式的剂型。煮剂浓度适中，具有吸收快、奏效快、作用强的特点。

②煎剂：指将经过煎煮去渣的药液，再加热浓缩所得的液体剂型。煎剂加热时间比较长，温度高，能使药液在体内缓慢吸收，以延长药效。

③煮散：指药材粗颗粒与水共煮去渣取汁而制成的液体药剂。与汤剂相比，节省药材，便于煎服。

④沸水泡药（饮剂）：指药物经过沸水浸泡去渣所得的液体剂型。沸水泡，频繁饮之。

二、散剂

散剂是指将药材饮片或与适宜的辅料经粉碎、均匀混合制成的干燥粉末状制剂。散剂的特点：吸收较快，“散者散也，去急病用之”。且制作简便，节约药材，容易控制剂量，不易变质，便于使用和携带。

煮散：研成粗末，临用时加水煎煮，去渣取汁服。

三、丸剂

丸剂是指将药材细粉或药材提取物加适宜的黏合辅料制成的球形或类球片形制剂。丸剂的特点：吸收缓慢，药力持久，“丸者缓也，舒缓而治之也”。且体积小，服用、携带都比较方便。

丸剂大多适用于慢性病证。此外，某些用于急救的方剂，由于方中含有芳香性药物，不宜加热煎煮，也可制作成丸剂使用，如安宫牛黄丸、苏合香丸等。还有某些方剂，由于方中某些药物不宜加热煎煮，或由于方药峻猛有毒，为了使其较为缓慢地发挥药效，亦可制作成丸剂使用，是为峻剂缓制，如舟车丸等。

常用的丸剂有：水丸、蜜丸、糊丸、浓缩丸、滴丸等。

四、膏剂

膏剂是指将药物用水或植物油煎熬浓缩而成的膏状剂型。

根据制作过程中是否加入蜂蜜将膏方分为清膏和蜜膏，中药煎煮浓缩后直接收膏者为清膏，收膏时加入蜂蜜称为蜜膏（又称“膏滋”）。根据使用方式，分为内服膏剂和外用膏剂。

（一）内服膏剂

内服膏剂又分煎膏剂、流浸膏剂和浸膏剂。

1. 煎膏剂

煎膏剂又称为膏滋，是将药材加水反复煎煮至一定程度后，去渣取液，再浓缩，加入适量蜂蜜、冰糖等制成的稠厚状半流体制剂。煎膏剂是中医药传统的剂型之一，因其多能滋补，故又名膏滋。煎膏剂因经浓缩后制成，体积小，便于长期服用，有滋补调理的作用，适合于久病体虚者服用，如当归养血膏、琼玉膏等。

2. 流浸膏

流浸膏是指药材用适宜的溶媒浸出有效成分蒸去部分溶剂，调整浓度使每毫升相当于原药材 1 g 的液体浸出制剂。多用作合剂、酊剂、糖浆剂等的原料。一般以不同浓度的乙醇为溶媒，用渗漉法制备。也可用浸膏剂加规定溶剂稀释制成，也有用浸渍法者。常见的流浸膏有当归流浸膏、益母草流浸膏、甘草流浸膏等。

3. 浸膏剂

浸膏剂是指药材用适宜溶媒浸出有效成分后除去全部溶剂，调整浓度至规定标准的粉状（干浸膏）或膏状（稠浸膏）浸出制剂。浸出溶媒多为不同浓度的乙醇，少数为水。除另有规定外，每克浸膏剂相当于原药材的2~5 g。常用的稀释剂为干燥淀粉、乳糖、蔗糖、原料药渣粉末等。一般采用渗漉法制备，也可用煎煮法、浸渍法及回流法。常见的浸膏剂有刺五加浸膏、颠茄浸膏、甘草浸膏等。除少数品种直接应用于临床外，多被用作其他制剂的原料。

（二）外用膏剂

外用膏剂分为软膏剂和硬膏剂。

1. 软膏

软膏又称为药膏，是指将药物细粉与适宜的基质混和匀后制成容易涂布于皮肤、黏膜或创面的半固体外用制剂。如三黄软膏、生肌玉红膏、四季青油膏等。

2. 硬膏

硬膏是指以食用植物油等将药物煎熬至一定程度后去渣，加入黄丹、铅粉等制成的铅硬膏。摊涂于布或纸等裱褙材料上，用时经加温软化后，贴于患处。如狗皮膏、千捶膏和阿魏膏等。

五、其他剂型

其他剂型还包括酒剂（药酒、酒醴）、丹剂、茶剂、露剂（药露）、锭剂、条剂（药捻）、线剂（药线）/ 栓剂（坐药或塞药）、冲剂、片剂、糖浆剂、口服液、注射液（针剂）等。

方剂的煎服法

一、煎法

《医学源流论》言："煎药之法，最宜深讲，药之效不效，全在乎此"。

（一）用具

瓦罐、砂锅、搪瓷锅、铝锅。"银为上，磁者次之"。忌：铜锅、铁锅。

（二）用水

自来水、井水、蒸馏水（古代用流水、泉水、甘澜水、米泔水等）。用水量：高于饮片 3~5 cm。

煎药用水
- 水质：洁净为宜（常用煎药用水）。
- 水量：漫过药面 1 寸（约 3.33 cm）左右（30 g 药用水 200~300 mL 为宜）。

（三）煎煮火候

分为武火（急火、大火）、中火、文火（小火、微火）。

- 煎药火候
  - 先武后文
    - 武火：指温度上升及水分蒸发都比较急的火。
    - 文火：指温度上升及水分蒸发都比较慢的火。
  - 注意：不宜频开锅盖。
  - 武火急煎药：解表药、芳香药、清热药。
  - 文火慢煎药：补益药、有毒药。

（四）煎法

煎药方法：煎药前，先将药物浸泡 20~30 分钟后再煎煮，使其有效成分易于煎出。

解表、攻下剂——急火（微火）、少水、短时。

补益、重坠剂——慢火、多水、长时。

先煎——介壳、矿物药（20~30 分钟）。

后下——芳香药（关火前 5 分钟）。

包煎——细小种子、过轻的药。

单煎——贵重药。

烊化——胶质类、黏性药。

冲服——芳香、贵重药。

- 特殊方法
  - 先煎：介壳类、矿石类及含泥砂多的药物等。
  - 后下：气味芳香药物，以其挥发油取效的，只煎 5 分钟左右即可。用大黄取其攻下，一般煎 10~15 分钟即可。对所有后下药，都应先进行浸泡再煎。
  - 包煎：煎后药液混浊或对消化道、咽喉有不良刺激以及易于粘锅的药物。
  - 单煎：贵重药，如人参等。
  - 磨汁：质地坚硬药，如羚羊角、犀角等。
  - 溶化：胶质药、黏性大而易溶的药物。
  - 泡服：不耐煎煮而药味易释出的药物。
  - 冲服：散、丹、小丸、自然汁等。

二、服法

方剂的服法包括服药时间和服药方法。服法的恰当与否，对疗效有一定的影响。清代徐灵胎在《医学源流论》中说：“病之愈不愈，不但方必中病，方虽中病，而服之不得法，则非特无功，而反有害，此不可不知也”。

（一）服药时间

病在上——饭后服用。

病在下——饭前服用。

对胃肠道有刺激作用——饭后服用。

滋补、泻下药——空腹服用。

治疟药——发作前 2 小时服用。

安神药——睡前服用（麻黄睡前不服）。

急证重病——随时频服，不拘时候，一日可数服。

慢性病——定时服用。

茶剂——频饮。

特殊方——天明前空腹冷服（鸡鸣散）。

（二）服药方法

汤剂：每日 1 剂（或 1 日 2 剂、2 日 1 剂），分 2 或 3 次温服。

散剂、丸剂：日服 2 次或 3 次。

（三）服药冷热

（1）汤剂大多宜温服。

（2）解表剂宜趁热服，药后温覆避风，遍身微汗。

（3）热症用凉药宜冷服（按患者喜好），寒症用热药宜热服。

（4）危重症（寒热真假），反佐服药法，寒药温服（真热假寒证），热药冷服（真寒假热证）。

（5）服药呕吐者，滴姜汁后服，采用冷服、少量频饮。

（6）昏迷及吞咽困难者，采用鼻饲。

（7）峻烈药或毒性药，先小量，后逐渐增大。

古今方剂剂量的量衡

古方用药分量，尤其是唐代以前的方剂，从数字看，和现在相差很大，这是由于古代度量衡制度在各个历史时期有所不同所致。

汉代，1 斤 =16 两 =248 g= 液体 250 mL，1 两 =24 铢 =15.625 g；1 圭 =0.5 g；1 方寸匙 = 金石类 2.74 g= 药末约 2 g= 草木类药末约 1 g，半方寸匙 = 一刀圭 = 一钱匙 =1.5 g，一钱匙 =1.5~1.8 g，一铢 =0.65 g，一分 =3.9~4.2 g。

晋代，10 黍 =1 铢，6 铢 =1 分，4 分 =1 两，16 两 =1 斤（即以铢、分、两、斤计量）。

宋代，遂立两、钱、分、厘、毫之目，即十毫为一厘、十厘为一分、十分为一钱，十钱为一两，以十累计，积十六两为一斤。

元、明以至清代，沿用宋制，很少变易，故宋、明、清之方，凡言分者，是分厘之分，不同于晋代二钱半为一分之分。

古方容量，有斛、斗、升、合、勺之名，但其大小，历代亦多变易，考证亦有差异。例如，明代李时珍认为“古之一两，今用一钱，古之一升，即今之二两半”。而同一时代的张景岳则认为“古之一两，为今之六钱，古之一升，为今之三合三勺”。兹引《药剂学》（南京药学院编，1960 年版）历代衡量与秤的对照表，作为参考。

古代有刀圭、方寸匕、钱匕、一字等名称，大多用于散药。

方寸匕：古尺一平方寸（容量为 2.7 mL，重量金石药为 2 g，草木药为 1 g）；作匕正方一寸，抄散取不落为度；钱匕者，是以汉五铢钱抄取药末，亦以不落为度；半钱匕者，则为抄取一半。一字者，即以开元通宝钱币（币上有“开元通宝”四字）抄取药末，填没一字之量。刀圭者，乃十分方寸匕之一。其中，一方寸匕药散约合五分，一钱匕药散约合三分，一字药散约合一分。

铢：汉：100 粒黍米，24 铢为一两。

从 1979 年 1 月 1 日起，全国中医处方用药计量单位一律采用以“g”为单位的国家标准。兹附十六进制与国家标准计量单位换算率如下（注：换算尾数可以舍去）：

1 斤（16 两）=0.5 kg=500 g ;

1 市两 =31.25 g;

1 市钱 =3.125 g;

1 市分 =0.3125 g;

1 市厘 =0.03125 g。

历代衡量与秤的对照表

时代	古代用量	折合市制	古代容量	折合市制
秦代	一两	0.5165 市两	一升	0.34 市升
西汉	一两	0.5165 市两	一升	0.34 市升
新莽	一两	0.4455 市两	一升	0.20 市升
东汉	一两	0.4455 市两	一升	0.20 市升
魏晋	一两	0.4455 市两	一升	0.21 市升
北周	一两	0.5011 市两	一升	0.21 市升
随唐	一两	1.0075 市两	一升	0.58 市升
宋代	一两	1.1936 市两	一升	0.66 市升
明代	一两	1.1936 市两	一升	1.07 市升
清代	一两（库平）	1.194 市两	一升（营造）	1.0355 市升

第二部分　方剂各论

第一章 解表剂

一、概述

1. 概念

凡以解表药为主组成，具有发汗、解肌、透疹等作用，可解除表证的方剂，统称为解表剂。解表剂的特点：解表药、发汗解肌，开腠达邪、表证。

2. 立法依据

解表剂属“八法”中的“汗法”。《素问·阴阳应象大论》曰：“其在皮者，汗而发之”，“因其轻而扬之”。

3. 病机

外邪侵袭肌表，损伤卫气，其性质有寒、热之分。《伤寒论》的表证指的是太阳病，即外感寒邪的初期，以“脉浮，头项强痛而恶寒”为纲，根据是否“汗出”将表证分为表实证和表虚证，即太阳中风和太阳伤寒，也就是后世称之为麻黄汤证和桂枝汤证。

表实证与表虚证的区别

《伤寒论》根据六淫邪气侵犯机体肌表而形成表证时，分成表虚证、表实证两大基本类型。其划分依据主要是根据汗的有无，故表虚证并非八纲辨证的“虚证”。表虚证以临床表现有汗为特点，常兼见恶风、发热、脉浮缓等表现。《伤寒论》指出：“太阳病，发热汗出恶风，脉缓者，名为中风”。由此可知，表虚证的成因主要是机体感受风邪，风为阳邪，其性开泄，故汗出。如从八纲虚实的概念来分析，所谓表虚证，是风邪伤人，肌表有邪气，全身正气不虚，故仍属实证的范围。

此外，患者素体肺脾气虚，肌表不密，抵抗力低下，容易导致六淫邪气的侵犯。当受风邪侵袭，表现为汗出等表证时，亦属表虚证的范围。但若只是肺脾气虚，卫气不固，经常汗出者，严格来讲不属表虚证，应属气虚的范畴。

4. 适应证

凡外感六淫之邪，无论是风寒所伤还是感受温热病邪所致的表证，以及麻疹、疮疡、水肿、疟疾、痢疾等初起之时，症均可见恶寒、发热、头痛、身疼、苔白或黄、脉浮等。

①六淫外邪侵袭机体肌表、肺卫所致的表证（病位在卫分或肺卫同时出现）。

②小儿麻疹（初起）。

③痈疮肿毒，初期病位在表，且多见恶寒、发热等表证。

④水肿，初起而见有发热、脉浮等表证，如风水、皮水、上半身水肿。

⑤表邪入里引起的痢疾（逆流挽舟）。

太阳之为病，脉浮，头项强痛而恶寒。
太阳病，发热，汗出，恶风，脉缓者，名为中风。
太阳病，或已发热，或未发热，必恶寒，体痛，呕逆，脉阴阳俱紧者，名为伤寒。

5. 分类

根据病邪性质，可分为辛温解表剂、辛凉解表剂。根据患者体质，有扶正解表剂。

（1）辛温解表剂：主治外感风寒表证。风寒感冒有表实、表疏之分，前者寒邪偏盛，令卫阳闭遏、营阴郁滞，应发散风寒，治用麻黄汤；后者风邪偏盛，令卫阳不固，营不内守，宜调和营卫，治用桂枝汤。特点：辛散温通，味辛能散，性温祛寒。

（2）辛凉解表剂：主治外感风热表证。根据邪气在卫、在肺的不同，选用银翘散或桑菊饮治之。特点：辛凉轻清，轻宣透散。

（3）扶正解表剂：主治虚人外感所致表证。外感表证兼见气、血、阴、阳诸不足者，当辅以补益之法，以扶正祛邪。特点：扶正不留邪，祛邪不伤正。

（4）其他。除上述辛温解表剂、辛凉解表剂、扶正解表剂外，因“类表证”，便有一些其他的提法，如透表解暑法、辛凉润燥法、辛温平燥法等相关的解表剂。

6. 使用注意

解表剂的使用应遵循十五字：辨表里、汗程度、煎服法、食宜忌、因治宜。

（1）辨别表里

①凡邪已入里，如麻疹已透、痈疮已溃、虚性水肿、吐泻伤津者，不宜应用。

②表里同病者：表邪未尽，又现里证，宜“先表后里”；表里俱急者，则宜表里双解，如防风通圣散。

（2）掌握发汗程度

解表剂的发汗原则：汗出微汗，不能过汗，中病即止。

①药后取汗应适度，以全身漐漐微微汗出者为佳。《伤寒论》言：“遍身漐漐，微似有汗”。

②若药后无汗或汗出不透，则外邪不得尽去。《伤寒论》言：“汗出不彻，则病邪

不解”。

③中病即止：汗出病瘥，即当停服，不必尽剂。若汗出太过，甚则大汗淋漓，则易伤津耗气，甚则亡阴亡阳。

（3）煎服法

①煎法：汤剂不宜久煎。解表剂多用辛散轻扬之品，不宜久煎，否则药性耗散，作用减弱，可用武火急煎。如银翘散、鲜苇根汤煎，香气大出即可取服，勿过煮（肺药取轻清，过煮则味厚入中焦矣）。

②服法：凡用解表剂，宜保暖取汗。

A. 宜热服以助汗：如桂枝汤，适寒温，服一升，服已须臾，啜热稀粥一升余，以助药力；五苓散，多饮暖水，汗出愈，如法将息。

B. 温覆（加衣盖被），或啜热粥以助取汗，但要适度（微微有汗，不宜大汗淋漓）。

C. 药后应避风，以免重感外邪。

D. 药后不汗，可再服。

（4）饮食宜忌：服药期间忌食生冷、油腻食物。

（5）三因制宜：因时、因地、因人制宜。南方炎热，一般选药不宜太峻，用量不宜太重；北方寒冷，用药则不嫌其峻，用量也宜稍重些。

在解表剂的临床使用上，主要根据“汗”的有无及变化：

（1）据汗：①有利发汗（武火急煎、温服、温覆）；②适度发汗（遍身微汗）。

（2）据变：①痊愈——汗出病瘥，停后服；②进展——邪气入里（表里同病；表证已尽）。

二、辛温解表剂

1. 概念

以辛温发散药为主，配伍组成，具有发汗解表、祛风散寒，用治外感风寒表证的一类解表剂。

2. 病机

外感风寒之邪侵袭，致肌肤毛窍闭塞，肺气不宣，卫气不得外达，营气为寒邪束缚涩而不畅。

①卫阳被遏——营阴郁滞：疼痛。

②肺卫受邪——肺失宣降：咳嗽或喘。

③表寒郁闭——入里化热：外寒内热。

3. 治则治法

祛风解表，发汗解表。

4. 组方特点

以辛温解表药为主，如麻黄、桂枝等，可配活血、止咳、行气药等。

5. 代表方剂

麻黄汤、桂枝汤。

麻黄汤（《伤寒论》）

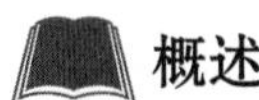

概述

〖**源流**〗麻黄汤出自汉代张仲景的《伤寒论》。

《伤寒论》言："太阳病，头痛发热，身疼腰疼，骨节疼痛，恶风，无汗而喘者，麻黄汤主之"。本方为开表逐邪发汗之第一峻剂，是《伤寒论》治太阳病伤寒证的主方，尤其针对外感风寒的"伤寒"，侧重于寒邪。因此，古人称麻黄汤为"伤寒正局"。"伤寒"是外感风寒。此所提及的"伤寒"是指风寒之中重于寒，侧重于寒邪。而"正局"两字具典型性。麻黄汤是基础方剂的一种典型结构，并由它衍生出许多方，如《金匮要略》中的麻黄加术汤，《太平惠民和剂局方》中的三拗汤，《伤寒论》中的麻杏石甘汤与《太平惠民和剂局方》《博济方》中的华盖散等。

组成和用法

〖**组成**〗麻黄（去节）三两［9 g］，桂枝二两［6 g］，杏仁（去皮尖）七十枚［9 g］，甘草（炙）一两［3 g］。也见有：麻黄去节［6 g］、桂枝［4 g］、杏仁（去皮尖）［9 g］、甘草炙［3 g］。

〖**组成**〗上四味，以水九升，先煮麻黄，减二升，去上沫，内诸药，煮取二升半，去滓，温服八合。覆取微似汗，不须啜粥，余如桂枝法将息。

〖**方歌**〗麻黄汤中用桂枝，杏仁甘草四般施，发热恶寒头项痛，喘而无汗服之宜。

主治与功用

〖**病机**〗外感风寒，或太阳伤寒，风寒束表（主），肺气失宣（次）。

病因：外感风寒 / 病位：表—皮、腠理、肺 —
- 风寒束表，肺失宣降。
- 卫阳被遏，营卫郁滞，肺气不宣。
- 风寒束表，卫阳被遏，营阴郁滞，肺失宣降。

〖**功用**〗发汗解表，宣肺平喘（“其在皮者，汗而发之”，“因其轻而扬之”）。

〖**主治**〗外感风寒表实证（八纲辨证），或太阳伤寒证（六经辨证）。症见：恶寒发热，头疼身痛，无汗而喘，舌苔薄白，脉浮紧。“太阳病，头痛，发热，身疼，腰痛，骨节疼痛，恶风，无汗而喘者，麻黄汤主之”。

证候特点 —
- 主症：恶寒发热，无汗，脉浮紧。
- 次症：头痛，身疼和喘。

方解

〖**方解**〗

君 — 麻黄 —
- 发汗解表，以散风寒。
- 宣肺利气，以平喘咳。

臣 — 桂枝：发汗解肌，温经散寒 —
- 既助麻黄发汗解表。
- 又除肢体烦疼。

佐 — 杏仁 —
- 宣畅肺气，助麻黄平喘（一宣一降，以增平喘之力）。
- 降利肺气：入肺与大肠经，引肺气下行。

使 — 炙甘草：甘温，调和诸药 —
- 制约麻黄、桂枝配合后发汗解表的峻烈之性（佐制）。
- 微有益气之用，以助扶正祛邪。

方中麻黄味苦辛，性温，为肺经专药，直达皮毛，能发散机体阳气，有发汗解表，宣肺平喘的作用，为卫分驱风散寒第一品药，故为方中之君（主）药，并用之作为方名。但因卫郁营涩，故单用麻黄发汗，只能解卫气之闭郁，然必借桂枝入心通血脉，出营中汗，而卫分之邪，乃能尽去而不留。故以桂枝为臣（辅）药，解肌发表，温经散寒，透营达卫，解卫气之郁，既可助麻黄发汗解表之力，又可使邪去而营卫和，除身疼（现代认为桂枝的作用并非助麻黄发汗，而是振奋心阳以制约麻黄峻猛发汗而伤心阳之弊）。麻黄行卫分，桂枝色赤入营，君臣相须为用，一发卫气之遏以开腠理，一透营分之郁以行涩滞，使邪气去、表气和。而本证之喘是由肺气郁而上逆所致，麻黄、桂枝又都上行而散，配以降肺气、散风寒之杏仁为佐药，同麻黄一宣一降，恰适肺性，以复肺气之宣降，增强解郁平喘之功（有观点认为，杏仁可制约麻黄的发散之性，防止麻黄发散太过）。炙甘草既能调和宣降之麻黄、杏仁，又能缓和麻黄、桂枝相合的峻烈之性，使汗出不致过猛而不耗正气，是使药而兼佐药之义。四药合用，共凑发汗解表，宣肺平喘之功，使表寒得散，肺气宣通，则诸症自平。

〖**配伍特点**〗

（1）麻桂相须，开腠畅营：一发卫气之郁，一散营分之滞，透营达卫，峻发其汗（寒去而营卫和）。

（2）麻杏相使，宣降相宜：一升一降，宣降相因，恰适肺性，达宣肺平喘之效。

运用

1. 本方为治风寒表实证的代表方，又是治喘的基础方。临症以恶寒发热（主证），无汗而喘，脉浮紧（佐证）为辨证要点。

2. 临症加减

（1）表证不显而咳喘重者，减桂枝，或减桂枝、增苏子等。如三拗汤，华盖散。

（2）兼挟湿邪，身痛困重者，加白术，或薏苡仁。如麻黄加术汤、麻杏苡甘汤。

（3）兼挟热邪，烦躁口渴者，加生石膏、生姜、大枣。如大青龙汤。

（4）止咳平喘的基础方（肺、实）

①风寒表实之喘——原方。

②风寒闭肺之喘——去桂枝，如三拗汤。

③风寒痰气咳喘——去桂枝，加苏子、陈皮、桑白皮、赤茯苓，如华盖散。

④风热犯肺咳喘——去桂枝加石膏，如麻杏石甘汤。

3. 现代应用

多用于感冒、流感以及急性支气管炎、支气管哮喘属风寒表实证者。

使用注意

本方为发汗逐邪之峻剂，为风寒表实证而设，因汗与血、津、液、气皆为同源异流之物，重发其汗，必使正气受损，故历代医家对此方开列禁忌甚多。

1. 中病即止，不可过服。柯琴《伤寒来苏集·伤寒附翼》言：“此乃纯阳之剂，过于发散，如单刀直入之将，投之恰当，一战成功，不当则不戢而召祸。故用之发表，可一而不可再”。

2. 本方发汗力强，不需啜热稀粥。

3. 素体气虚、阴虚、血虚，如《伤寒论》中的“疮家”“淋家”“衄家”“亡血家”，以及外感表虚自汗，血虚而脉兼“尺中迟”（脉证合参，尺脉微、迟），误下而见“身重心悸”等，虽有表寒证，皆禁用。

> 《伤寒论》“家”之义：《伤寒论》和《金匮要略》中的“家”字具有特定的含义，一是指脏腑，二是指患者。寓意“患者”的“家”字又可分为四小类：一是素病类患者，二是体质偏颇类患者，三是现病类患者，四是兼证类患者。

4. 疮疡、淋证不宜使用。

类方及类方比较

〖类方〗

类方一：麻黄加术汤（《金匮要略》）

〖**组成**〗麻黄 9 g，桂枝 6 g，杏仁、白术各 12 g，甘草 3 g。

〖**用法**〗上五味，以水九升，先煮麻黄，减二升，去上沫，内诸药，煮取二升半，去滓。温服八合，覆取微似汗。

〖**功用**〗发汗解表，散寒祛湿。白术性温，治表湿偏寒者；白术得麻黄以行在表之湿，故用于寒湿在表之症。症见恶寒发热，无汗，舌苔腻，身痛而烦。

〖**主治**〗风寒湿痹证，身体烦疼，无汗等。

类方二：三拗汤（《太平惠民和剂局方》）

〖**组成**〗麻黄、杏仁、甘草各 30 g（麻黄不去节、杏仁不去皮尖、甘草不炙）。

〖**用法**〗为粗末，每服 15 g，水一盏半，姜五片，同煮至一盏，去滓，口服。

〖**功用**〗宣肺解表，止咳平喘（风寒表证轻证：发汗解表逊于麻黄汤，侧重于宣肺止咳）。

〖**主治**〗外感风寒，肺气不宣证，鼻塞声重，语声不出，咳嗽胸闷。

类方三：麻杏石甘汤（《伤寒论》）

〖**组成**〗麻黄 9 g，杏仁 9 g，石膏 18 g，甘草 6 g（麻黄汤去桂枝加石膏而成）。

〖**用法**〗上四味，以水七升，煮麻黄，减二升，去上沫，内诸药，煮取二升，去滓。温服一升（现代用法：水煎温服）。

〖**功用**〗辛凉宣泄，清肺平喘。

〖**主治**〗肺热实喘证，尤适外感风邪，邪热壅肺之咳喘，以发热、喘咳、苔薄黄脉数为用方要点。

〖**配伍特点**〗麻黄、石膏合用，且石膏用量倍于麻黄，故麻黄性随制变（“去性存用”），故本方属辛凉清宣之剂而以清为主，宣肺泄热力强；全方共奏泄邪清肺之功，重在清宣肺热，而不在发汗。

类方四：大青龙汤（《伤寒论》）

〖**组成**〗麻黄 18 g，桂枝 6 g，甘草炙 6 g，杏仁 6 g，石膏 18 g，生姜 9 g，大枣 6 g（由麻黄汤倍麻黄、炙甘草量，减杏仁量再加石膏、生姜、大枣而成）

〖**用法**〗上七味，以水九升（900 mL），先煮麻黄，减二升（200 mL），去上沫，纳诸药，煮取三升（300 mL），去滓，温服一升（100 mL）。取微似汗。汗出多者，温粉扑之，一服汗者，停后服。若复服，汗多亡阳，恶风烦躁，不得眠。

〖**功用**〗发汗解表，清热除烦。

〖**主治**〗外感风寒，不汗出而烦躁，身疼痛，脉浮紧。

类方五：越婢汤（《金匮要略》）（详见利湿剂）

〖**组成**〗麻黄 18 g，石膏 24 g，甘草 6 g，生姜 6 g，大枣三枚。

〖**用法**〗上以水六升，先煮麻黄，去上沫，纳诸药，煮取三升，分温三服。

〖**功用**〗疏风解表，宣肺利水。

〖**主治**〗风水证，风水夹热证，以恶风，一身悉肿、骨节疼痛；或身体反重而酸，脉浮不渴，续自汗出，按手足肿上陷而不起、脉浮或寸口脉沉滑，无大热者为用方要点。

类方六：麻杏苡甘汤（《金匮要略》）

〖**组成**〗麻黄 6 g，杏仁 6 g，薏苡仁 12 g，甘草 3 g。

〖**用法**〗水煎服。

〖功用〗发汗解表，祛风除湿、止咳化痰、健脾渗湿。

〖主治〗风湿在表，湿郁化热证。症见风湿在表化热，一身尽痛，日晡发热，咳嗽、痰黄黏稠、气喘、苔白腻或黄腻、小便不利。

类方七：华盖散（《太平惠民和剂局方》）

〖组成〗紫苏子、麻黄、杏仁、陈皮、桑白皮、赤茯苓各 30 g，甘草 15 g。

〖用法〗上药为末，每服 6 g，水一盏，煎至七分，去渣，食后温服。

〖功用〗宣肺解表，祛痰止咳。

〖主治〗风寒袭肺证，肺感风寒，咳嗽上气，痰气不利，呀呷有声，脉浮数。

类方八：麻黄升麻汤（《伤寒论》）

〖组成〗麻黄 7.5 g，升麻 3.5 g，当归 3.5 g，知母 2.5 g，黄芩 2.5 g，葳蕤 3 g，石膏 3 g，白术、干姜、芍药、天冬、桂枝、茯苓、甘草各 2 g。

〖用法〗用水 2 升，先煮麻黄一二沸，去上沫，再入余药，煮取汤药去滓，分三次温服，汗出愈。

〖功用〗解表和里，清上温下，随证治之。

〖主治〗伤寒六七日，大下后，寸脉沉而迟，手足厥逆，下部脉不至，咽喉不利，吐脓血者。

①手足厥逆，下部脉不至：仲师云："阴阳气不相顺接便为厥"，尤在泾、汪苓友等人认为，本证之厥是由于大下之后阴液已有所损伤，阴阳俱有不足，二者不相顺接而致。由此可见，本证的"手足厥逆，下部脉不至"虽与阴盛阳衰之"四逆汤证"相类，但本证实为于大下之后，阳气内陷，郁而不达所致。

②喉咽不利，吐脓血：喻嘉言云："咽喉不利，唾脓血，又阳邪搏阴上逆之征验"。成无己等医家认为阳气内陷，邪犯厥阴，足厥阴肝经上贯膈，布胁肋，循咽喉之后；其支者，复从肝别贯膈，上注肺。因此，咽喉不利、唾脓血之症乃是由于邪犯厥阴，熏蒸上焦所致。而曹颖甫认为，因肝藏阴虚而胆火上逆，胃底胆汁生燥，上冲肺部，以致咽喉不利而吐脓血。

③泻利不止：本证若为热迫之泄利不止，下后热邪得退利应自止，仍不止者，知应非湿热下迫之证。本证既有非热之厥，又见脉沉迟而短之阳虚迹象，则泄利不止应为中阳受损，脾虚气陷无疑。

麻黄升麻汤是张仲景《伤寒论》中特殊处方之一。据六经辨证，麻黄升麻汤证是太阳、阳明、少阳、太阴、厥阴五经并病，其方具有仲景和解表里、上下同治、寒热并用、补泻并存、升降同调的特色，是仲景辨多病因、多病机、多病位、多方向、多层次治疗的典范。

麻黄升麻汤方中有方、层叠成方。其中含有《伤寒论》八个方剂。分别为：

①麻黄汤去杏仁：散寒发表，畅达营阴，治太阳表实证；

②桂枝汤去生姜、大枣：解肌发表，调和营卫，治太阳中风证；

③越婢汤去姜枣：疏风清热宣肺，与桂枝汤合用治太阳阳明并病；

④苓桂术甘汤：温阳散寒健脾，化饮利水降逆，治表虚、阳不足水停证；

⑤理中汤去人参：温中散寒，健脾化饮，治太阴虚寒证。

⑥黄芩汤：黄芩加芍药，和解表里，清热止利，治太阳与少阳合病。

⑦白虎汤去粳米：苦寒散阳郁之热，治阳明经证；

⑧当归配桂枝、芍药：寓当归四逆汤之意，养血温经、散寒通脉，治厥阴血虚寒厥证。

〖**类方比较**〗

1. 麻黄汤与麻杏石甘汤的比较

〖**相同点**〗二方同出于《伤寒论》；俱用麻黄、杏仁、炙甘草解表祛邪，宣肺平喘；主治咳喘实证。

〖**不同点**〗麻黄汤：证系风寒束表，肺气失宣，症以恶寒发热，无汗而喘，苔薄白，脉浮紧为特点，治当辛温发汗，宣肺平喘，故方用麻黄配桂枝，重在发汗解表，兼以宣肺平喘，使风寒得解、肺气得宣，而喘咳自平；主治外感风寒咳喘证。

麻杏石甘汤：证由表邪入里化热，壅遏于肺所致，症以发热口渴，咳嗽气喘，无汗或有汗，甚则鼻翼翕动，苔薄白或黄，脉浮数为辨证要点。治当辛凉疏表，清肺平喘，方用麻黄伍石膏，且石膏量倍于麻黄，重在清泄肺热，兼以解表祛邪，使肺热清，表邪去，肺气宣而喘咳自止；主治外感风热，或肺热咳喘证。

〖**比较要点**〗虽二方的功用及主治证病机大相径庭，均治咳喘实证，但二方有一药（石膏）之差，故麻杏石甘汤为外感风热，或肺热咳喘证，而麻黄汤为外感风寒咳喘证。然可见仲景精于遣药，窥见一斑。

2. 麻杏石甘汤与越婢汤、大青龙汤的比较

异同		组成	功效	方证
同		麻黄、石膏	清肺泄邪	表里同病
异	麻杏石甘汤《伤寒论》	麻黄（去节）9 g，杏仁（去皮尖）五十个（9 g），甘草（炙）6 g，石膏（碎，锦裹）18 g	辛凉宣泄 清肺平喘	外感风邪，邪热壅肺证，发热咳喘，苔薄黄脉数
	越婢汤《金匮要略》	麻黄 18 g、石膏 25 g、生姜 9 g、甘草 6 g、大枣十五枚	发汗利水	风水夹热证，恶风，一身悉肿，脉浮不渴，续自汗出，无大热者
	大青龙汤《伤寒论》	麻黄 18 g，桂枝 6 g，甘草（炙）6 g，杏仁（去皮、尖）四十个，生姜（切）9 g，大枣（擘）12 枚，石膏（如鸡子大）	发汗解表 清热除烦	风寒表实重证而兼有里郁热者，恶寒发热头身疼痛无汗，烦躁口渴，脉浮紧

桂枝汤（《伤寒论》）

概述

〖方源〗桂枝汤出自张仲景《伤寒杂病论》，是太阳中风的主方。《伤寒论》云："太阳中风，阳浮而阴弱，阳浮者，热自发，阴弱者，汗自出，啬啬恶寒，淅淅恶风，翕翕发热，鼻鸣干呕者，桂枝汤主之"。

《伤寒论》全篇共 113 方，取桂枝汤之意加减化裁的系列方剂不下 29 方（也有 26 首和 70 方之言；有统计言 41 个方有桂枝）。在《伤寒论》中使用条文达 19 条，出现在太阳、阳明、太阴、厥阴和霍乱等五篇中，是《伤寒论》中使用条文最多、出现篇章最多的方剂。为衍变方最多的"母体"方剂，因此，桂枝汤是《伤寒论》第一方，被称为"群方之冠""群方之魁""群方之首""乃滋阴和阳，调和营卫，解肌发表之总方"。

组成和用法

〖组成〗桂枝（去皮）三两［9 g］，芍药三两［9 g］，甘草炙二两［6 g］，生姜（切）

三两［9 g］，大枣（擘）十二枚［6 g］。

〖**用法**〗上五味，㕮咀三味，以水七升，微火煮取三升，去滓，适寒温，服一升。服已须臾，啜热稀粥一升余，以助药力。温覆令一时许，遍身漐漐，微似有汗者益佳，不可令如水流漓，病必不除。若一服汗出病瘥，停后服，不必尽剂；若不汗，更服如前法；又不汗，后服小促其间，半日许，令三服尽。若病重者，一日一夜服，周时观之，服一剂尽，病证犹在者，更作服；若汗不出，乃服至二三剂。

①㕮咀：指将药破碎，以便煎出有效成分。服药时需进热粥，一则可借谷气充汗源，二则可借热粥之热力鼓舞卫阳驱除邪从汗解，故云："以助药力"。然后覆被静候待汗。发汗的要求是，以"遍身漐漐微似有汗者宜佳，不可令水流漓"。

②漐漐：微微汗出之状。意指要小发汗，汗出要周遍和持续，这样才能达到邪去而正不伤的目的。若病人汗出如水流漓，则邪不出而正气伤。若一服汗出病解，则停服余药，以免过剂伤正。若一服无汗，可依上法服第二次药，仍不汗，则缩短间隔时间再服第三次，半日许令三服尽。若病重者，可昼夜给药，连服二、三剂，务期汗出病解。

〖**方歌**〗桂枝汤治太阳风，芍药甘草姜枣同，桂麻相合名各半，太阳如疟此为功。

主治与功用

〖**病机**〗营卫不和（主要），气血不和、阴阳不和（延伸）。广义上的营卫不和应包括营卫不足、营卫闭阻、营卫不畅等多种营卫失调状况。

1. 风寒客表

正邪相争（太阳经脉受邪，经气不利所致）：发热、头痛。

邪气阻滞并波及肺胃（肺气不利、胃气不和）：鼻鸣、干呕。

2. 营卫失和

营卫失和一般是指表证自汗的病理而言，主要包括：

（1）卫强营弱：卫气强而浮越于外，郁于肌表，内迫营阴而汗自出，症见发热而自汗，不发热则无汗。

（2）卫弱营强：卫气虚弱，不能固护营阴，营阴外泄，汗液自汗而出，症见身不热而时有汗出。（关于卫强营弱的认识，有不同的观点，见后。）

病机要点：（风寒）邪客肌表，营卫失和（"卫强营弱"）。

"卫强营弱"：多是对"强"一字有不同的认识观点。

①将此处的“强”字读作 jiàng，义为“不和、不柔、不顺”，引申为失常。

《韵会》说：“强，木强，不和柔貌”，《字汇》说：“强，木强，不柔和也”。《中庸》中的“虽愚必明，虽柔必强”，《前汉书·周昌传赞》中的“周昌，木强人也”；在医籍中，如《素问·热论》中的“腰脊强”，《伤寒论》中的“颈项强痛”。在《中华大字典》及《中文大辞典》（台湾）中，“强”字还有“气不和顺”的义项，而且它们都引用《素问·玉机真藏论》的“名曰重强”作为例证。上下文赋予词独一无二的意义。其实，如果将“名曰重强”的“强”字放在原文“脾……不及令人九窍不同，名曰重强”里考察，便会发现它本身还蕴涵有“虚弱”的意思。

在古代典籍中，互文的应用非常广泛。例如，《易·系辞》中的“方以类聚，物以群分”“乾以易知，坤以简能”，《素问·阴阳应象大论》中的“阳生阴长，阳杀阴藏”，《素问·生气通天论》中的“大筋软短，小筋弛长”。四字互文的例子，则有文学上的“奇山异水”，医学上的“阴平阳秘”。故“营弱卫强”也是一个互文句，即“营弱卫亦弱，卫强营亦强”，是对“营卫之气处于一种以虚弱为主的失常状态”的描述。

②“卫强营弱”用的是互文的修辞手法，应理解为“营卫之气处于一种以虚弱为主导的失常状态”。

〖**功用**〗解肌发表，调和营卫。

风寒在表，应辛温发散以解表，但本方证属表虚，腠理不固，故当解肌发表、调和营卫，即祛邪调正兼顾为治。清代医家徐彬说：“桂枝汤，外证得之，为解肌和营卫；内证得之，为化气和阴阳”。

①解肌一语出自《伤寒论·辨太阳病脉证并治》。《伤寒来苏集》曰：“解肌者，解肌肉之汗也。”《温病条辨》曰：“伤寒非汗不解，最喜发汗；伤风亦非汗不解，最忌发汗，只宜解肌，此麻桂之异其治，即异其法也。温病亦喜汗解，最忌发汗，只许辛凉解肌，辛温又不可用。”

②解肌是指风寒外邪侵袭机体，腠理闭塞，故能使腠理闭塞，肌肉僵、疼、酸得解的具体方法。解表包括解肌，解肌只是解表的一部分。如解肌可用柴葛解肌汤，而解表的药就多了，如麻黄汤、银翘散。

③临床应针对病症的寒热而采用辛温解肌或辛凉解肌法：辛温解肌如桂枝汤，辛凉解肌如柴葛解肌汤。

〖**主治**〗外感风寒表虚证（八纲辨证）、太阳中风证（六经辨证）。

（1）外感风寒表虚证。症见头痛发热，汗出恶风（与恶寒的不同），鼻鸣干呕，苔白不渴，脉浮缓或浮弱。“证治要点”：头痛、发热，汗出，恶风，脉浮缓。

（2）太阳中风证。阳浮而阴弱，阳浮者，热自发，阴弱者，汗自出，啬啬恶寒，淅淅恶风，翕翕发热，鼻鸣干呕者。其辨证要点为：一是体质素虚易感，二是脉象浮缓虚弱，三是发热恶风寒、自汗出。具备上述三点可诊断为太阳中风证。

方解

〖**方解**〗

君——桂枝：辛温，能宣通卫阳，祛风散寒，祛邪于外。

臣——芍药：酸苦微寒，敛阴液，和营于内。于解表中有敛汗之意，和营中有调卫之功。

佐——生姜—辛温宣散，降逆止呕，佐桂枝从增强解肌祛风之力。
　　　炙甘草、大枣—益气调中，助芍药以和营，有安内攘外之意。

使——药后“啜热稀粥”，借谷气以助药力，兼益胃气，以鼓邪外解。
　　　“温覆”取其协助出汗。但汗出不宜过多，因多汗能伤阳气。

对桂枝汤的方义，可以从组方、拆方与合方、药证以及方证等不同角度进行分析。

1. 据病机从组方分析

桂枝辛甘发散，为阳为君，助卫阳，通经络，解肌发表而祛在表之风邪（解肌发表，治卫强），“风邪在表又缓而腠理疏者，则必以桂枝解其肌”；芍药酸收为臣，益阴敛营，敛固外泄之营阴（益阴敛营，治营弱）；桂枝、芍药相伍，寓意有三：一为针对“卫强营弱”，体现营卫同治，邪正兼顾；二为相辅相成，桂枝得芍药，使汗而有源，芍药得桂枝，则滋而能化；三为相制相成，散中有收，汗中寓补。桂芍相伍，两药相协，一开一合，一散一敛，一治卫强，一治营弱，散中有收，汗中寓补。发汗而不伤阴，止汗而不留邪，调和肌表之营卫。此方为“外可解肌发表，内调营卫、阴阳”的基本结构，且桂枝、芍药等量合用（桂枝多，则有过汗之弊；芍药重，则有敛邪之虞。二药等量相伍，使祛邪而不伤正，敛营而不留邪。）

生姜、大枣为佐：生姜辛温（散寒止呕），既助桂枝辛散表邪，又兼和胃止呕；大枣甘平，既助芍药益阴敛营，又益气补中，补脾生津以助汗源；生姜、大枣相合，一鼓舞脾胃之气，一滋养脾胃之阴，调和中焦之营卫，达补脾和胃、调和营卫之功。

炙甘草其用有二（益阴助阳，功兼佐使之用）：一为佐药，益气和中，寓性味合化之理，合桂枝辛甘化阳，助卫阳，以实卫解肌，合芍药酸甘化阴，和营血，以益阴和营；一为使药，调和诸药。

综观本方，方中桂枝解肌祛风，宣通卫阳，生姜辛温止呕，以助桂枝通阳，此二者偏于卫。芍药益阴和营，大枣益气调中，可助芍药和营，此二者偏于营。炙甘草调和诸药，更达调和营卫之效。诸药合用，使“外证得之，解肌和营卫，内证得之，化气调阴阳”。

药虽五味，但结构严谨，发中有补，散中有收，邪正兼顾，阴阳并调。柯琴在《伤寒来苏集·伤寒附翼》卷上中赞桂枝汤“为仲景群方之冠，乃滋阴和阳，调和营卫，解肌发汗之总方也”。

2. 拆方与合方分析

桂枝汤可看作是《伤寒论》中桂枝甘草汤合芍药甘草汤加生姜、大枣（姜枣汤）而成。其中桂枝甘草汤主治：发汗过多，其人叉手自冒心，心下悸，欲得按者。病机是阳伤而气不足。芍药甘草汤主治：两足当热，胫上微拘急，病机为阴伤而血不足。两方相合，具有温阳养阴、调和营卫、解肌散邪之功，为治太阳病中风，营卫不和之方，再加生姜、大枣，既能增强桂枝、芍药调和营卫之功，又能增强调理脾胃之效。

3. 从药证角度分析

主要有以下四个方面的作用：一是辛温的桂枝与甘温的炙甘草配合，形成辛甘化阳作用，益阳而温经，针对虚寒病机；二是酸寒的芍药与甘温的炙甘草配合，产生酸甘化阴作用，益血而滋阴，针对血弱病机；三是芍药益阴和营，炙甘草、大枣益气调中，助芍药和营，增强益气、养血作用，偏于补；四是辛温而偏通阳的桂枝，与辛温而偏宣散的生姜相配伍，加强了其温散作用，偏于卫。

桂枝汤的药证分析揭示：其散而能逐邪，益而能助正，温而能通阳，滋而能益血。

4. 根据方证分析

从营卫阴阳血气一体关系来看，其临床应用更为广泛。

（1）桂枝汤证的病机：营卫失和（邪犯肌表、营卫失调；阴阳不和、失于固护；中阳不足、失于温养）

（2）桂枝汤的功效作用：解肌祛邪、调和营卫；燮理阴阳、调营护卫；助阳温运、畅旺血气。前人总结：桂枝汤的核心为“调”。通过“调”，包括调理、调摄、调养、调治等，使机体的机能渐趋协调，重归和谐。

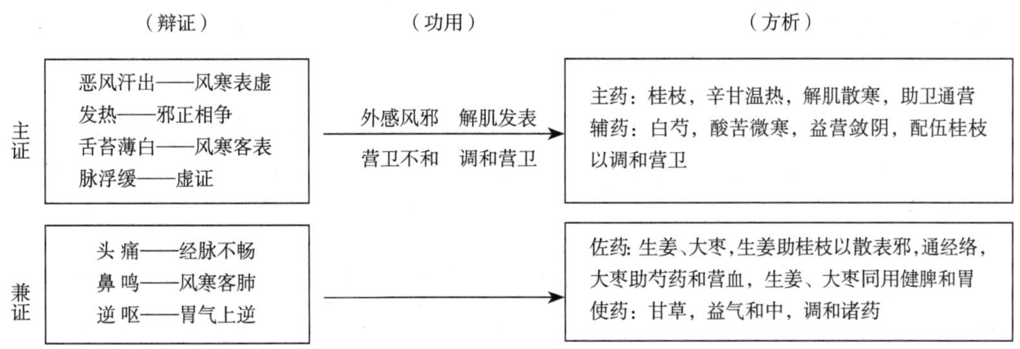

〖**配伍要点**〗

1. 桂枝、芍药剂量相等。

2. 祛中有补，散中有收；邪正兼顾，阴阳并调。

桂枝调卫，芍药和营，一治卫强，一治营弱，一散一收，相须为用；桂枝、芍药相伍（散收配伍），发散风寒而不伤营阴，敛阴而不留邪。生姜、大枣配伍，助桂枝、芍药以调和营卫。甘草与桂枝配伍，辛甘化阳，以助阳实卫；甘草与芍药配伍，酸甘化阴，以养阴和营。从而祛邪兼顾正，阴阳并调。

运用

1. 本方是治风寒表虚证的代表方，又是调和营卫、调和阴阳治法的代表方。临症以头痛，发热，汗出，恶风，苔白不渴，脉浮缓为辨证要点。

2. 临症加减

（1）若在气则重用桂枝，在血则重用芍药。

（2）若素有喘咳，又感风寒而见桂枝汤证者，加厚朴、杏仁以平喘，方为桂枝加厚朴杏子汤（《伤寒论》）。

（3）兼有项背拘急强痛者，加葛根以解肌发表、生津舒筋，方为桂枝加葛根汤（《伤寒论》）。

（4）兼有遗精、自汗等症，加龙骨、牡蛎，方为桂枝加龙骨牡蛎汤（《金匮要略》）。

（5）虚寒腹痛者，可增加芍药用量，方为桂枝加芍药汤（《伤寒论》）。

（6）恶风寒较甚者，加防风，以增疏散风寒之力，方为桂枝防风汤（《幼幼集成》）。

（7）体质素虚者，加黄芪，益气补虚，助正祛邪，方为桂枝加黄芪汤（《金匮要略》）。

使用注意

1. 应用范围

本方既是解表剂，又是和里剂，尤其清代医家王子接论述伤寒方，列桂枝汤为和剂祖方。

（1）在《伤寒论》中，桂枝汤的应用范围可归纳为四个方面：一是治太阳中风证；二是治营卫不和的自汗证；三是治太阳病经汗、下后表证不解者；四是治太阴表证。《金匮要略》记载，桂枝汤一用于妇人妊娠呕吐，二用于产后中风。

（2）虽然本方是治外感风寒表虚证的代表方剂，但桂枝汤功用既能调和营卫，又能燮理阴阳，与麻黄汤之专于发表，及三承气汤之专于攻里者不同。正因为它具有解表和里的功效，因此，中医临床已扩展用于营卫失调、营卫不足及阴阳失调所导致的诸多病症。“桂枝汤，外证得之，为解肌和营卫；内证得之，为化气和阴阳”。临床用于内伤杂病（以营卫、阴阳、气血失调的病理状态为主），如：①妇女产后发热；②多汗证，加五味子，浮小麦，黄芪；③妊娠恶阻，加砂仁，姜夏；④风湿痹证，加威灵仙，桑枝；⑤手足麻木，加黄芪，当归；⑥不孕症，加紫石英；⑦夜游证，加龙骨、牡蛎（卫气昼行于阳则寤，夜行于阴则寐）。

2. 禁忌证

《伤寒论》有“桂枝汤三禁”：一为表实无汗者禁；二为嗜酒之人，内多湿热者禁；三为阳热内盛服桂枝汤吐者禁。因此，古人有“桂枝下咽，阳盛则毙”的警示。

①伤寒表实证无汗者或温病初起，见发热口渴，咽痛脉数时，禁用。“其人脉浮紧，发热汗不出者，不可与之”。无汗出，脉紧，绝对不能用桂枝汤。切切记住，不得有误!

②湿热内蕴、里热盛者、脓毒内伏之人禁服。“若酒客病，不可与桂枝汤，得之则呕，以酒客不喜甘故也”。“酒客”是指素体多火、多热、多湿之人（阳热内盛者，多口干，口渴，口苦，目红，壮热，舌质红等。脓毒内伏者则为易生疮疖，痤疮，急性扁桃体炎，湿热内蕴的胃炎胃溃疡，阑尾炎等全身炎症性病变之人。）。

③凡遇血证，如呕血，咯血，衄血，便血，尿血，紫斑，崩漏等皆不可用。“肉桂易动血”。

3. 煎服法

（1）煎服桂枝汤，“微火煮取”，武火不宜。

（2）服法

服法：
- 药后啜粥法：服药后"须臾"（片刻），须"啜热稀粥"（养胃气、资汗源、助药力而鼓邪外出）。
- 温覆微汗法：药后加衣盖被，避风，以助发汗；待其"遍身漐漐，微似有汗者，益佳"。
- 药后忌口法：禁生冷、黏滑、肉、面、五辛、酒酪、臭恶等物。

（3）可续服，须中病即止。服后汗出病瘥，停后服；不效，再服。必须注意口渴与不渴，或喜冷性饮食与否。如果有口渴或喜冷现象，即可停服此方。

类方及类方比较

〖类方〗

类方一：桂枝加葛根汤（《伤寒论》）

〖**组成**〗桂枝（去皮）6 g，芍药 6 g，生姜（切）9 g，甘草（炙）6 g，大枣 6 g，葛根 12 g。

〖**功用**〗解肌发表，生津舒筋。营卫不和即桂枝汤证在，兼有风寒客于太阳经输以后，造成包括阳气、阴津不能布散，"阳气者，静则神藏，躁则消亡"，"精则养神，柔则养精"。阳气被风寒、风邪损伤，作为卫阳，它不能够按照中医理论，柔则养精，不能够养精了。这样经输就不利，津液不能布散。仲景说"项背强几几"（颈部和背部肌肉强直、不灵活，俯仰不自然）。上节课我们提到的，项背强而不舒。桂枝汤证仍在，这个时候加葛根。

〖**主治**〗风寒客于太阳经输，项背，同时主证是营卫不和。

类方二：桂枝加厚朴杏子汤（《伤寒论》）

〖**组成**〗桂枝（去皮）9 g，甘草（炙）6 g，生姜（切）9 g，芍药 9 g，大枣 6 g，厚朴（炙，去皮）6 g，杏仁 50 枚。

〖**功用**〗解肌祛风，降气平喘。

〖**主治**〗桂枝汤证兼气喘者。

本证病机有二：一系桂枝汤证误下，致表邪内陷，肺失宣降；二为患桂枝汤证，致宿喘复发。由于风邪外袭内迫于肺，致肺气更为不利而作喘，用桂枝汤以解肌祛风，加杏仁、厚朴宣肺降气以平喘。这是用桂枝加厚朴杏仁汤的一种情况。另外，还有两种情况，也用桂枝加厚朴杏仁汤：其一，患太阳病中风，并无气喘之宿疾，只因风邪外袭内迫，影响了肺气的宣发与肃降，故在汗出、恶风、脉浮缓、苔薄白等太阳中风的脉证基础上，更见胸满气喘。其二，太阳病表不解，大便不通，本应先解表，然后再用下法。

类方三：桂枝桃仁汤

桂枝桃仁汤有三方，分别见于《妇人大全良方》《鸡峰普济方》和《万氏女科》。

桂枝桃仁汤（《妇人大全良方》卷一）

〖**组方**〗桂枝、芍药、生地黄各 60 g，桃仁（制）50 个，甘草 30 g。

〖**功用**〗温经散寒，活血去瘀。主治月经不通，腹痛有冷感，脉沉紧。

〖**用法用量**〗每服 15 g，用水 400 mL，加生姜 3 片，大枣 1 个，煎至 200 mL，去滓温服。

桂枝桃仁汤（《鸡峰普济方》卷十七）

〖**组方**〗桂枝 9 g，赤芍药 9 g，熟干地黄 6 g，桃仁 3 g，甘草 3 g。

〖**制法**〗上为粗末。

〖**功用**〗妇人月经不行，腹痛较甚，或脐下有积块者。

寒气客于血室，血凝不行，结积血为气所冲，新血与故血相搏，故经道不通，绕脐寒疝痛彻，其脉沉紧。妇人月事不通，小腹臌胀疼痛。气血郁滞，经水不行，肠中作痛，渐积成块，脐下如覆钵。妇人经前先腹痛不可忍。

〖**用法用量**〗每服 1.5 g，水 2 盏，加生姜 3 片，大枣 1 枚，煎至 1 盏，去滓，食前温服。

桂枝桃仁汤（《万氏女科》卷一）

〖**组方**〗桂枝 4.5 g，槟榔 4.5 g，白芍 3 g，生地黄 3 g，枳壳 3 g，桃仁 25 粒，甘草（炙）1.5 g。

〖**功能主治**〗肠覃。因经行之时，寒气自肛门而入客大肠，以致经血凝涩，月信虽行而血却少，其腹渐大，如孕子状。

〖**用法用量**〗加生姜、大枣为引。更宜常服四制香附丸。

类方四：桂枝新加汤（《伤寒论》）

〖**组方**〗桂枝（去皮）15 g，芍药 20 g，甘草（炙）10 g，大枣 12 枚，生姜 20 g，人参 15 g。

（本方是桂枝汤重用芍药、生姜，并加人参构成，故名“桂枝加芍药生姜各一两、人参三两新加汤”）

〖**病机**〗余邪未尽，营卫已虚。

〖**功用**〗益气生津，扶正祛邪，调和营卫（益不足之血，散未尽之邪，温补其营卫）。

〖**主治**〗发汗后，身疼痛，脉沉迟者。治气血亏损所致肢体疼痛，以及拘挛等证。

〖**方证要点**〗发热，恶寒，身疼痛，汗出，舌质淡，苔薄白，脉浮或弱。

①津血两虚证：以身体疼痛，心下痞硬或拘痉挛及喘为辨证要点。主症为汗出恶风，体痛，心下膨满，按之有凝结物状而无痛感，食欲不振，恶心呕吐，小便清；舌苔薄白，脉沉迟。

②常用于虚人感冒、阳虚感冒、反复感冒、胃弛缓、胃痉挛、腰肌劳损、风湿骨痛、心脏衰弱、产后拘挛、大便不通、阴阳易等属于太阳病未解而津液先损者。

③桂枝汤证更见身疼明显，纳差、脉沉迟者可选用本方。

治法：解肌和营卫，益气调阴阳法。

〖**类方比较**〗

1. 桂枝汤与麻黄汤的比较

营卫失调或不足则产生病害。如“卫气失司”，临床上就容易产生风邪伤卫的太阳表虚有汗的桂枝汤证；如营虚不和，临床上就容易产生寒邪伤营的太阳表实无汗的麻黄汤证（这仅是风、寒二邪侵犯营卫在病机上的区别之一）。

两方同属辛温解表剂，皆治外感风寒表证。然而麻黄汤体现的是祛邪，以祛邪为主；桂枝汤体现祛邪调正并重，祛邪调正相结合。这是两种治则的思路。《成方便读》云：“麻黄汤治寒多风少，寒气之重也；桂枝汤治风多寒少，寒气之轻者也。”麻黄汤治恶寒发热而无汗之表实证，桂枝汤治恶寒发热而有汗之表虚证。

桂枝汤与麻黄汤的比较

方名	组成	功效		主治病机	使用要点
		同	异		
麻黄汤	麻黄、桂枝、杏仁、甘草	辛温解表疏散风寒	发汗解表，宣肺平喘	外感风寒，毛窍闭塞，肺气不宣	外感风寒表实证。发热恶寒，无汗而喘，脉浮紧
桂枝汤	桂枝、芍药、生姜、大枣、甘草		解肌发表，调和营卫	风寒客表，腠理不固，卫气外泄不固，营阴不能内守，肺胃失和	外感风寒表虚证。发热恶风，汗出头痛，鼻鸣干呕，苔白不渴，脉浮缓或浮弱

外感风寒表实证，太阳伤寒表实证。从病位来看，最为表浅；从性质来看，纯实无虚；从所属脏腑来看，麻黄汤证在肺，故治以宣肺为主。

外感风寒表虚证，太阳中风证。从病位来看，较麻黄汤证病深一层；从性质来看，有实有“虚”；从所属脏腑来看，桂枝汤证在脾胃，故治以补脾胃而调补营卫、达解肌。解肌的实质是通过补脾胃而达到祛除外邪的目的。从组方分析，桂枝汤属于辛甘温之剂，除具有解肌祛风的作用外，还可调补中焦，强壮胃气。在用法上，服桂枝汤后要求啜热稀粥，资谷气以补脾胃。可见桂枝汤解肌祛风源于调和营卫，调和营卫源于补益中焦。在脾胃强健，气血充沛的基础上，用桂枝通调卫气，则腠理开而汗出邪去；用芍药收敛营气，则营内守而不致过汗伤正。营卫和而腠理开合有度，腠理开而发汗祛邪，邪去则腠理合而汗自止。

桂枝汤以补脾胃，益气血为主，故可适用于各种气血、阴阳亏虚病证。

〖类方鉴别〗

桂枝新加汤与附子汤：二者都可治身痛，脉沉迟。桂枝新加汤证为汗后表邪未解而气阴两虚，筋骨失养，必有发热、汗出等营卫不和等症状；而附子汤证为素体阳气不足，或误汗、误下或过用寒凉致阳气虚弱，不能温煦背腹，充达四肢，故寒症明显，如手足寒，背恶寒，腹痛恶寒等。

桂枝新加汤与麻黄汤：二者都可治身疼痛。桂枝新加汤证为汗后表邪未解而气阴两虚，筋骨失养，必有发热、汗出等营卫不和等症状；而麻黄汤证之身疼痛系风寒外袭，营阴郁滞，经气不能荣于脉，筋骨失养所致，必有恶寒无汗、脉浮紧等症状。

2. 桂枝汤与桂枝加芍药汤、桂枝加桂汤的比较

桂枝汤、桂枝加桂汤与桂枝加芍药汤三方，药物组成完全相同，但因桂枝、芍药的用量不一，则其主治病症不同。桂枝汤主治太阳中风证，方中桂枝、芍药、生姜用量相等，功在调和营卫，解肌散邪；桂枝加桂汤，主治肾寒气逆证，病以气上冲喉咽为特点，方中药用剂量与桂枝汤比较，桂枝用量由三两增为五两，功用由解肌散邪变为平冲降逆，正如仲景所言：“所以加桂者，以泄奔豚也”。而桂枝加芍药汤则主脾瘀血轻证，病以脘腹时有疼痛，固定不移为特点，方中芍药由三两变为六两，功用由益阴和营变为和脾通络化瘀。

三方药物虽相同，但因剂量调配不同，则其主治各有不同。因此，在临床中斟酌药物至为重要。

桂枝加芍药汤与桂枝加桂汤的比较

方名	相同点	不同点
桂枝加桂汤	两方皆由桂枝汤改变桂枝或芍药的用量而成，然已由治表之方变为治里之剂	主治太阳病误用温针或因发汗过多，损伤心阳，心阳不能下蛰于肾，肾之寒气上犯凌心所致的奔豚病，气从少腹上冲心胸，起卧不安，故加桂枝二两，温通心阳，平冲降逆
桂枝加芍药汤		主治太阳病误下损伤脾气，邪陷太阴，肝木乘脾所致腹满时痛，故倍芍药以柔肝缓急止痛

3. 桂枝汤与桂枝加黄芪汤、黄芪桂枝五物汤的比较

桂枝汤解肌发表，调和营卫，主治外感风寒，营卫不和的头痛发热，汗出恶风，鼻鸣干呕，苔白不渴，脉浮缓。

桂枝加黄芪汤（《金匮要略》），由桂枝汤加黄芪而成，可助阳散邪，以发郁阻之湿。用于实症的黄汗，主治黄汗自出，发热身肿，小便不利。

桂枝加黄芪汤与黄芪桂枝五物汤相似，黄芪桂枝五物汤去掉炙甘草，其燥湿的功能更强；桂枝加黄芪汤没有去掉炙甘草，蓄水的能力还在，燥湿的能力稍弱于黄芪桂枝五物汤。

黄芪桂枝五物汤（《金匮要略》），是由桂枝汤去甘草，倍生姜，加黄芪而成。两方虽一药之差，但因去甘草之缓，加生姜之散，并增黄芪益气固表为君，故立法重在益气温经，和血通痹，主治素体虚弱，微受风邪，邪滞血脉，凝涩不通致肌肤麻木不仁之血痹，为治血痹虚劳方。

桂枝汤、桂枝加黄芪汤与黄芪桂枝五物汤的比较

方剂	药物组成					
桂枝汤	桂枝	白芍	炙甘草	生姜	大枣	
桂枝加黄芪汤	桂枝	白芍	炙甘草	生姜	大枣	黄芪
黄芪桂枝五物汤	桂枝	白芍		生姜	大枣	黄芪

另外，由桂枝汤化裁而来的还有当归四逆汤。黄芪桂枝五物汤与当归四逆汤的主要区别为：黄芪桂枝五物汤主治血痹，由于素体气虚血弱，微受风邪，血行不畅所致肌肤麻木不仁。当归四逆汤主治血虚寒厥，是由阳虚血弱，寒凝经脉，血行不利而致的手足厥寒。

4. 桂枝汤与小建中汤的比较

桂枝汤，调和营卫、解表，治外感风寒引起的汗出，发热，头痛，舌苔白，脉浮缓等症状。

在方的组成上，小建中汤仅比桂枝汤多一味饴糖，且以饴糖为君。故两方虽一药之差，但因君药及其他药物的剂量有所变化，便由解表剂变为温补之方。

小建中汤以温中补虚，和里缓急为功，主治虚劳里急，脾胃虚寒，气血不足之证而兼有伤寒表证，亦可治腹痛脾虚者。此方温建中藏，是以建中为名。小建中汤在临床上用于脾胃阳虚，中气不足，以及阴阳水火升降失调所致的脾胃虚寒证。由此也支持了桂枝汤应归属补益剂的观点（桂枝汤是通过补益卫阳之气来调和营卫发挥功效的）。柯韵伯认为，“此方为仲景群方之冠，乃滋阴和阳，调和营卫，解肌发汗之总方也”。其补益“乃滋阴和阳”，即补益营卫，故桂枝汤实现“调和营卫”功效的主要机制之一是“补益营卫”。

桂枝汤与阳旦汤

仲景桂枝汤类方（桂枝汤、小建中汤、黄芪建中汤）与敦煌遗书《辅行诀脏腑用药法要》（以下简称《辅行诀》）的阳旦汤类方（小阳旦汤、正阳旦汤、大阳旦汤）在方剂的组成、证治等方面有着密切联系。

在《辅行诀》未发现之前，可以认为阴、阳旦汤有三个，即阳旦汤、阴旦汤、正阳旦汤。《辅行诀》出土之后，这一古佚经方才露出庐山真面目。阴、阳旦汤共有五个：

①小阳旦汤 = 桂枝汤；

②小阴旦汤 = 黄芩汤 + 生姜 2 两（黄芩、甘草（炙）、芍药、大枣）；

③大阳旦汤 = 黄芪建中汤 + 人参 3 两（黄芪、桂枝、白芍、生姜、甘草（炙）、大枣、饴糖）；

④大阴旦汤 = 小柴胡汤 + 芍药 4 两（柴胡、半夏、人参、甘草、黄芩、生姜、大枣）；

⑤正阳旦汤 = 桂枝汤加饴糖 1 升。

九味羌活汤（《洁古家珍》）

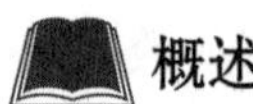

概述

〖**源流**〗九味羌活汤的方名载于张元素《洁古家珍》一书，但有名无方，其方则见于王好古（海藏）所撰的《此事难知》一书。王好古先与李东垣从学于张元素，由于后世有疑此方是张元素制定的，故在现代教材等相关书刊文献中多二者兼顾，记述为“取自于王好古《此事难知》引张元素方”。

〖**释名**〗九味羌活汤以羌活为君药，其方共九味药组成，故名。若改为丸剂，则名“九味羌活丸”。

组成和用法

〖**组成**〗羌活、防风、苍术各一两半［各 9 g］，细辛五分［3 g］，川芎、白芷、生地黄、黄芩、甘草各一两［各 6 g］。

〖**用法**〗上九味，㕮咀，水煎服，若急汗热服，以羹粥投之；若缓汗温服，而不用汤投之也。脉浮而不解者，先急而后缓；脉沉而不解者，先缓而后急。九味羌活汤不独解利伤寒，治杂病有神。

〖**方歌**〗九味羌活用防风，细辛苍芷与川芎，黄芩生地同甘草，三阳解表益变通。

主治与功用

〖**病机**〗风寒束于肌表，故恶寒发热，头痛无汗。寒湿在表、伤于经络，气血运行不畅，故肢体痠楚，困重疼痛。里有蕴热，则口苦微渴（注：内热不一定有口苦，但口苦一定有内热），苔白或微黄，脉浮或浮紧。

其主证病机与典型的外感风寒表实证有两个不同：①风寒是挟湿，症见肢体酸楚疼痛、困重；②内有蕴热（与大青龙汤类似）：“寒包火，表里同病”，为一种兼证，因主要证候是外感风寒湿邪为主。从主指证候的病机分析，整体是外感风寒湿，与麻黄汤证不同，而且有里热开始产生。

〖**功用**〗发汗祛湿，兼清里热（表里兼顾）。

〖**主治**〗外感风寒湿邪，兼有里热证。症见恶寒发热，肌表无汗，头痛项强，四肢或关节痠楚疼痛，口苦微渴，舌苔白或微黄，脉浮或浮紧。证候特点：表实无汗而兼有里热症，故肢体酸痛为兼湿邪，口苦微渴为兼有里热之象为主症，头痛为次症。

方解

〖**方解**〗

对此方的方义，目前有多种观点并存，其分歧主要集中在臣药与佐药的区分。

一种观点认为：

君——羌活：辛温，发散风寒，祛风胜湿，宣痹止痛。

臣——
- 防风、苍术：协助羌活以散风寒，胜湿止痛。
- 细辛、川芎、白芷：散寒祛风，并能行气活血，宣痹以止头身之痛。
- 生姜、葱白：助君药以散风寒。

佐——生地黄、黄芩：清泄里热，并防诸药辛温香燥之药伤津，二药相合苦寒化燥又不助湿。

使——甘草：调和诸药。

另一种观点认为：与上一种观点不同之处在于“将细辛、川芎、白芷作为佐（助）药”。因君药羌活的发散作用与麻黄、桂枝不同，它不但针对风寒，还兼顾湿邪（散风寒、除湿），且止痛作用较突出，即是九味羌活汤与麻黄桂枝汤的不同之处。

羌活偏阳，主上，行气而能发表邪；独活偏阴，善下，走血，其功在祛湿痹。羌活气雄，独活气细，故雄者入足太阳治风湿相搏，头痛、肢节痛、一身尽痛者，非此不能除；细者入足少阴治伤风头痛，两足湿痹不能行动，非此不能祛。仲景治少阴，必紧实者独活；东垣治太阳，必轻虚者羌活。黄宫绣在《本草求真》中指出：“羌之气清，行气而发散营卫之邪；独之气浊，行血而温养营卫之气。羌有发表之功，表之表；独有助表之力，表之里。羌行上焦而上理，上属气，故云羌活入气，则游风头痛、风湿骨节疼痛可治；独行下焦而下理，下属血，故云独活入血，则伏风头痛、两足湿痹可治。二活虽属治风，而用各有别，不可不细审耳。”故王好古言：羌活“治太阳肢节痛，君主之药也……关节痛非此不治也”。

臣药防风、苍术：防风为风中之润剂，风药之卒徒，走十二经，故内证、外证皆可用，散湿止痛；苍术表里兼顾，燥湿力强，长于祛太阴脾的寒湿（运脾燥湿），两药相合，协助君药，针对主病、主证，加强君药羌活的发散风寒湿邪，增强止痛作用。术有苍术、白术（《神农本草经》未有白术和苍术之分，统称为“术”），而此方独用苍术，实因九味羌活汤针对的是肌表无汗，须发汗，故用苍术。且李东垣指出“发、止不同，苍术发汗，白术能止汗”。王好古在《阴证略例》中的神术汤和白术汤，就很好地诠释了这一点。《阴证略例》曰：“神术汤，治内伤饮冷，外感寒邪无汗者”，“白术汤，治内伤冷物，外感风邪有汗者”。

佐（助）药的细辛、白芷、川芎，除湿作用不是很强，但发散风寒，尤其在止痛上非常突出，故祛风散寒，宣痹止痛（不通则痛）。川芎活血行气，活血止痛（不荣则痛），治风先治血。三味佐药相伍，治风、调血同治。

佐（制）药：生地黄和黄芩。生地黄善清泄里热，兼生津润燥（羌活、苍术、白芷、细辛、川芎以及防风都属温燥之品）；黄芩善清上焦之热，或肝胆之热（口苦）；后世医家有“生地黄治少阴心热在内，黄芩治太阴肺热在胸”“黄芩泄气中之热”“黄芩治邪在少阳”“黄芩断少阳之路”“黄芩苦寒以监制”“生地泄血中之热”“生地补阴即托邪”“生地调营”等多种说法。生地黄与黄芩配伍的特点：①有内热可清泄内热；②没有内热，则具防辛温燥烈的药燥热伤津。如内热明显，用量稍大一点。没有内热，用小量，仅起佐制药的作用。

关于加生姜、葱白，有资料说是清·汪昂在《医方集解》（1682年）开始加入生姜、葱白，以助发汗解表，列为佐药。但在明·龚廷贤《寿世保元》（1615年）的羌活保元汤，就是九味羌活汤加生姜、葱白构成，增强通阳解表之力。

〖**配伍特点**〗

九味羌活汤作为一个羌防剂的代表方，用治风寒夹湿型的外感。升散药与清热药同用，使升者不峻，寒者不滞，体现了分经论治的基本结构。本方“药备六经，通治四时”。

1. 辛温升散和寒凉清热药相合：升而不峻，寒而不滞。

方中君药羌活、臣药防风、苍术以及佐助药细辛、川芎、白芷皆为辛温之品，而佐以苦寒的生地黄、黄芩，如《顾松园医镜》中所说：“以升散诸药而臣以寒凉，则升者不峻；以寒凉之药而君以升散，则寒者不滞”。此方中升散药得到清热药，升而不峻，不会声势太过，清热药得到升散药，当然能清内热，它这种苦寒，如果用清内的苦寒药容易引邪入里，因此，有分工与相制。相制：一个散表，一个清里；分工，生地黄泄血分之热，黄芩泄气分之热；两药相配，既分工合作，又相互制约。

2. 行气药与活血药合用：治风、调血同治。

佐药细辛、白芷、川芎，三味相合，除散寒外，还可行气、活血、止痛，且川芎本身可以活血行气，这也体现了一种“治风先治血”，治风、调血相合而用的思想。

3. 体现“分经论治”

方中羌活入太阳经，白芷入阳明经，黄芩入少阳经，川芎入少阳经、厥阴经，苍术入太阴经，细辛入少阴经，防风走十二经（“药备六经”），充分体现了“分经论治”的思想。张元素在原书服法中强调“视其经络前后左右之不同，从其多少大小轻重之不一，增损用之”。对于头身酸楚疼痛，表现在不同的部位、不同的经，因此按不同归经用药。

仲景的六经辨证理论认为，太阳主表，阳明主里，少阳主半表半里（即少阳为邪气由阳入阴之枢），太阴、少阴、厥阴统属于里。不仅如此，六经辨证又是经络、脏腑病机变化的反映，其中太阳、阳明、少阳病证以六腑病变为基础，太阴、少阴、厥阴病证则以五脏病变为基础。一般而言，六经辨证，由太阳→阳明→少阳→太阴→少阴→厥阴的六经之间转化。九味羌活汤方中的羌活、白芷、川芎、细辛四味以祛经络中之风寒湿邪而止痛，黄芩治少阳经，苍术治太阴经。明示本方分经用药，药备六经，通治四时，若针对不同的季节，不同的邪气侵犯不同，运用当灵活权变，随证加减，不可执一。

为何用羌活而不用独活？

古代多认为二者为一物。汪机的《本草会编》言：“《本经》独活一名羌活，本非二物”。就连李时珍也在其《本草纲目·独活》中云：“独活以羌中来者为良，故有羌活、胡王使者诸名，乃一物二种也……后人以为二物者非矣。”但“二物虽同可散邪，而升降之能各别，羌活性升而独活喜降”。

运用

1. 本方为治外感风寒湿邪（表实无汗）而内有蕴热证的常用方，亦是体现“分经论治”思想的代表方，为四时感冒风寒湿邪的常用方剂。临症以恶寒发热，头痛无汗，肢体酸楚疼痛，口苦微渴，脉浮或浮紧为辨证要点。

2. 临症加减：九味羌活汤的加减围绕辨证要点，病机的几个方面展开。

（1）若颈项酸强、肢体酸重疼痛较重者，可倍用羌活，加独活、藁本等，以加强祛风、散寒、胜湿的作用。

（2）若湿重胸闷脘痞者，可去滋腻之生地黄，加枳壳、厚朴行气化湿宽胸；若挟湿轻，肢体酸楚不甚者，适当减少苍术、细辛，以减温燥之性。

（3）若里热不明显，无口苦微渴者，当酌情裁减生地黄、黄芩用量；若无里热，可去掉方中的黄芩、生地（但宜用，减量以制约温燥）；如里热重，加石膏、知母。

（4）如治痹证，痹证疼痛比较剧烈的，根据不同部位，上下，四肢，选用独活、灵仙、姜黄等，增加祛风寒湿，或者活血的作用。

总之，除痹止痛，蠲痹止痛，若外来有风寒湿，又有内湿，湿重胸满说明内在有实邪阻滞气机。湿邪的特点就是表湿很容易引动内湿，内湿又容易招致表湿。故见内湿的情况下，表现出胸闷，实邪阻滞气机，则应该把滋腻的地黄这类恋湿之物减少或者不用，加一些如厚朴、枳壳等之类的行气药，气行则湿化。

3. 现代运用

用治感冒、急性肌炎、风湿性关节炎、偏头痛等辨证属于外感风寒湿邪，兼有里热者。

使用注意

1. 本方中虽有生地黄、黄芩寒性药，但总属辛温燥烈，仍为辛温燥烈之剂，故风热表证及阴虚内热者不宜使用。

2. 服法与剂型

（1）汤剂：用治外感风寒湿邪，兼有内热者。“若急汗热服，以羹粥投之；缓汗温服，而不用汤投之也”。

（2）丸剂：用治痹证。

类方及类方比较

〖**类方**〗

类方一：羌活保元汤（《寿世保元》）

九味羌活汤加生姜、葱白构成，增强通阳解表之力，主治、功效与本方略为相同。

类方二：大羌活汤（《此事难知》）

九味羌活汤去白芷，加独活、黄连、防己、知母、白术构成。

〖**组成**〗羌活、独活、防己、防风、细辛、黄连、苍术、炙甘草、白术、黄芩各 9 g，知母、川芎、生地各 15 g。

〖**功用**〗发散风寒，清热祛湿。

〖**主治**〗风寒湿邪表证兼有里热，恶寒，头痛发热，口干烦满而渴等证。

类方三：香苏散（《太平惠民和剂局方》）

〖**组成**〗香附子 120 g，紫苏叶 120 g，陈皮 60 g，甘草 30 g。

〖**功用**〗理气和中，疏散风寒。

〖**主治**〗外感风寒，气郁不舒证。症见发热恶寒，头痛无汗，胸脘痞闷，不思饮食，舌苔薄白，脉浮。

类方四：正柴胡饮（《景岳全书》）

〖**组成**〗柴胡 9 g，防风 3 g，陈皮 4.5 g，芍药 6 g，甘草 3 g，生姜三片。

〖**功用**〗解表散寒。

〖**主治**〗外感风寒，气血不和证。症见发热恶寒，头痛身疼，无汗，痎疟初起，舌苔薄白，脉浮

类方五：羌活胜湿汤（《内外伤辨惑论》）

〖**组成**〗羌活、独活各 6 g，藁本、防风、甘草（炙）、川芎各 3 g，蔓荆子 2 g。

〖**用法**〗上㕮咀，都作一服，水二盏，煎至一盏，去滓，大温服，空心食前。

〖**功用**〗祛风，胜湿，止痛。

〖**主治**〗风湿在表，肩背痛不可回顾，头痛身重，或腰脊疼痛，难以转侧，苔白，脉浮。

类方六：川芎肉桂汤（《兰室秘藏》）

〖**组成**〗酒汉防己、防风各 0.9 g，炒神曲、独活各 1.5 g，川芎、柴胡、肉桂、当归梢、甘草、苍术各 3 g，羌活 4.5 g，桃仁五个（去皮尖，研如泥）。

〖**用法**〗上㕮咀，都作一服，好酒三大盏（900 mL），煎至一大盏（300 mL），去渣，稍热食远服。

〖**功用**〗祛风寒湿，活血止痛。

〖**主治**〗感受寒湿，腰痛不能转侧，两胁搐急作痛者。

川芎肉桂汤

实为九味羌活汤去细辛、白芷、黄芩、生地，加独活、柴胡、防己、神曲、肉桂、桃仁、当归梢而成。

这种加减体现了李东垣主张的“临病制方”“随时用药”及“引经报使”等组方理念。也是易水学派一贯主张的“古方今病不相能”的临证体现（在东垣眼中九味羌活汤亦为“古方”）。方中川芎、肉桂并非主药，以川芎、肉桂名汤者，盖突出冬季寒凝和久病瘀阻之意。

〖**类方比较**〗

1. 九味羌活汤、大羌活汤、香苏散与正柴胡饮的比较

〖**相同点**〗均主治风寒表证。

〖**不同点**〗九味羌活汤与大羌活汤均主治外有风寒湿，里有郁热，九味羌活汤中仅

用黄芩、生地黄，而大羌活汤中则用黄芩、黄连、生地黄、知母，从其方药组成及用量得知，大羌活汤无论是解表还是清里作用，均较九味羌活汤明显，特别是其清热祛湿之功较强，宜于外感风寒湿邪而里热较重者。香苏散仅用紫苏叶解表，香附、陈皮、甘草均非解表药，从用药分析其功用为以理气为主，解表为次。正柴胡饮用防风、生姜、柴胡解表发汗，陈皮、芍药、甘草调理气血，主治风寒表证夹气血不和者。

2. 九味羌活汤与羌活胜湿汤的比较

〖**相同点**〗二方均用羌活、防风、川芎、甘草祛风解表、除湿止痛，治疗风湿表证。

〖**不同点**〗羌活胜湿汤配独活、藁本、蔓荆子祛风止痛。功用为发汗祛风、除湿止痛。主治风湿表证，以恶寒发热，头身腰背重痛、难以转侧，苔白，脉浮为辨证要点。

〖**比较要点**〗二方均治风湿表证。但羌活胜湿汤为风湿表证，九味羌活汤为外感风寒湿邪、兼里热证。

方名	相同点	不同点
九味羌活汤	两方皆有羌活、防风、川芎、甘草，均可祛风除湿，止头身痛	组方配有苍术、白芷、细辛、生地黄、黄芩，解表之力略强，兼清内热，故以治恶寒发热为主，兼口苦微渴
羌活胜湿汤		方中配以独活、蔓荆子、藁本，重在祛周身风湿，而其解表力弱，故以头身疼痛为其主治，兼顾恶寒发热之表证不显者

3. 九味羌活汤与羌活胜湿汤、蠲痹汤、独活寄生汤的比较

四方皆可祛风胜湿，治风寒湿邪所致的痹痛。九味羌活汤解表力较强，且在辛散温燥中佐以寒凉清热之药，主治外感风寒湿邪兼有里热之证。羌活胜湿汤（《脾胃论》），因方中藁本、蔓荆子药性升发，性善上行，主治风湿在表，以肩背痛不可回顾，头痛身重为主症。蠲痹汤（《杨氏家藏方》），因方中有黄芪、当归、白芍配伍羌活、防风、姜黄，有散风之中寓有御风之意，治气血不足之风湿邪气痹阻经络的肩颈臂痛，举动艰难，手足麻木。独活寄生汤（《千金要方》），重用擅祛下焦与筋骨间风寒湿邪的独活，并配伍以祛寒的细辛、肉桂心，以及补肝肾的桑寄生、杜仲，益气血的人参、茯苓、当归、地黄等，不仅能祛风湿、散寒，且具有补益之功。适用于痹证日久，寒湿较重，又兼肝肾不足、气血两虚证。症见腰膝酸软、痿软、肢节屈伸不利，或麻木不仁，畏寒喜温，心悸气短，舌淡苔白，脉细弱。

4. 九味羌活汤与川芎茶调散的比较

〖**相同点**〗二方均用羌活、防风、白芷、川芎、细辛、甘草，具有疏风散寒，解表

止痛的功效。

〖**不同点**〗川芎茶调散（《太平惠民和剂局方》）证以风邪上攻之偏正头痛或巅顶头痛，头风，恶寒发热轻或无，口不渴为辨证要点。治当祛风止痛，基于“头痛必用风药者，以巅顶之上惟风药可到也”（《医方集解》），故配伍荆芥、薄荷、清茶等辛散之品，轻而上行，疏风止痛，清利头目；临床多用治外感风寒头痛证。九味羌活汤证以外感风寒湿，兼有蕴热之恶寒发热，无汗，头重痛，肢体酸痛，口苦而渴为辨证要点。治当解表祛湿，并清里热，故配苍术燥湿健脾，生地黄、黄芩清泄里热，且能监制辛温之品化燥伤津。功用发汗祛湿、兼清里热，临床多用治外感风寒湿邪、兼有里热所致的头身疼痛证。

〖**比较要点**〗二方均治外感风寒头痛证。但川芎茶调散为外感风寒偏正头痛证，九味羌活汤为外感风寒湿邪、兼有里热所致的头身疼痛证。

止嗽散（《医学心悟》）

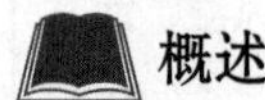

概述

〖**源流**〗“止嗽散”出自清代程钟龄《医学心悟》，是程钟龄积30年治咳经验“苦心揣摩而得也”之总结。其方药性平和，药轻价廉，服用简便，可谓是价廉效佳，是程钟龄“药不贵险峻，惟期中病而已”初心的集中体现，也体现了中医扶困救厄之仁心、普济众生之仁术。止嗽散经后世医家们的长期临床治诸般咳嗽，方实功著，明效大验，因此备受推崇，被列为“治嗽第一名方”。

溯其组方之源，似与《圣济总录》卷66之紫菀丸、百部丸在遣药立法方面有承袭关系。

〖**释名**〗止嗽散主治外感风寒之咳，其为散剂，故名。

组成和用法

〖**组成**〗桔梗（炒）、荆芥、紫菀（蒸）、百部（蒸）、白前（蒸）各二斤［各1000 g］，甘草（炒）十二两［360 g］，陈皮（水洗，去白）一斤［500 g］。

〖**用法**〗上为末，每服二至三钱（6~9 g）开水调下，食后，临卧服，初感风寒，生姜汤调下。

〖**方歌**〗止嗽散内用桔梗，紫菀荆芥百部陈，白前甘草共为末，姜汤调服止嗽频。

主治与功用

〖**病机**〗风邪犯肺，肺气不宣。

（1）外感风邪，解表不彻或不药而愈，表邪未尽。风邪犯肺，余邪未尽，肺气不宣，故见咳嗽咽痒；肺气不宣，致津液凝聚而形成痰，且咯痰不利。“无风不咳，无痰不嗽”。表邪未净，则微恶风寒发热；表邪未入气分，肺津未伤，故见舌苔薄。

（2）肺为娇脏，易受邪伤：外感疾病中肺卫首当其冲，故易伤也。难愈：不耐寒热（水冷则金寒，火行则金灼）。

〖**功用**〗宣利肺气，疏风止咳。

（1）外邪十去八九，以肺失清肃为主，故治法重在理肺止咳，微加疏表之品。

（2）治肺勿忘宣降。

（3）治风化痰：咽痒咳嗽，痒属于风。

〖**主治**〗风邪犯肺证（风痰咳嗽）。症见咳嗽咽痒，咯痰不爽（主症），或微有恶风发热，舌苔薄白，脉浮缓（次症）。外感风寒经服解表宣肺药后，而咳仍不止者，亦颇适宜。

〖**证候特点**〗咳嗽咽痒、咯痰不爽、脉浮缓。①外感后期或有外感经历；②表证或有或无，但以咳嗽为主：咳痰不爽或吐泡沫样痰，兼有咽痒，苔薄白。

方解

〖**方解**〗

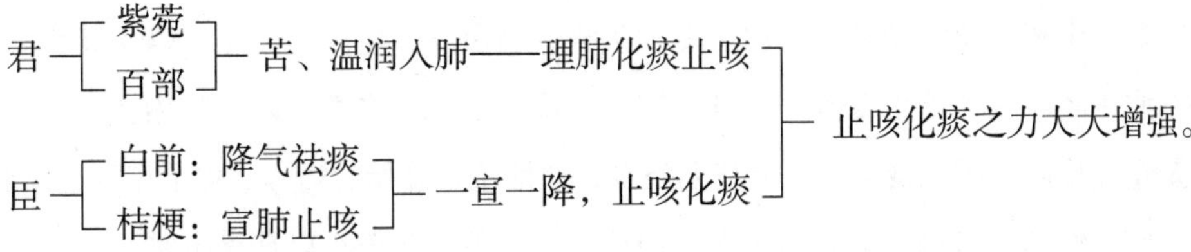

佐——荆芥：祛风解表。
　　陈皮：理气化痰。

使——甘草：缓急和中，调和诸药，合桔梗、荆芥又有利咽止咳之功。

方中紫菀、百部为君药：紫菀味辛，辛散苦降，长于化痰止咳；百部味甘，辛甘发散为阳，甘苦肃降为阴，其性温而不热不燥，润而不寒不腻，为润肺止咳之要药，不论新久咳嗽皆可应用，二者相须为用，降气祛痰，润肺止咳之力倍增。桔梗、白前性平味辛，均可止咳化痰，然桔梗善于开提肺气，白前长于降（肺）气化痰，二者一升一降，升降相因，肺气调畅，宣肃有权，咳嗽自止，增君药的止咳化痰之力，共为臣药。陈皮、荆芥为佐药：陈皮理气化痰，“气顺痰自消”，并助紫菀、百部止咳，助桔梗、白前化痰，且助甘草和中健脾；荆芥祛风解表且通窍利咽，使邪从表而去，则肺气得宣，虽不重在解表，而解表又实不可缺。荆芥、桔梗、甘草相配伍，增强利咽止痛的作用。甘草缓急和中，调和诸药，且甘草能缓急止咳。甘草与桔梗配伍为甘桔汤，再配伍荆芥则为荆芥汤，都有利咽喉而止痛的功用。

〖**配伍要点**〗

（1）集止咳药于一炉：紫菀、百部、白前、桔梗等均为化痰止咳的良药。

（2）桔梗、白前（止咳药对）：桔梗善开提肺气，白前长于降（肺）气，二者一升一降，升降相因。

运用

1. 本方属宣肺疏风、止咳化痰之剂，用治由外感风寒而引起咳嗽的通剂，但以表邪未解、风邪羁肺的咳嗽最为适宜，故临症以咳而咽痒，咯痰不爽，或微有恶风发热，舌苔薄白，脉浮缓为辨证要点。

2. 临证加减

①风寒初起，症见恶寒、咽痒咳嗽，加荆芥、防风、紫苏叶、生姜，以散邪。

②兼风热表证，症见身热、咳嗽，加金银花、连翘，以散热邪。

③湿气生痰，痰涎稠黏者，加半夏、茯苓、桑白皮、生姜、大枣，以祛其痰。

④肺热咳喘，须加生石膏、贝母、知母、瓜蒌、黄芩之类，以清肺热。

⑤燥气伤肺（燥气焚金），干咳无痰者，加栝楼、贝母、知母、柏子仁等，以润燥。

⑥暑气伤肺，口渴、烦心、尿赤，加黄连、黄芩、花粉，以祛暑生津。

使用注意

1. 本方性虽相对平和但仍偏于温燥，故阴虚劳嗽或肺热咳嗽者不宜使用。

2. 表邪重者，亦非本方所宜。止嗽散专为外感邪气未尽，肺气不宣而设立。故凡属纯虚无邪之肺气虚衰，无外邪之咳嗽、气短、心悸或浮肿等症者，皆忌用止嗽散，以防犯“虚虚”之戒。

3. 作汤剂时，止嗽散不宜久煎。

类方及类方比较

〖**类方**〗

在《中药方剂学》各版所推荐治风寒咳嗽的首选方不一，有止嗽散、金沸草散、杏苏散、三拗汤等。

不同来源的古医籍记载大约有 13 个“金沸草散”方，但无论这些“金沸草散”方怎样变化，金沸草、白芍、甘草三味都不变。常多见两方：一为《太平惠民和剂局方》，一为《南阳活人书》，但二者方的组成略有不同。

1. 金沸草散（《类证活人书》）

〖**组成**〗旋覆花 3 两[90 g]，前胡 3 两[90 g]，荆芥 4 两[120 g]，姜半夏 1 两[30 g]，赤芍药 2 两［60 g］，细辛 1 两［30 g］，甘草（炙）1 两［30 g］。

2. 金沸草散（《太平惠民和剂局方》）

〖**组成**〗旋覆花（去梗）、麻黄（去节）、前胡（去芦）各七分，荆芥穗一钱，甘草（炒）、半夏（汤洗七次，姜汁浸）、赤芍药各五分，生姜三片，枣一枚。

〖**方解**〗旋覆花、前胡降气化痰；荆芥、生姜发散风寒；半夏祛湿、燥痰而散逆；甘草甘缓和中；赤芍散瘀和营，性凉泄热，以防辛散之品温燥太过。另外，《类证活人书》用细辛以温肺止咳，《太平惠民和剂局方》用麻黄宣肺解表。诸药配伍，共成散寒、化痰、降气、止咳之良剂，用治外感风寒，气逆咳嗽痰多者。

方中主药金沸草，乃旋覆花的茎叶，味咸、辛，性温，归肺、大肠经。古今阐释旋覆花者，大多以为其只有消痰降气之功，是囿于“诸花皆升，旋覆独降”之谚。其肃肺降胃、豁痰蠲饮之力颇著（病人服后往往有胸膈滞气下降之感）；其味辛，辛者能散能行，故能宣散肺气达于皮毛，一降一宣，肺之制节有权矣；其味咸，咸能入肾，故能纳气下行以归根，脾胃中之痰涎或水饮息息下行而从浊道出，不复上逆犯肺，肺自清虚矣。可见是一药之功，三脏戴泽，三焦通利焉。

清·汪绂《医林纂要》有云：“金沸草咸苦微辛，其花午开子落，与半夏意同而轻浮，上入于肺，苦能泄热气，咸能化痰结，辛能行痰湿，凡痰饮之逆于肺者，此能降而泄之；前胡甘苦微辛，能降泄高亢之气，而疏畅下行之滞，主下气行痰；麻黄以大开腠理而泄其风；荆芥辛苦而性上浮，祛头面之风，去经隧之湿，此方盖以此为君药，以兼去风痰，诸药亦随以上升于肺，而后乃降而下坠其痰也；赤芍药酸于泻肝敛阴，且监麻黄之过散，用赤者以行水分收痰湿也；轻用半夏者，以风则夹相火也，然必用之者，非此不足以通滞行痰也。金沸草轻虚，此以行于下所以助之；甘草以厚脾土，以缓肝急。"

〖**主治**〗伤风咳嗽，恶寒发热，咳嗽痰多，鼻塞流涕，舌苔白腻，脉浮者。

《类证活人书》中的金沸草散宜用于原有寒痰，复感风寒而发病者。《太平惠民和剂局方》的金沸草散以风痰为主。

〖**临证加减**〗陈修园《医学从众录》曰："轻则六安煎，重则金沸草散"。

若仍呕而惧服者，则改服陈士铎的舒肺汤（桂枝、苏叶、桔梗、甘草、茯苓、天花粉）合六安煎（二陈汤 + 杏仁、白芥子）。

金沸草散随证合用六安煎和桔梗汤（桔梗、甘草）。

①乍寒乍热，加柴胡、黄芩（小柴胡汤意）；

②高热气喘，加麻黄、生石膏（麻杏石甘汤意）；

③发热咽痛，加银花、连翘、射干（银翘散意）；

④痰多稠黏，加浙贝母、瓜蒌仁（贝母瓜蒌散意）；

⑤哮喘痰鸣，加苏子、葶苈子（葶苈大枣泻肺汤意）；

⑥发热恶风、自汗，加桂枝、厚朴（桂枝加厚朴杏子汤意）；

⑦久咳不止，加紫菀、百部、枇杷叶（止嗽散意）；

⑧体虚易感冒，加黄芪、白术、防风（玉屏风散意）；

⑨脾虚食少或便溏，加党参、白术（六君子汤意）；

⑩痰涎清稀，头眩，心下满，加桂枝、白术（苓桂术甘汤意）。

〖**类方比较**〗

金沸草散与止嗽散的比较

金沸草散与止嗽散都是治风邪犯肺的常用方。止嗽散以紫菀、白前、百部、桔梗等利肺止咳药为多，而解表祛邪之力不足，故主治为外邪将尽，肺气不利的咳嗽。金沸草散则以旋覆花、半夏、前胡与麻黄、荆芥穗等相配伍，解表化痰之功略胜，故主治风邪犯肺初起，而咳嗽痰多者。

三、辛凉解表剂

1. 概念

以辛凉发散药为主配伍组成，具有疏散风热、解表除湿之功，用治外感风热表证或温病初起的一类解表剂。

2. 病机

因温热病邪为患，具有发病急，传变快，易于壅结成毒的特点，加之温邪上受，首先犯肺，多致肺失宣降。温热病邪侵袭的特点（风热表证的特点）：①发病急，传变快；②易搏击气血，蕴结成毒；③病邪从口鼻而入，肺系症状出现较早，比较突出；④温热之邪多兼夹秽浊之气；⑤温热之邪易伤津、耗气。

3. 治则治法

疏风透散，辛凉解表。

4. 组方特点

以辛凉解表药为主，如金银花等，可配伍清热解毒、宣肺止咳、行气等药。

5. 代表方剂

银翘散、桑菊饮。

辛凉解表法源流概况

中医解表法（对外感病的诊治）经历了《黄帝内经》时期的刺络泻热、《伤寒杂病论》力主辛温解表、宋金元时期羌防更迭、明清温病始成的一个漫长历史过程。①形成迟于辛温解表法；②刘完素开辛凉解表法之先河；③“温病最善伤阴，用药又复伤阴，岂非为贼立帜乎？此古来用伤寒法治温病之大错也”（《温病条辨》）；吴鞠通大力提倡辛凉之说，在叶天士临床经验的基础上创制银翘散，后世由此将银翘散视为治疗风热表证之“辛凉解表剂”的代表方；④辛凉解表法至清代始臻完善。

辛凉解表剂是否解表？

这一点存在着很大的争议。一些医家认为，表证的特征性表现是“恶寒”，是寒邪侵袭肌表、束缚卫气所致的临床证候，而热邪不可能束缚卫气，故风热表证不宜与风寒表证相并列。传统上的风热表证并非单纯的表证，而是其病机应为热邪犯肺为主，兼有寒邪束表（为风热表证的病机实质），即肺热证兼有表寒证。治则以清解肺热为主，兼以散寒解表。

吴鞠通辛凉之法用药的三个层次

①辛凉轻剂——桑菊饮；

②辛凉平剂——银翘散；

③辛凉重剂——白虎汤。

银翘散（《温病条辨》）

概述

〖源流〗银翘散出自《温病条辨》，是吴塘（字鞠通）论治温病所创第一方，被后世誉为“温病第一方”。吴鞠通倡导用三焦辨证阐述温病发生、发展、传变规律和判断预后，主张立法处方紧扣病机。银翘散为温病初起，邪在上焦所设，并随证加减，衍生出多个变方。其方有“遵内经经旨、受东垣轻扬之启、宗嘉言芳香之说，与承叶案集裘”，体现了温病学三焦辨证与卫气营血辨证理论。银翘散在《温病条辨》中的地位犹如桂枝汤之于《伤寒论》，其体裁等皆仿照《伤寒论》麻黄汤、桂枝汤而成。

释：“遵内经经旨、受东垣轻扬之启、宗嘉言芳香之说，与承叶案集裘”之义。即遵从《黄帝内经》“风淫于内，治以辛凉，佐以苦甘；热淫于内，治以咸寒，佐以甘苦”之训，并基于喻氏“上焦如雾，升而逐之，兼以解毒”的理论悟出了银翘散的组方原则，银翘散中“芥穗芳香，清热解毒”，便是对喻嘉言治疗瘟疫时疏风诸方中芳香逐秽的荆芥散的发展运用。同时，受李东垣普济消毒饮中所谓的“时时服之”的启发，吴鞠通拟制银翘散服法，其意在于通过“时时服”而达到“轻扬”之效，首创“时时轻扬法”这一术语。并承袭叶天士“风温初犯上焦肺卫”，“在表初用辛凉轻剂”的理论，着重强调银翘散纯然清肃、轻有去实之能。

〖释名〗方中金银花、连翘用量独重，清热解毒，轻宣透表，为君药，故以之命名。本方为散剂，散者，散也，当外感风热，当以发散，故名银翘散。

组成和用法

〖组成〗连翘、银花各一两［各 30 g］，苦桔梗、薄荷、牛蒡子各六钱［各 18 g］，竹叶、荆芥穗各四钱［各 12 g］，生甘草、淡豆豉各五钱［各 15 g］。

〖用法〗共杵为散，每服（18 g），鲜苇根汤煎，“香气大出，即取服，勿过煮”。肺药取轻清，过煮则味厚而入中焦也（此也为解表剂煎煮火候的通则，过煮则减低药力）。此方体现了吴鞠通“治上焦如羽，非轻莫举”时时轻扬法的用药原则。病重者，约二时一服，日三服，夜一服；轻者，三时一服，日二服，夜一服；病不解者，作再服。服后应取微汗。

现有作丸剂者，然其做法对疗效影响较大。①丸者，缓也。丸剂的疗效低于散剂，更低于汤剂。②用量不足，仅 4 g 左右，原方为 6 钱（6 g）。③服法不对：不取微汗，间隔长，药力不相衔接。④蜜碍药性，有碍辛散药物解表之力，故使之不效。

〖**方歌**〗银翘散主上焦疴，竹叶荆牛豉薄荷，甘桔芦根凉解法，清疏风热煮无过。

主治与功用

〖**病机**〗目前学术界对此方病机存有两种不同观点。

（1）现行《温病学》教材观点认为，风热之邪郁遏卫表，正邪相争而发热；表阳被遏，失于温煦，故见恶寒；卫气郁闭，腠理开合不利则少汗或无汗；……舌边尖红苔薄白欠润，脉浮数为风热在表之征。认为风热病邪直接侵犯卫表为银翘散证的病机，其病因为温热毒邪，病位主要在肺卫。因肺为表中之里，卫为表中之表，故以散清之法治疗。同时，温者，火之气也，自口鼻而入，内通于肺，故曰“温邪上受，首先犯肺。”肺与皮毛相合，所以温病初起，多见发热，头痛，微恶风寒，汗出不畅或无汗。肺受温热之邪，上熏口咽，故口渴、咽痛。肺失清肃，故咳嗽。

（2）与《温病学》教材不同的观点认为，《温病学》教材中的上述病机分析不是吴鞠通的本意，更不符合病机本质。①银翘散的主治证候并非表热证，而是肺热证；②银翘散组方原则针对的病机主要为热郁于肺，并非风热郁表；③银翘散的组成、剂量及配伍提示其针对的病机不是风热在表；④源于太阳伤寒表实证的病机认识来解释银翘散病机存在误导；⑤温病医家对风温初起（卫分证）病机的认识有异于卫表证。总的来说，风温初起不宜称为风热表证或风热犯卫证，应称为卫分证。卫分证的病机为风热犯肺，热郁于肺，肺失宣降，卫失疏泄。其特点为肺卫同病，热未盛，尚未入气分（入气的标志为壮热，口大渴多饮，舌红赤苔干，脉洪数）。

〖**功用**〗（散邪与清热解毒）辛凉透表（发散外邪），清热解毒（清里）或疏散风热，兼以解毒利咽，宣肺止咳，生津止渴。

〖**主治**〗风热犯表（主）：肺气失宣、热邪伤津、热毒壅聚。或热邪犯肺为主，兼有寒邪束表（为不挟湿的热邪犯于卫表，肺卫被热所结，失于宣肃、膹郁为病）。证候特点为发热无汗，或有汗不畅，口渴（主症），头痛，咳嗽（次症）。其症为发热无汗，或有汗不畅，微恶风寒，头痛口渴，咳嗽咽痛，舌尖红，苔薄白或微黄，脉浮数。

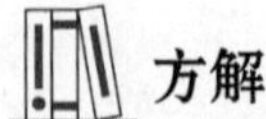

方解

〖方解〗

君——银花、连翘：既有辛凉透邪、清热之功，又具芳香辟秽解毒之效。

臣——
- 薄荷、牛蒡子：辛凉之性，疏风清热，助君药散上焦风热，且清利头目及咽喉。
- 荆芥穗、淡豆豉：辛温之性，助君药开皮毛而逐邪，芳香辟秽。

淡豆豉有两类，一类偏辛凉，另一类偏辛而微温。所谓辛而微温即用麻黄水加工而成，辛凉者则采用桑叶水加工所制，在《温病条辨》中相对比较明确地指出用麻黄水加工的淡豆豉。

佐——
- 竹叶：清上焦热。
- 芦根：清热生津，除烦止渴。
- 桔梗：宣肺，化痰止咳。

使——甘草：①调和诸药；②护胃安中；③清热解毒；④合桔梗清利咽喉。

方以银花、连翘为君药。银花甘寒，可疏散风热，清热解毒，“清络中风火湿热，解温疫秽恶浊邪”；连翘苦寒，“能透肌解表，清热逐风，为治风热要药”，二药合用，轻宣透表，疏散风热，清热解毒，辟秽化浊，在透散卫分表邪的同时，兼顾了温热病邪易蕴而成毒及多挟秽浊之气的特点。薄荷辛凉，可疏散风热、清利头目，利咽，疏肝，“辛能发散，凉能清利，专于消风散热”“上清头目诸风”；牛蒡子辛苦而寒，可疏散风热、宣肺利咽，润肠通便，“入肺而疏风散热，泻热清咽”，二药合用，疏散风热，清利头目，且可解毒利咽。荆芥穗、淡豆豉辛而微温，去性取用，增强辛散透表之力，以上四药俱为臣药，助君药以加强疏散风热，透邪外出之力。虽然荆芥辛温，但在大堆寒凉药中，且“制性存用”，故存其发汗透邪之力。芦根“性凉能清肺热，……味甘多液，更善滋养肺阴”；竹叶清心利水，可使开始入里的热毒从小便排出，且有保护心神之用（热邪伤心神），二药同用，清热生津；桔梗开宣肺气而止咳利咽，“桔梗之用，惟其上入肺经，肺为主气之脏，故能使诸气下降”，上三药共为佐药。甘草既可调和药性，护胃安中，又合桔梗利咽止咳为使药（桔梗甘草汤：清利咽喉，化痰止咳）。

诸药配伍，共奏辛凉解表、疏散风热，清热解毒、芳香辟秽之功，故可用于风热温邪诸证。此方体现了温病学派所强调的给邪以出路，祛除热邪有多种出路：对外散，对内清，对下利。

〖**配伍要点**〗

（1）主用辛凉：辛凉甘寒药之中配伍少量辛温药，寒温并用，防止凉遏，去性存用，既能透邪，又不悖辛凉之旨。用银翘散取效的关键即在于荆芥、豆豉这两味辛温药的运用。

（2）辛凉透表，兼芳香辟秽、清热解毒：疏散风邪与清热解毒、芳香辟秽之品相配，构成清疏兼顾之剂，表里同治（外透内清），既外散风热，头邪解表，又兼内清热毒。

（3）辛凉疏透宣散的同时，配伍渗湿导热之品：在疏解透汗剂中少佐渗湿利尿之品，如竹叶、通草等，对治愈邪郁太阴肺卫表证大有帮助。同理，发汗与利尿同样应用于伤寒太阳表证。

另外，本方药用多为花、茎、叶等质轻味薄之品，轻以去实。

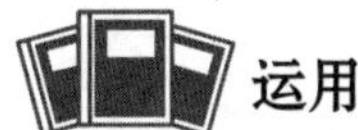

运用

1. 本方为辛凉平剂，是治风温、温热以及某些杂病属于邪在卫分、上焦，治当辛凉清解者（辛凉解表法）的代表方，为适用于外感风热表证的常用方，临症以发热，咽痛，口渴，脉浮数为辨证要点。

2. 临证加减

《温病条辨》中对银翘散方的加减运用有较详细的叙述。

①若胸膈闷者，加藿香、郁金，护膻中，以理气化湿解郁；发热较甚者，加柴胡以退热；

②伤津，渴甚者，加天花粉（清热生津）；

③热毒重，项肿咽痛者，加马勃、玄参（清热解毒）；

④热伤血络，衄者，去荆芥、豆豉（因其辛温发散而动血），加白茅根、侧柏炭、栀子炭，清热凉血以止衄；

⑤肺气上逆，咳者，加杏仁，以利肺气；

⑥头痛甚者，加白芷、菊花，以止痛。

⑦二三日病犹在肺，热渐入里，加细生地、麦冬保津液；再不解，或小便短者，加知母、黄芩、栀子之苦寒，与麦冬、生地之甘寒，合化阴气，而治热淫所胜。

《温病条辨》中对银翘散方的加减运用，有汗、无汗皆可用；舌白、舌赤亦可用；可加苦寒、甘寒，亦可加淡渗。因此，综观吴鞠通笔下的银翘散，其用途极广。表实、表虚可用，在气、在血俱可用，甚至在卫、气、营、血不同阶段皆可用银翘散。由此可见，银翘散方中清热主药金银花、连翘、竹叶经适当配伍应用范围可扩展到卫、气、营不同阶段的热证，而不应仅限于肺卫之表证。其间，注意辨证的关键点在于“太阴温病”，病变始终不离上焦。

3. 现代运用

流行性感冒、急性扁桃体炎、咽喉炎、麻疹、痈疮初起，以及流行性乙型脑炎流行性脑脊髓膜炎、腮腺炎等初起属卫分风热证候者。

使用注意

1. 煎服方法：因方中多为芳香轻宣之品，如荆芥穗等，故不宜久煎。

2. 外感风寒及湿热病初起者禁用。

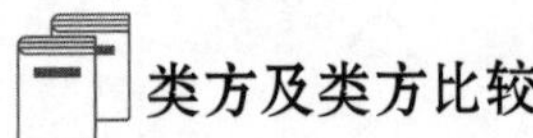

类方及类方比较

银翘散与银翘汤的比较

银翘散载于《温病条辨·卷一》，治太阴风温、温热、温疫、冬温，但热不恶寒而渴证。方由连翘、银花、苦桔梗、薄荷、竹叶、生甘草、荆芥穗、淡豆豉、牛蒡子组成，具有宣肺解表、清热解毒之效，有“辛凉平剂”之称。

银翘汤载于《温病条辨·卷二》，治下后阴伤无汗脉浮表不解之证。方由连翘、金银花、竹叶、生甘草、麦冬、细生地组成，具有辛凉解表、甘寒养阴之效。主治温病阳明腑实证经下后，邪气还在表，津液受损者。因其邪微津又伤，无需像银翘散那样用荆芥穗、淡豆豉解表，桔梗、牛蒡子宣肺，而是用银花、连翘、竹叶、甘草即胜任清热宣透之能。因阴津受损，不能增液作汗，故加入生地、麦冬以养阴增液。

二方立法有异，银翘散立辛凉解表兼清热解毒法，银翘汤立辛凉解表兼甘寒养阴法。今人有将银翘散改汤用者，当与银翘汤差异。

桑菊饮（《温病条辨》）

概述

〖**源流**〗桑菊饮出自吴鞠通《温病条辨》。吴鞠通针对当时“佥用杏苏散通治四时咳嗽，不知杏苏散辛温，只宜风寒，不宜风温，且有不分表里之弊”，受叶桂治风温医案的启发，在叶案辛寒清降的基础上，结合“肺为清虚之脏，微苦则降，辛凉则平”的特点，将大寒之石膏改为清润之菊花，再加桔梗、芦根，创立“辛凉微苦”之桑菊饮，“以避辛温也”，成为治风热犯于肺络的经典方剂。

因本方辛凉宣透，可疏风清热，生津润肺，在临床上广为应用，现已发展有桑菊散、桑菊感冒片、桑菊感冒丸、桑菊感冒合剂、桑菊感冒冲剂、桑菊感冒糖浆等制剂。并且依据方中桑叶、菊花有清肝明目之功，故用本方加夏枯草、决明子、刺蒺藜等治肝经风热所致的目赤肿痛。

〖**释名**〗方中以桑叶、菊花为主药，且中医把不规定时间、没有剂量限制的中药汤剂，或可以不规定时间冷服的，或代茶频饮的汤剂（药物可以只经过沸水浸泡去渣所得的液体剂型），称为“饮”剂。由于桑菊饮中的桑叶、菊花、薄荷、桔梗等皆为植物的花、叶、茎、穗等质轻上浮之品，性味辛凉上扬，甚至可以用沸水泡，频繁饮之，故称“饮”，如香苏饮、参苏饮等。

“饮”歠字解

饮，歠，甲骨，右边是人形，左上边是人伸着舌头，左下边是酒坛（酉），像人伸舌头向酒坛饮酒。

《说文解字》：“歠也。从欠酓（yǐn）聲”。

《易·蒙卦》虞注曰：水流入口为饮。

《玉篇》：咽水也。亦歠也。

组成和用法

〖**组成**〗桑叶二钱五分［7.5 g］，菊花一钱［3 g］，连翘一钱五分［5 g］，杏仁、苦桔梗、苇根各二钱［各 6 g］，薄荷、生甘草各八分［各 2.5 g］。

〖**用法**〗水二杯，煮取一杯，日二服。

〖**方歌**〗桑菊饮中桔杏翘，芦根甘草薄荷饶，清疏肺卫轻宣剂，风温咳嗽服之消。

主治与功用

〖**病机**〗外感风温或者秋燥，温病初起，肺络受损，肺气失宣（邪轻病浅）。

（1）风热犯肺、热伤肺络——肺失清肃——气逆而咳。肺位最高，且为娇脏，不耐寒热，温热病邪从口鼻而入（温自上受，燥自上感），肺必先受，邪居肺络，肺失清肃，故气逆而咳（风热咳嗽而非风寒之咳嗽）。

（2）风热袭表——身热不甚、脉浮数津，但因邪热轻微，故口微渴。本方证肌表症状并不明显，故知其病变中心在肺。正如吴鞠通所言：“咳，热伤肺络也；身不甚热，病不重也；渴而微，热不甚。受邪轻浅，故而身热不甚。”

（3）热轻伤津——口微渴。“温邪易伤也”。吴鞠通将桑菊饮汤证的病机描述为热伤肺络，既不完全同于银翘散的卫分肺卫证，也不同于白虎汤的肺经气分热证，而是介于二者中间的一种证候类型。据此提出了辛凉轻剂桑菊饮、辛凉平剂银翘散、辛凉重剂白虎汤，为温热邪气犯肺的治肺三方。

〖**功用**〗疏风清热，宣肺止咳。

温热病邪从口鼻入，邪犯肺络，肺失清肃，故以咳嗽为主症；受邪轻浅，可见身不甚热，口渴亦微。治当疏风清热，宣肺止咳。

〖**主治**〗风温初起，邪伤肺络证（风热犯肺之咳嗽轻证）。症见风温初起，表热轻证；咳嗽，身热不甚，口微渴，脉浮数。

方解

〖**方解**〗

目前，针对此方中医业界有两种不同的认识：一种是以桑叶为君药，另一种是以桑叶、菊花共为君药。

君——桑叶：甘苦性凉，疏散风热，宣肺止咳。

臣——菊花：散风热，清利头目而肃肺。
　　——杏仁、桔梗：宣肺利气而止咳（桔梗、杏仁相配，宣降肺气，化痰止咳）。

佐——连翘：清热解毒。
　　——薄荷：疏散风热。
　　——芦根：清热生津而止咳。

使——甘草：调和诸药，与桔梗相合而利咽喉。

认识一：方中桑叶味甘苦性凉，甘寒质润，轻清疏散上焦风热，善走肺络，长于清散肺经之热，风温暑热服之，肺气清肃，即能汗解，故用为君药。吴鞠通云：“桑得箕星之精，箕好风，风气通于肝，故桑叶善平肝风；春乃肝令而主风，木旺金衰之候，故抑其有余，桑叶芳香有细毛，横纹最多，故亦走肺络而宣肺气。”本病多发于春季风木之气旺而金衰之时，用桑叶能清肝并防止木火刑金。菊花辛甘性寒，为“祛风之要药”，长于疏散上焦风热，清利头目而肃肺，菊花晚成，芳香味甘，能补金水二脏，若“木旺金衰”，用之以补肺金之不足，故用之为臣药。二药轻清灵动，直走上焦，相须为用，善疏肺中风热，兼防木火刑金（肝火犯肺）。杏仁苦降，肃降肺气；桔梗辛散，开宣肺气，与杏仁相合，一宣一降，以复肺脏宣降而能止咳，是宣降肺气的常用组合；菊花、杏仁、桔梗三者共为臣药。薄荷辛凉，疏散风热，以助君药解表之力；连翘苦，微寒，可去上焦诸热，素清上焦风热以解毒（透邪解毒）；芦根甘寒，清热生津止渴，三药共为佐药。甘草清热和中，还可合桔梗解毒利咽，为使药。诸药相伍，使上焦风热得以疏散，肺气得以宣畅，则表证解，咳嗽止。

认识二：以桑叶、菊花共为君药，最大的根据是基于方名。理由如下，其一是本方证主要病机是风热伤肺络，故其主要药物应为搜逐肺中风热的药。而桑叶、菊花二药轻清凉散，功以清疏肺中风热为见长，故用为君药；其二，疏风清热药甚多，选桑叶、菊花二药，因其归肝肺二经有关。肝主升，肺主降，肝之升发令肺失肃降不至太过，肺之清肃使肝之升发不至过亢，二脏升降相因，相制为用。今风热犯肺，肺失清肃，可使肝失所制而亢奋化热，肝经有热，木火刑金，则可加重肺之病变，故治当肝、肺同治。二药归肝、肺经，既能疏散肺中风热，又能清解肝经热邪，肝、肺两清，相制复常，病证可愈，此乃清肝以宁肺之义；其三，温热之邪每易伤津，而“肺为清虚之脏”，故肺药宜润不宜燥，桑、菊均为甘润之品，尤其是菊花，“能补金、水二脏”，李时珍强调：“菊花，昔人谓其能除风热，益肝补阴。盖不知其尤多能益金、水二脏也，补水所以制火，益金所以平木，木平则风熄，火降则热除，用治诸风头目，其旨深微”，遣此二药，清疏之中尚有扶正之意。

〖**配伍要点**〗

（1）以轻清宣散之品（桑叶 + 菊花），疏散风热以清头目。

（2）以苦辛宣降之品（桔梗 + 杏仁），理气肃肺以止咳嗽。

（3）以辛甘相配（桑叶 + 菊花）可防辛凉苦寒药（薄荷 + 连翘）伤阴伤正，达既疏风透表、清热祛邪又不伤阴的目的。

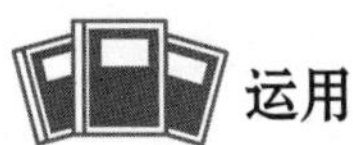

运用

1. 本方为辛凉轻剂，是主治风热咳嗽轻证的常用方，辛凉解表法治风热在表的代表方。临症以咳嗽，发热不甚，微渴，脉浮数为辨证要点。咳为其主要症状，身不甚热、微渴为其次要症状。

2. 临证加减

①若二三日后，气粗似喘，是气分热势渐盛，加石膏、知母、鱼腥草以清解气分之热；

②若舌绛、暮热，是邪初入营之象，加犀角、玄参以清营凉血，仍用原方清宣肺卫，透热转气；

③若热入血分，舌质深绛，躁扰或神昏谵语，恐耗血动血，只须凉血散血，宜去薄荷、苇根，加生地黄、丹皮、麦冬、玉竹以凉血，和血养阴；

④兼咽喉红肿疼痛，加玄参、牛蒡子、板蓝根，以清热利咽；

⑤若咳痰黄稠，咯吐不爽，加瓜蒌、黄芩、桑白皮、贝母，以清热化痰；

⑥肺热，咳甚伤络，咳痰夹血者，可加白茅根、茜草根、丹皮，以凉血止血；

⑦用治目赤肿痛，宜加刺蒺藜、蝉蜕、木贼、决明子、夏枯草，以祛风清热明目。

3. 现代应用

常用治流行性感冒、急性支气管炎、急性扁桃体炎、上呼吸道感染等辨证属风热犯肺之轻证或肝经风热者。

使用注意

1. 风寒咳嗽者，不宜使用。

2. 本方药轻力薄，无祛痰、清痰、化痰之功，不宜用于痰多湿盛的咳嗽。

3. 本方药味均系轻清宣透之品，不宜久煎。

类方及类方比较

银翘散与桑菊饮的比较

〖共同点〗

1. 二方均能辛凉解表，疏风散热，皆为治温病初起的辛凉解表方剂，用治风热外袭，邪在肺卫之证，临症以发热，微恶风寒，头痛，微渴、舌尖红，脉浮数等为特征者。

2. 二方的组成中都有连翘、桔梗、甘草、薄荷、芦根等五味，但桑菊饮方中的剂量明显少于银翘散。

〖不同点〗

银翘散：有银花配伍荆芥穗、豆豉、牛蒡子、竹叶，解表清热之力强，为辛凉平剂。临证多用治风热袭表，热毒较甚，病变重点在卫，症见发热，微恶风寒，头痛口渴，咽痛，舌尖红，苔薄黄，脉浮数者。

桑菊饮：有桑叶配伍杏仁，宣肺止咳之力大。偏于宣肺止咳，而解表清热之力较银翘散弱，为辛凉轻剂。临证多用治风温初起，邪客肺络，邪浅病轻，病变重点在肺，症见以咳嗽为主，伴有微热、微渴者。

两方都可治风热袭于肺卫，有偏肺、偏卫的不同，热势有偏重、偏轻之别。因此，有人根据组成药物的作用功能，将其分为四组进行分析。

第一组：银翘散的药物有金银花、连翘、竹叶，桑菊饮的药物只保留银翘散第一组中的连翘，去掉了清热药金银花、竹叶，可见银翘散所治证热邪较重，桑菊饮则热邪较轻。

第二组：银翘散的药物有辛温的荆芥、淡豆豉与辛凉的薄荷相配伍，旨在开泄腠理，透邪外出，而桑菊饮中则用桑叶、菊花代替荆芥穗、淡豆豉，保留薄荷，表明桑菊饮证表闭较轻，重在疏散。

第三组：银翘散中的药物桔梗、牛蒡子、甘草，功在利咽止痛，而桑菊饮用杏仁替代牛蒡子，重在宣降肺气止咳嗽。

第四组：药物芦根，两方皆用，以养阴存阴，避免温邪伤阴，体现“温病忌汗”的治法思想。

麻黄杏仁甘草石膏汤（《伤寒论》）

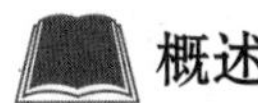

概述

〖**源流**〗本方出自张仲景《伤寒论》。《伤寒论》第 63 条言：“发汗后，不可更行桂枝汤，汗出而喘，无大热者，可与麻黄杏仁甘草石膏汤”。第 162 条言：“下后，不可更行桂枝汤，若汗出而喘，无大热者，可与麻黄杏仁甘草石膏汤”。可见仲景用本方主要针对“汗出而喘，无大热者”。

麻黄杏仁甘草石膏汤，简称麻杏石甘汤，也称麻杏甘石汤。历代医家在临床实践中发现，本方证之于临床，既有汗出而喘者，又有无汗而喘者。于此，应用中主张不论有汗或无汗，皆可用此方。因麻杏石甘汤清、疏、宣、降四法并用，对后世解表清热宣肺法的应用及方剂的衍化、创新产生了一定的影响，其方剂的加减变化主要有：①配伍清热的黄芩、桑白皮等，以增清泻肺热之功，方如宋代赵佶《圣济总录》卷48中的麻黄汤，清代钱锦江《治疹全书》（1858年）中的麻黄石膏汤；②配伍疏表透邪的荆芥、防风、牛蒡子等，以增解表之效，方如清代朱载扬《麻症集成》（1879年）卷4中的麻黄汤，孙一民《临证医案医方》（1981年）中的麻石加味汤；③加入祛痰止咳平喘药，如瓜蒌、川贝、前胡、半夏、紫菀等，方如《麻症集成》卷4中的麻杏甘石汤。

目前，有些教材认为麻杏甘石汤是辛凉重剂，但吴鞠通认为白虎汤是辛凉重剂。现代医家依据肺合皮毛，开窍于鼻，喉为肺系及肺与大肠相表里等理论，将本方用于皮肤病、鼻病、咽喉疾患及痔疮等，并有麻杏止咳糖丸、麻杏止咳糖浆、麻杏甘石合剂、麻杏石甘注射液、止嗽定喘丸、止嗽定喘片等不同制剂。

〖**释名**〗以本方的全部组成药物命名。

组成和用法

〖**组成**〗麻黄（去节）四两［9 g］，杏仁（去皮尖）五十个［9 g］，甘草（炙）二两［6 g］，石膏（碎、绵裹）半斤［18 g］。

关于本方药物剂量变化

（1）《王绵之方剂学讲稿》、《方剂学》（第三版）用麻黄5 g，但也有教材用麻黄12 g。

（2）本方是麻黄汤去桂枝加石膏而成。与麻黄汤相比，因本方证属表证未解，热邪壅肺，其主要矛盾是热壅于肺，肺气失宣，故取石膏倍麻黄以清泻肺热，宣肺平喘，兼解表证。表证不重，故去桂枝。因麻黄开宣肺气的作用是通过其辛散温通之性而实现的，故方中无辛温的桂枝相助，又有石膏寒凉之凝，麻黄宣肺平喘之功必受到影响，故相应地加大麻黄的剂量，使其宣肺之功得以充分发挥。减杏仁的用量，因石膏质重而降，与杏仁相配，则清肃之力加强，故酌减。

〖**用法**〗上四味，以水七升，先煮麻黄，减二升，去上沫，内诸药煮取二升，去滓，温服一升（当代用量：麻黄12 g，杏仁9 g，炙甘草6 g，生石膏24 g，上四味，以水1400 mL煮取400 mL，温服200 mL）。

〖**方歌**〗麻杏甘草石膏汤，四药组合有擅长，主治风热咳喘证，辛凉宣泄效力彰。

主治与功用

〖**病机**〗外感邪气入里化热，热壅于肺，肺失宣降（表里同病）。

伤寒由表（太阳）入里（阳明）
温病由卫（表）及气（里）
} 郁而化热——邪热壅肺、表邪未尽。
↓
表邪未尽：热邪熏蒸——身热不解，脉浮数。
↓（肺失宣降——咳逆气急，甚至鼻煽化热）

热邪壅遏于肺
- 身热不解，汗出，咳逆气急，甚则鼻煽，口渴。
- 热灼津伤——口渴，苔薄白或薄黄，脉浮而数。
- 热壅于肺，迫津外泄——汗出。

风热袭表，表邪不解而入里，或风寒之邪郁而化热入里，邪热充斥内外，故身热不解，苔黄，脉浮数；热壅于肺，肺失宣降，故咳逆气急，甚则鼻煽；热邪伤津，故口渴；热性升散，迫津外泄，故见有汗。因热邪是由风邪入里化热所致，当表邪未尽时，可因卫气被郁，毛窍闭塞而无汗；苔薄白，脉浮亦是表证未尽之征。

〖**功用**〗辛凉宣肺，清热平喘（辛凉疏表，清肺平喘）。

热邪壅肺，肺失宣降，治当以清泄肺热，宣降肺气为主。然邪自外来，且表证未尽，治又当辛散透邪于外，给邪求出路；又肺外合皮毛，肺热通过透散外出。故治以清肺热为主，宣透肺热、外邪为辅，即以辛凉宣肺，清热平喘为法。

〖**主治**〗外感表邪，邪热壅肺证（表邪未解，肺热咳喘证）。症见咳逆气急，甚则鼻煽，身热不解，口渴，有汗或无汗，舌苔薄白或黄，脉浮而数者。身热不解，喘咳气粗，是本方主证，发热口渴，苔黄脉数，是肺热辨证的依据。

关于麻黄杏仁甘草石膏汤的主治证之表证解与未解

麻黄杏仁甘草石膏汤的主治证，因仲景叙症过简，后世在把握本方证的病机及证候方面，看法有异，主要有二：一是表邪已解，邪热壅肺，其证候以发热、喘咳、汗出、口渴、苔黄、脉数为特点；二是表证未解，热邪壅肺，其证候以发热、喘咳、口渴、有汗或无汗、苔薄白或黄、脉浮数为特点。

两种观点的不同之处在于表证解与未解。从方的组成上似乎无法得到解释，但是从方中麻黄与石膏的用量比例，可一目了然。一般而言，石膏的用量若为麻黄的1倍或1倍以下，即麻黄与石膏的用量比例为1：2或3：5或3：4等，则略有发汗解表之功。由此可见，依据仲景组方所确定的用量比例，本方功用当以清热宣肺为主，兼以解表，可治肺热而兼表证未尽者。若石膏的用量超过麻黄一倍以上，甚至数倍于麻黄，即二者的用量比为1∶3或1∶5等，则本方的功用为清泄肺热，止咳平喘，主治热邪壅肺而表证已解之证。

方解

〖方解〗

君——麻黄：辛甘温，宣肺解表平喘；石膏：辛甘大寒，清泄肺胃之热以生津——两药配伍，既能宣肺，又能泄热。

臣——杏仁：苦，降肺气，止咳平喘，既助石膏沉降下行，又助麻黄泻肺热。

佐、使——炙甘草（和中，调和）①益气和中，顾护胃气；②调和诸药性（调和麻黄、石膏之寒温）；③与石膏相伍。一防石膏大寒伤胃；二则因甘寒生津，可助肺热所伤之津液。

麻黄辛苦温，宣肺解表平喘，解表散邪。《本草正义》曰："麻黄轻清上浮，专疏肺郁，宣泄气机，是为治外感第一要药。虽曰解表，实为开肺；虽曰散寒，实为泄邪。风寒固得之而外散，即温热亦无不赖之以宣通"。石膏辛甘大寒，质重下降，清泻肺胃之热以生津，在清热的同时，也有助肺气下行。两药相辅，一以宣肺为主，一以清肺为主，合而用之，既宣散肺中风热，又清宣肺中郁热，共为君药。石膏倍于麻黄，相制为用，使整方不失为辛凉之剂，石膏得麻黄，清解肺热而不凉遏；麻黄得石膏，宣肺平喘而不助热。杏仁苦温，宣利肺气以平喘止咳，与麻黄相配，一宣一降，则宣降相因；与石膏相伍，一清一降，则清肃协同，是为臣药。炙甘草既能益气和中，又防石膏寒凉伤中，更能调和于寒温宣降之间，为佐使药。

关于麻杏石甘汤的"君药"之议

此方虽简，但所涉方证群庞杂，故对本方君药的认识多存有不同观点，诸如有无君药之言，有以麻黄为君，也有以石膏为君，更有以石膏、麻黄为君。

（1）无君药：陕西中医学院主编的《中药方剂简编》及统编中专教材《方剂学》未言君臣之分。但仲师处方，虽药简意赅，但绝无含糊不清、不设君药之理。

（2）麻黄为君：广东中医学院主编的《方剂学》提出，麻黄"既能发汗.又能宣肺"，为全方之君。许济群统编的教材《方剂学（第五版）》也持此说。

（3）石膏为君：持此论者以傅衍魁等主编的《医方发挥》（1984年）为代表，认为方中重用石膏清热透泻，辅与麻黄宣肺解表，故其用量倍于麻黄。石膏性寒，其味辛，能透邪外出，麻黄味辛性温，既能宣肺，又可达邪，一辛凉，一辛温，辛凉大于辛温，受石膏制约，麻黄存辛味而弃温性，免助热邪，使全方不失为辛凉之剂，故用石膏清透肺热为君，麻黄助石膏透邪兼平喘为臣。但若以石膏为君，其大寒之性，清透里热之功，则与解表剂以解表药为主组成方剂的概念又相违。

（4）麻黄、石膏共为君药：广州中医学院主编的《方剂学》认为，麻黄、石膏“相制为用”，共为主药。统编教材4版和6版，宋全和主编的《中医方剂通释》亦持此说。但有人认为，一方之中，药少无二君。本方药仅四味，为何设立二君？受制之药，助君之味，与君药相齐并论，也恐与仲师制方严谨之宗旨相悖。可是据其病机，表证未解，热邪壅肺，治宜清泄肺热，宣降肺气为主，兼以解表散邪。麻黄宣肺而兼解表，石膏清热而兼生津，二药同用，既针对肺热壅盛，肺失宣肃，又兼顾了表邪未尽，故二者共为君药，似较贴切。

考证仲景诸方，麻黄与石膏同用者，除本方外，尚有越婢汤、越婢加术汤、越婢加半夏汤、厚朴麻黄汤、大青龙汤、小青龙加石膏汤、桂枝二越婢一汤等方。这些方剂，或用麻黄发汗解表的作用以宣发表邪，或用麻黄宣肺降逆之功以平喘咳，或用麻黄宣肺行水之效以治饮邪、水肿。

归纳起来，麻黄、石膏同用则见于两种情况：一种情况是既要充分发挥麻黄宣肺降逆或宣肺行水的作用，而又无需发汗者，则配石膏以抑制麻黄的发汗作用。如本方和越婢汤都有出汗症状，热势又不盛，两药同用，表明方中麻黄的主要用途不是发汗，而是宣肺降逆，行水涤饮；石膏则发挥了清热和制约麻黄发汗的双重作用。另一种情况是既要用麻黄发表又要用石膏清热者，则减少石膏用量，或再配桂枝增强发汗力量，使其不受石膏制约，如大青龙汤、桂枝二越婢一汤等方即是此意。

〖**配伍要点**〗

本方清、宣、降三法俱备，辛温与寒凉并用，共成辛凉之剂；解表与清肺并用，以清为主；宣肺与降气结合，以宣为主。全方宣肺而不助热，清肺而不凉遏。

①麻黄、石膏、杏仁三药相合，有宣、有清、有降，使犯肺之热得清、得宣、得降，则热邪犯肺之喘咳证可除。

②麻黄＋石膏（用量1∶2）：辛寒倍辛温，以寒制温，一宣一清，既清肺又宣肺，使肺热清宣，喘逆自平。

麻黄与石膏

①石膏用量倍于麻黄（2∶1），使麻黄走表之性减，而偏入肺。二者配伍，麻

黄因受石膏监制，始能减弱其发汗力（制性存用）。而借麻黄辛温宣散之性旨在透肺经之风热，使里热通过宣散之力透达于外，有“火郁发之”之意。麻黄虽辛温，然在石膏两倍的作用下，则不致助热，二者宣肺平喘，清肺泻热，而不留邪。

②石膏得麻黄之辛散为助，解表与清肺，相辅相成，能更好地发泄肌腠与胸中蕴结郁热。故二药相须相制，相反相成，以清为主。

③辛寒之品用量大于辛温之品，使本方不失为辛凉之剂。

③麻黄 + 杏仁，宣肺与降气并用，一宣一降，相反相成，以宣为主。

④杏仁 + 石膏，杏仁宣利肺气，石膏之质重下降清泻肺胃之热并助肺气下行，一清一降，清降相合，相辅相成，清肃肺气。

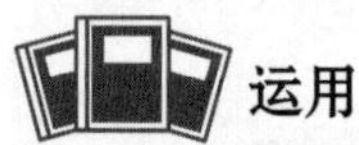

运用

1. 本方能清透肺经在里之气分郁热，用治热邪犯肺的肺热喘咳证的基础方，为治表邪未解，邪热壅肺而致喘咳之常用方，为辛凉重剂。临症以发热、喘咳、苔黄、脉数（热、渴、喘、汗或无）为辨证要点。

《伤寒论》原用本方治太阳病，发汗未愈，风寒入里化热，“汗出而喘”者。后世用于风寒化热，或风热犯肺，以及内热外寒，但见热邪壅肺，身热喘咳，口渴脉数，无论有汗、无汗，以本方加减，都能获效。麻疹已透或未透，出现身热烦渴，咳嗽气粗而喘，属疹毒内陷，肺热炽盛者，亦可加味用之。

麻黄杏仁甘草石膏汤证之肺热喘咳

麻黄杏仁甘草石膏汤主要针对“汗出而喘，无大热者”。喘为肺独有的症状，若有汗出，基本为肺热之喘。因此，可以与其他几种咳喘相区别。①排除太阳之喘（麻黄汤的恶寒发热、无汗而喘，桂枝加杏仁厚朴汤汗出气喘）：发热，汗出热退；②排除阳明之喘（白虎汤证阳明里热，迫肺汗出气喘）：发热，汗出热不退；③排除表寒里饮之喘（小青龙汤外寒里饮的寒水射肺气喘）。而麻黄杏仁甘草石膏汤证是汗出，热不退，不恶风，异于表实无汗之麻黄汤证；脉不浮缓，又异于桂枝加厚朴杏子汤证。麻黄杏仁甘草石膏汤证是内热壅盛，所以汗出；肺气不利，所以作喘。故“汗出后是否退热”是较为重要的鉴别点。

另外，麻黄汤、桂枝汤、桂枝加厚朴杏仁汤、大青龙汤，病位在表在肌腠，白虎汤病位在里，麻杏石甘汤病位在脏腑——肺，小青龙汤病位在表兼在肺。

注意：“无大热”，并非没有高热，临床上还可见有高热，汗出，气喘等症。

2. 临症加减

①若肺热甚，壮热汗出者，重用石膏，并酌情增加桑皮、黄芩、知母以清泄肺热。

②表寒明显，无汗而伴恶寒（表邪未解），减石膏用量，加薄荷、苏叶、桑叶等以助解表宣肺之力。

③无汗为热闭于肺，加重麻黄以宣肺（但麻黄用量不能超过石膏）。

④痰多气急，可加葶苈子、枇杷叶降气化痰。

⑤痰黄稠、胸痛者，宜加瓜蒌、贝母、黄芩、桔梗，以清热化痰，宽胸利膈。

⑥若属麻疹内陷，症见高热，咳嗽，呼吸急促，鼻煽，烦躁，舌质红，苔黄脉数，可酌加连翘、金银花、黄芩、赤芍等，以清热解毒。

⑦麻疹尚未出透，或出而隐没，加薄荷、荆芥、牛蒡子，以疏表透疹；疹色暗红，加丹皮、紫草，以凉血活血。

3. 现代应用

用于感冒、急性支气管炎、支气管肺炎、支气管哮喘、麻疹合并肺炎等。

使用注意

1. 风寒咳嗽，痰热壅盛者，不宜用本方。

2. 凡喘咳证属上甚下虚、外寒内饮、风寒束表，皆忌用大剂量的石膏清热，因寒凉之品易伤阳气，加重下元虚损，使寒饮更剧。

3. 煎服注意：麻杏石甘汤方剂中的诸药不宜同时煎煮，宜先煎麻黄，后入诸药。同时，苦杏仁应在沸水时加入，不宜在冷水中浸泡时间过久。

类方及类方比较

〖**类方**〗

虽然麻杏石甘汤只有四个药，但体现了很多基础的组合。作为一种基础方，它反映出一种基本的治法，即一宣一清一降，运用时应多进行加减化裁。

类方一：宣白承气汤（《温病条辨》）

〖**组成**〗宣白承气汤是麻杏石甘汤的变方，由生石膏 15 g，生大黄 9 g，杏仁粉 6 g，瓜蒌皮 4.5 g 组成。

〖**功用**〗以大黄代替麻黄，大黄为阳明药物，通下攻热去瘀，肯定有大便不通，腑气上逆；用瓜蒌皮代替甘草，清胸膈之热，涤荡痰热，肯定有痰稠，痰黄，胸肋胀满；生石膏清内热，除烦躁；杏仁止咳平喘。

〖**主治**〗本方为吴鞠通《温病条辨》中“脏腑合治”的代表方剂。直至今日在肺系疾病急性期治疗中仍然有广泛的应用。本方取白虎、承气二方之意而变其制。本方中生石膏清泄肺热，生大黄泻热通便，杏仁粉宣肺止咳，瓜蒌皮润肺化痰，诸药同用，司使肺气宣降，腑气畅通，痰热得清，咳喘可止。

宣白承气汤是纯阳明内热引起的上有咳喘下有大便不通二证，是麻杏石甘汤的进一步发展。

凡出现高热喘嗽，舌红苔黄，脉实数有力，证属痰热蕴肺、腑气不通的患者，均可用宣白承气汤原方或加减化裁治疗。

类方二：五虎二陈汤（《古今医鉴》）

〖**组成**〗半夏、茯苓、陈皮各 3 g，麻黄、杏仁各 4 g，石膏 8 g，甘草、桑白皮各 2 g。

麻杏石甘汤加桑白皮，为五虎汤；再加二陈汤，为五虎二陈汤。

〖**功用**〗治哮吼喘急痰盛。用于小儿喘息，太阳阳明太阴证。

①《万病回春》五虎汤：麻黄 9 g，杏仁 9 g，石膏 15 g，甘草 3 g，细茶 1 撮，上药研粗末，加桑白皮 3 g，生姜 3 片，葱白 3 茎，水煎服。

②《景岳全书》五虎汤，由麻黄、石膏、杏仁、甘草、生姜、细茶构成。

③《仁斋直指》五虎汤，由麻黄、甘草、杏仁、石膏、细茶构成（麻杏石甘汤加茶叶）。

④《幼科发挥》五虎汤，由麻黄、杏仁、甘草、石膏、腊茶构成（但两方的剂量不同）。

⑤《证治汇补》五虎汤，由麻黄、杏仁、甘草、石膏、桑白皮、细辛、生姜构成。

类方三：三黄石膏汤（《外台秘要》）

〖**组成**〗生石膏 30 g，黄连、黄柏、黄芩各 6 g，香豆豉 9 g，栀子 10 枚，麻黄 9 g，生姜 3 片，大枣 2 枚，细茶 1 撮。

〖**功用**〗泻火解毒，发汗解表。

〖**主治**〗治伤寒阳证，表里大热而不得汗，或已经汗下，过经不解，六脉洪数，面赤鼻干，舌燥大渴，烦躁不眠，谵语鼻衄，发黄发疹，发斑，以上诸证，凡表实无汗，而未入里成实者，均宜主之。

〖类方比较〗

麻杏石甘汤与麻杏薏甘汤的比较

麻杏薏甘汤与麻杏石甘汤在组成上仅有一味药的区别，前方有薏苡仁，后方为石膏。

麻杏薏甘汤是太阳、阳明合病夹湿，太阳、阳明都不太重，风湿阻滞经络，微有化热，表现为一身尽疼（酸痛沉重）、日晡发低热，苔白腻或黄腻，小便不利（为越婢汤之轻症），故麻黄、杏仁的剂量偏小，微微发汗。其病机为湿热，热轻湿重，故不用生石膏，而用生薏苡仁利湿的同时有一定的清热作用，“治湿不利小便非其治也”。中医临床上，对湿热，利湿、利小便的重要性大于清热，让湿热随着小便排出。因此，温病学派常用生薏苡仁，在下焦淡渗之法的代表就是三仁汤。

柴葛解肌汤（《伤寒六书》）

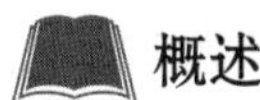

概述

〖**源流**〗柴葛解肌汤来源于明代医家陶华的《伤寒杀车槌法》，又名干葛解肌汤、葛根解肌汤（《古今医鉴》）、柴胡解肌汤（《万病回春》）。

陶华提出的阳明经病，是二阳合病，邪偏阳明之表；而仲景之阳明经证是阳明主病，邪偏阳明之里。故有医家将陶华的称为“阳明经之表证”，将仲景的称为“阳明经之里证”。此方可视为是宗仲景葛根汤之意，化裁而出。葛根汤主治恶寒，发热，无汗，头身疼痛，下利之太阳阳明合病，其证的形成由风寒袭于太阳，表邪内陷阳明，大肠传导失常所致，方以桂枝汤合麻黄辛温解表，治太阳风寒；葛根解肌，并能升阳止泻，而治阳明下利。是以方治太阳为主，兼治阳明。陶华循仲景治二阳合病的用药思路，结合阳明经病的特点，着重解肌清热，创制治阳明为主，兼治太阳的柴葛解肌汤。《医宗金鉴》云：“此方陶华所制，以代葛根汤。凡四时太阳阳明少阳合病轻证，均宜以此汤增减治之”。

〖**释名**〗其名为在药效名之前加一个主药名，以示其君药柴胡、葛根，与全方解肌清热的主治功效。这在经方中比比皆是，如《伤寒论》中的五个泻心汤（半夏、生姜、甘草、附子、大黄黄连泻心汤）。

组成和用法

〖**组成**〗柴胡、黄芩、芍药各6 g，干葛9 g，甘草、羌活、白芷、桔梗各3 g（原著本方无用量）。

〖**用法**〗水二盅，姜三片，枣二枚，加石膏末一钱（5 g），煎之热服。

〖**方歌**〗陶氏柴葛解肌汤，邪在三阳热势张，芩芍桔草姜枣芷，羌膏解表清热良。

主治与功用

〖**病机**〗表寒证未解，而化热入里。或太阳经风寒未解，郁而化热，热邪已渐次传入阳明、少阳，故证为太阳、阳明两阳合病。

外感风寒、表寒证未解，郁而化热——恶寒渐轻，身热增盛，头痛肢楚、无汗；入里之热而初犯阳明经、少阳经脉——眼眶痛、鼻咽干；热扰心神则致心烦不眠；脉浮微洪是外有表邪，里有热邪之征；太阳风寒未解，郁而化热，渐次传入阳明，波及少阳，故属三阳合病，但以热郁阳明为主，而太阳表证及邪郁少阳证在本方证中不居主要地位。

〖**功用**〗辛凉解肌，兼清里热（辛散苦泄法）。

〖**主治**〗外感风寒，郁而化热证。症见恶寒渐轻，身热增盛，无汗头痛，目疼鼻干，心烦不眠，咽干耳聋，眼眶痛，舌苔薄黄，脉浮微洪者。

关于阳明经病为何证？

历代医家根据仲景六经辨证，将阳明病分为经证与腑证两类。邪传入里，邪热虽炽而肠无燥屎积滞者，为阳明经证，其症以身热汗出，口渴引饮，苔黄，脉洪大为特点，即所谓大热、大汗、大渴、脉洪大的“四大”症。邪传入里，热邪炽盛，与肠中积滞（燥屎）互结者，为阳明腑实证，其症以便秘，腹部胀满疼痛，发热，苔黄燥起刺，脉沉实为特点。陶华在《伤寒六书》卷4阳明经见证法中曰：“先起目疼，恶寒，身热者，阳明经本病已；后潮热，自汗，谵语，发渴，大便实者，正阳明胃腑标病”。显然，陶华提出的阳明经病，不是阳明腑实证，因不具有“四大”症的表现，也不是阳明经证，故尔有医家据“目痛，鼻干，不眠，微恶寒，是阳明胃经受病”（《伤寒六书》卷4），及“脉微洪而长，阳明脉也。外证则目痛，鼻干，不得眠，用葛根以解肌”（《伤寒六书》卷2）等论述，将其阳明经病称为“阳明经表证”，并认为太阳表证与阳明表证的区别在于“太阳表病初起则恶寒甚，且发热而仍畏寒；阳明表证初起则微恶寒，及至壮热则寒不复恶矣。又太阳则头项痛，阳明则头额眉棱骨痛，此为辨也”（《王高旭医书六种（退思集类方歌注》）。陶华将阳明经病分为两种，一是微恶寒，身热，目痛，鼻干，不得眠，头痛，眼眶痛，脉微洪者，用柴葛解肌汤；二是渴而汗不解者，用白虎汤。可见陶华虽无阳明病分表里之说，确有分表里之意。因此，有人提出“阳明病有经证和腑证的不同，经证又有表里之分。柴葛解肌汤是治阳明表证的方剂”。

综上，陶华用本方所治之阳明经病，乃阳明表证也。太阳之邪入里化热，郁于阳明，故身热，恶寒渐轻，目疼，鼻干，眼眶痛；阳明之邪由太阳传经而来，其症尚见头痛，恶寒之太阳表邪未尽之征；阳明亦有表里，邪入阳明之表，也可内传于里，其症又见发热较盛，脉洪之阳明里热的表现。据此，阳明表证的病变特点是：既有阳明经之表证，又有阳明经之里证，还有太阳经之表证，但以邪郁阳明之表证为主。

方解

〖**方解**〗

君——柴胡、葛根：解肌清热，且柴胡疏畅气机，以助郁热外泄。

臣——
- 羌活、白芷：辛散发表，散表邪而止头痛。
- 黄芩、石膏：清泄里热，以防邪热入里。

佐——
- 白芍、大枣：敛阴养血和营，防疏散太过而伤阴。
- 桔梗：宣利肺气，以利咽。
- 甘草、生姜：调和营卫，发散风寒。

使——甘草：调和诸药。

方中葛根甘辛性凉（平），气质轻扬，具有升散之性，入脾胃二经，以阳明为主，辛能外散肌热，凉能内清热邪，太阳之邪入里化热，郁于阳明肌腠者，每多用之。柴胡味辛性寒，有较强的透表退热之功，且其疏畅气机之功，又可助葛根外透郁热，有助于邪气外出。羌活解表散寒，祛风止痛；白芷善走阳明，治眉棱骨痛、额骨痛，又通鼻窍。黄芩、石膏一解阳明之表的邪热，一清阳明之里的邪热；柴胡配黄芩，一透少阳之表的邪气，一清少阳之里的热邪，既除入里之热邪，又绝入里之传变。桔梗宣利肺气以助疏泄外邪；白芍敛阴和营，防止疏散太过而伤阴；生姜、大枣调和营卫，均为佐药。甘草能调药性而为使药。诸药相配，寒温并用，辛凉为主，共成辛凉解肌，兼清里热之剂。

关于方中的柴胡、羌活、白芷用意

柴葛解肌汤方中遣用柴胡，历代医家争议较大。有认为陶华的方剂配伍不够严谨，如汪昂在《医方集解》说：“此邪未入少阳，而节庵加用之”。费伯雄的《医方论》

则更明确地说:“此证无胁痛、耳聋之象,与少阳无涉,乃首用柴胡,开门揖盗,一忌也”。王泰林不解,曰:“若谓太阳、阳明合病,则柴胡尚不宜用,而节庵用之,何也”。也有人认为,若治三阳合病,则此方用药配伍周全,如吴谦曰:“若用之以治三阳合病,表里邪轻者,无不效也”。

现在认为,无论是二阳合病还是三阳合病,选用柴胡是恰当的,其理有三:第一,二阳合病,用以透邪清热。柴胡因其质轻清,气味俱薄,是一味较好的发散药物,如《药品化义》曰:“柴胡,性轻清,主升散,味微苦,主疏肝,若多用二、三钱,能祛散肌表”。故二阳合病用之,可借其发散之性透邪于外,藉其寒凉之性清热于内。第二,二阳合病,用以防微杜渐。太阳、阳明合病,乃伤寒之邪入里化热,已由太阳始传阳明。邪传阳明之途径不外两条,一由太阳直接内传,二经少阳而转传,故柴胡、葛根的配伍,正是针对邪传途径不同而用。由太阳始传阳明者,葛根清透也。葛根为阳明经主药,长于透阳明在表之邪外达(古人谓之解肌退热)。经少阳转传阳明者,柴胡截断也。柴胡“为少阳经表药”,以透少阳半表之邪见长,用之可使转传之邪不得侵入阳明。二药配伍,无论邪从何入,皆能顾及。第三,三阳合病,用以兼治少阳。太阳、少阳、阳明合病时,则柴胡专为清透少阳之邪热而用,羌活走太阳,柴胡走少阳,葛根走阳明,分而治之,各司其职。因此,陶华此处用柴胡取其透热解肌之功,非为少阳病而设。

陶华宗仲景葛根汤之意而创制本方,方中解表散寒之品为何不用麻黄、桂枝,而用羌活、白芷?陶华为伤寒派弟子,“读仲景书,用仲景法,然未尝守仲景之方,乃为得仲景之心也”,表明陶华灵活务实的态度。陶华治伤寒,既承袭仲景,又崇尚易老。在其所著的《伤寒六书》中曰:“盖冬时为正伤寒……必宜用辛温散之。其非冬时亦有恶寒头疼之证,皆宜辛凉之剂通表里,和之则愈矣。……辛凉者何?羌活冲和汤是也。兼能代大青龙汤为至稳”。在本书卷2中又指出:“为正伤寒,乃有恶寒头疼、发热之证,故用麻黄、桂枝,发散表中寒邪,自然热退身凉”。而“春夏秋之时,虽有恶寒、身热、头痛,亦微,即为感冒,虽曰伤寒,所发之时既异,治之不可混也,……皆辛凉之剂以解之。……辛凉者,羌活冲活汤是也”。

本方用羌活、白芷辛温解表,其意有三:一是太阳之邪,初传阳明,虽有太阳表邪未尽,但与正伤寒不同,不能混淆其辛温正法,故解表散寒宜选羌活、白芷,而不用麻黄、桂枝。二是本方证以太阳寒邪开始化热入里,郁于阳明之表为主,其寒已化热,病偏阳明,若以麻黄、桂枝治之,则因其发汗力强而致汗出津伤,此即“若将冬时正伤寒之药通治之,定杀人矣”之义。若用羌活、白芷微发其汗,则邪随汗出,使邪去而津不伤。三是遵易老“羌活治太阳肢节痛,……白芷治阳明头痛在额”之“分经论治”说。

本方证的证候特点是既有太阳风寒未尽之恶寒、头痛,又有邪郁阳明经脉的目疼、眼眶痛、鼻干等,故用“羌活解太阳不尽之邪”,白芷“芳香通窍发表,逐阳明经风寒邪热，止头痛……目痛、眉棱骨痛，除鼻渊"。二药疏散风寒之邪，并善走太阳、阳明而治头痛、目痛、额痛、鼻干等，相较于以发散为主的麻黄、桂枝，更切中病机。

〖**配伍要点**〗

（1）温清并用，侧重于辛凉清热；羌活、白芷偏温性，石膏、黄芩、葛根偏凉性。

（2）表里同治，侧重于疏泄透散；方的原义，是往外透邪为主，柴胡透表退热较强，可助葛根外透郁热，有助于邪气外出；羌活可发散太阳之风寒。

（3）三阳兼治，羌活入太阳，柴胡、黄芩入少阳，石膏、葛根、白芷入阳明（柴胡解少阳之表，葛根、白芷解阳明之表，羌活解太阳之表，共解三阳之表）。

运用

1. 本方是治太阳风寒（表寒证）未解，入里化热，初犯阳明或三阳合病之常用方剂。临症以发热重，恶寒轻，头痛，眼眶痛，鼻干，脉浮微洪为辨证要点。

2. 临症加减

①若无汗而恶寒甚者，可去黄芩，加麻黄增强发散表寒之力，值夏秋可以苏叶代之；

②若热邪伤津而见口渴者，宜加天花粉、知母，以清热生津；

③若恶寒不明显而里热较甚，见发热重、烦躁、舌红咽痛、舌质偏红者，宜加金银花、连翘（为银翘散方意，金银花、连翘气味芳香，辟秽化浊，疏散风热，清热解毒），并重用石膏，以加强清热之功；

④若尿少尿黄者加芦根、白茅根、通草，芦根甘寒，清热生津；白茅根甘寒，凉血清热，利水而不伤阴津；通草甘淡微寒，利小便，泻肺热，舒胃气；

对于大便秘结者，非本方所宜。若用本方，需加生大黄，以泻血分实热，下肠胃积滞。

3. 现代应用

常用于感冒、流行性感冒等，属外感风寒，邪郁化热证候者。

使用注意

1. 凡病属太阳，未入阳明者忌用，以免引邪入里。

2. 若病入阳明之腑，有便秘、腹痛者不宜使用。

类方及类方比较

《伤寒六书》中的柴葛解肌汤与《医学心悟》中的柴葛解肌汤的比较

相同点：二方方名相同；均用柴胡、葛根、白芍、黄芩、甘草解肌清热；治热郁肌表证。

不同点：《伤寒六书》（1445 年）中的柴葛解肌汤配伍羌活、白芷，以祛风除湿、散寒止痛，且二药善治太阳、阳明头痛，用桔梗开宣肺气，宣泄邪热；功用为解肌清热；主治感受风寒，郁而化热证；以发热头痛，眼眶痛，鼻干燥，脉浮微洪为辨证要点。而《医学心悟》（1732 年）中的柴葛解肌汤配伍生地、丹皮、知母、贝母，以清泄里热、滋阴生津；功用为解肌清热；主治春、夏季外感风热证；以发热口渴，头痛不恶寒，舌苔黄，脉浮数为辨证要点。

虽二方均治热郁肌表证，但《伤寒六书》中的柴葛解肌汤为感受风寒，郁而化热所致的热郁肌表证；《医学心悟》中的柴葛解肌汤为表里俱热所致的热郁肌表证。

升麻葛根汤（《太平惠民和剂局方》）

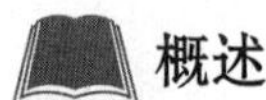

概述

〖**源流**〗关于本方来源，较多的文献认为升麻葛根汤方约有三首，分别载于《外科正宗》《医宗金鉴》及《阎氏小儿方论》。其中，阎氏之方流传广泛，临床较为常用。因此，各版《方剂学》教材均谓本方辑录于《阎氏小儿方论》，却偏偏不提《太平惠民和剂局方》之此方，而阎季忠所载方也极有可能源于北宋著名医家董汲（与钱乙齐名）的《小儿斑疹备急方论》所记载的“升麻散”（煮散），或也有人认为阎氏之方来源于钱乙。

按时间顺序，考《阎氏小儿方论》成书于 1119 年，《小儿斑疹备急方论》成书于 1093 年，而《太平惠民和剂局方》成书于 1078 年。可见，《太平惠民和剂局方》分别比前书早 41 年及 14 年，而明代陈实功的《外科正宗》（公元 1617 年），清代吴谦的《医宗金鉴》（公元 1742 年）更晚，故本方版本最早应为《太平惠民和剂局方》。

〖**释名**〗本方以主药命名。

组成和用法

〖组成〗升麻、芍药、甘草（炙）各十两［6 g］，葛根十五两［9 g］。

〖用法〗上同为细末，每服三钱，水一盏半煎至一盏，去滓，稍热服，不拘时，一日二、三次。以病气去，身清凉为度（现代用法：作汤剂，水煎服，按原书用量酌情增减）。

〖方歌〗《太平惠民和剂局方》升麻葛根汤，芍药甘草合成方，麻疹初期出不透，解肌透疹此方良。

主治与功用

〖病机〗本方原治痘疹，后多用于麻疹初起。麻疹的发病原因，历来认识并不一致。主要的观点有："胎毒蕴于肺脾，因受感冒而引动外发者"；"肺胃蕴热于内，发为痧"；"天行时毒，儿受感染，发为本病"。

确切地说，麻疹之疾，应是小儿肺胃蕴热，又感麻毒时疫之邪而发病。麻为阳毒，以透为顺，若外邪郁表，六淫病邪亦从口鼻或皮毛而入，累及肺，肺失宣降，疹毒郁而不得畅发，以致疹发不出，或发而不透，身热恶风，头痛肢疼，咳嗽，脉浮数；风邪疹毒上攻则目赤流泪；热灼津伤，则口渴，舌红苔干。

〖功用〗解肌清热，发散透疹（解肌透疹）。

〖主治〗麻疹初起。症见疹出不透，身热头痛，咳嗽，目赤流泪，口渴，舌红，苔薄而干，脉浮数。

关于解肌透疹

所谓解肌，即解除肌腠间的邪气。肌腠又名肉腠，是指肌肉的纹理。解肌与解表虽然均属于发散表邪的治法，但二者又有所不同，解表是指解除皮腠间的邪气。皮腠，即皮肤的纹理，俗称皮毛。肌腠属阳明经，皮腠属太阴经，二者有深浅之别。故解肌常需和里，解表常需宣肺。

"麻为阳毒"，"麻喜清凉"，"疹不厌透"。故麻疹的常规治疗归纳为三个法则：宣透、清解、养阴。疹毒的发泄，由肌腠而达于肌表，自内而外。因此，麻疹的治疗规律是首贵透发，终贵存阴。本方证乃麻疹初起，疹发不出，急须开其肌腠，疏其皮毛，助疹毒外透，邪有出路，自然热退病除。

方解

〖方解〗

君——升麻：入肺胃经，味辛甘，性寒，散阳明风邪，升发清阳，解肌透疹（用量宜小于 15 g）。

臣——葛根：入胃经，味辛甘，性凉，轻扬发散，开腠理以发汗（解肌发表），升津液以除热。

佐——芍药：和营泄热，并防升散太过而伤阴。

佐、使——炙甘草：既可助芍药增强益气之力（酸甘化阴），又可调和诸药。

方中升麻、葛根皆为解表透疹之要药。升麻入肺、胃经，味辛甘，性寒，善解肌、透疹、解毒，《增广和剂局方药性总论》谓之“主解百毒，……辟温疫瘴气邪气”，《现代实用中药》谓之“解热，解毒，解麻疹、痘疮及诸疮疡之毒”；葛根入胃经，味辛甘，性凉，善解肌透疹，生津除热，《医学启源》卷下云其“发散小儿疮疹难出”，《景岳全书.本草正》卷 48 云其“解温热时行疫疾，凡热而兼渴者，此为最良。……尤散郁火，疗头痛，治温疟往来，疮疹未透”。二药配伍，既针对主病、主证，又兼顾热邪伤津，故作君药。芍药当用赤芍，味苦，性寒而入血分，清热凉血兼能活血，用之以解血络热毒，为臣药。以炙甘草调和药性。四药配伍，共行疏风解肌，透疹解毒之方。

关于方中芍药的选择

升麻葛根汤中所载的芍药究竟是赤芍还是白芍？原书未标明是赤芍或白芍，皆因宋时芍药尚未分赤白。多数医家注解本方时，虽言芍药，但多按白芍之义分析，如汪昂、王泰林、费伯雄等，亦有言芍药而按赤芍之义分析者，如吴昆等。本方之芍药究竟用赤芍为宜，还是白芍为妥？有人认为，赤芍性味苦寒入血，清热凉血而又活血，可清解血络热毒，有利于透疹解毒。而白芍的酸收，不利于麻疹的透发，故提出“若用治麻疹透发不畅者，则当用赤芍”。故多同意在麻疹初起或出而不透时选用赤芍为宜，惟妊娠麻疹，或素禀气怯或阴虚血弱之麻疹患者，则选用白芍为稳。

〖配伍要点〗

（1）升麻与葛根相配，透疹解肌，升散透疹。

（2）散敛结合：升麻、葛根与芍药。

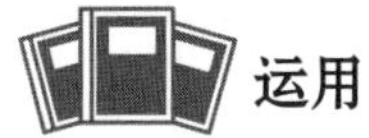

运用

1. 本方为麻疹未发，或发而不透的常用方、基础方。临症以疹发不出或出而不畅，舌红，脉数为辨证要点。

2. 临症加减

近代医家根据本方辛凉解肌，透疹解毒的功效，将原书主治“疮疹已发及未发”，更确切地定为麻疹透发不出，并视其为治疗麻疹初起的基础方，大凡治疗麻疹初起的方剂，多宗升麻葛根汤之意或由此化裁而来。其处方增损要点约有五个方面。

①配伍发表疏散的牛蒡子、荆芥、薄荷、蝉蜕、柽柳等，以助疹毒外出，如《痘疹全集》卷 14 中的升麻葛根汤，以本方加牛蒡子、山楂、笋尖;《痧喉证治汇言》中的升麻葛根汤，以本方加荆芥、牛蒡子、桔梗、蝉衣、樱桃核、浮萍草。

②配伍清热解毒的连翘、金银花、菊花等，以加强清肺胃热毒之力，如《麻症集成》卷 4 中的升麻葛根汤，以本方加牛蒡子、连翘、木通。

③配伍宣降肺气的桔梗、枳壳、杏仁、前胡等，既兼治麻疹初起伴发热咳嗽等症，又通过宣利肺气使腠理疏通，疹毒易于外透，如《治疹全书》卷上中的升麻葛根汤，于本方去芍药、甘草，加枳壳、桔梗、前胡、苏叶、杏仁、防风。

④配伍养阴生津的麦冬、沙参等，以顾及热毒伤津之患，如《种痘新书》中的升麻葛根汤，即本方加麦冬组成。

⑤有不少方剂集疏散、清解、宣肺诸药于本方之中，这种全方位的用药思路，使本方透疹解毒，调理肺系之力颇著，对于麻疹初起，疹发不出而发热、咳嗽甚者，尤为适宜。如《麻科活人全书》中的宣毒发表汤（升麻、葛根、薄荷叶、防风、荆芥、连翘、牛蒡子、木通、枳壳、淡竹叶、桔梗、甘草、灯心）及《麻疹全书》卷 4 中的宣毒发表汤（升麻、葛根、甘草、焦栀、连翘、银花、薄荷、牛蒡子、防风、苏叶、桔梗、杏仁、前胡）。

使用注意

若麻疹已透，以及疹毒内陷而见气急喘咳者不宜使用。

类方及类方比较

〖**方剂演变**〗

（1）升麻黄芩汤（《类证活人书》）：升麻葛根汤加黄芩构成。功能为解表清热。主治小儿头疼，伤反有汗，发热恶寒。

（2）芍药四物解肌汤（《备急千金要方》）：升麻葛根汤去甘草，加黄芩构成。功能为发表解肌，清热解毒。主治外感表证，头痛身热，微恶风寒，口苦且干，苔薄白带黄，脉浮数；小儿麻疹初起，尚未透发，或透而不畅。

（3）升麻芷葛汤（《审视瑶函》）：升麻葛根汤加白芷、石膏、薄荷、陈皮、半夏、川芎、生姜构成。功能为透表解肌，清热止痛。主治阳明经头风头痛，身热口渴。

（4）升麻解毒汤（《证治准规》）：升麻葛根汤加荆芥、前胡、柴胡、牛蒡子、桔梗、防风、羌活、淡竹叶、连翘构成。功能为清热解毒，解肌透疹。主治麻疹初起，恶寒发热。

（5）升麻顺气汤（《医学入门》）：升麻葛根汤加防风、黄芪、白芷、人参、苍术、生姜、大枣构成。功能为解肌发表，益气顺气。主治忧思过度，饮食失节，面色黧黑，心悬如饥，气短而促。

〖**类方**〗

类方一：宣毒发表汤（《痘疹仁端录》）

〖**组成**〗升麻、葛根、桔梗、枳壳、荆芥、防风、薄荷叶、木通各 3 g，前胡、牛蒡子（炒）、连翘各 5 g，杏仁 6 g，淡竹叶、生甘草各 2 g。

〖**用法**〗水煎服。

〖**功用**〗解表透疹，止咳利咽。

〖**主治**〗风毒外束，麻疹欲出不出证。症见麻疹初起，恶寒发热，疹点隐而不发，或透发不畅，发热咳嗽，烦躁口渴，小便黄赤，苔薄白。

类方二：竹叶柳蒡汤《先醒斋医学广笔记》

〖**组成**〗西河柳 6 g，荆芥穗 4 g，玄参 6 g，干葛 5 g，蝉蜕、薄荷叶、甘草各 3 g，知母（蜜炙）3 g，麦冬（去心）9 g，牛蒡子 4.5 g，淡竹叶 1.5 g。

〖**用法**〗水煎服。

〖**功用**〗透疹解表，清热生津。

〖**主治**〗痧疹初起，透发不出。症见喘咳，鼻塞流涕，恶寒轻，发热重，烦闷躁乱，咽喉肿痛，唇干口渴，苔薄黄而干，脉浮数。

〖类方比较〗

升麻葛根汤、宣毒发表汤与竹叶柳蒡汤的比较

升麻葛根汤、宣毒发表汤与竹叶柳蒡汤均有透疹清热之功，用治麻疹初起，透发不出。升麻葛根汤专于解肌透疹，其透散清热之力皆不强，是治麻疹初起未发的基础方。宣毒发表汤为升麻葛根汤去芍药，加荆芥、防风、牛蒡子、薄荷叶解肌清热，助升麻、葛根透疹除热；加枳壳、桔梗、前胡宣畅肺气，止咳祛痰；加连翘清上焦之热，木通、竹叶导热下行，甘草和中。本方宣肺与清热之力均强于升麻葛根汤。竹叶柳蒡汤用西河柳、葛根透疹；牛蒡子、蝉蜕、薄荷疏风清热解毒；竹叶清热除烦；荆芥、葛根解肌开腠；知母、玄参、麦冬清热生津，甘草和中。本方不仅透疹清热之力大，且兼生津止渴之功，主治麻疹透发不出、热毒内蕴兼有津伤。

四、扶正解表剂

1. 概念

由解表药与补益药为主配伍组成，具有解表散寒，兼顾补益正气之功，用治体质素虚又感外邪的表证（体虚外感表证）的一类解表方剂。

2. 病机

体质素虚，又感外邪。而人体之虚，又有气、血、阴、阳之分。

（1）气虚或阳虚者外感风寒：正气虚弱时，风寒湿邪容易侵袭肌表，致卫阳被遏，肺失宣降，表现为憎寒壮热，无汗，头项强痛，肢体酸痛，咳嗽有痰，鼻塞声重，胸膈痞满，舌淡苔白腻，脉浮而无力。

（2）素体阴血不足而感外邪：阴虚之体，易生内热，感受外邪之后，多从热化，故见风热表证；由于发热汗出易伤阴液，故与之同时，阴虚见证亦更为明显。故见有发热，微恶风寒，无汗或微汗，头痛心烦，口干咽燥，干咳少痰，或痰中带血，舌质红，脉细数。

3. 治则治法

解表散寒，固补正气。

正气不足而又感受外邪所致的表证。正气虚，而复感外邪，若单纯发汗解表，往往因正虚不能鼓邪外出而导致表邪不解，且使正气更虚。故应既解表，又虑正虚，须邪正兼顾。法当扶正以助祛邪。

4. 适应证

（1）表证而兼正气虚弱者（体虚外感表证）。

（2）气血阴阳之虚证 + 风寒（湿）表证。

5. 组方特点及分类

解表药分别配伍益气、助阳、滋阴、养血药。

因人体之虚，又有气、血、阴、阳的不同侧重，故应各据其主证进行配伍。旨在使表证得解，正气不伤。故扶正解表剂主要分为：益气解表，助阳解表，滋阴解表，养血解表。

（1）气虚外感：益气解表。代表方：败毒散、参苏饮。

（2）阳虚外感：助阳解表。代表方：麻黄附子细辛汤、再造散。

（3）阴虚外感：滋阴解表。代表方：加减葳蕤汤。

（4）血虚外感：养血解表。代表方：葱白七味饮、荆防四物汤。

6. 使用注意

属表证为主者，方可用之。切不可误用补药，致关门留寇，邪恋不去。

7. 代表方

败毒散、参苏饮、麻黄附子细辛汤、再造散、加减葳蕤汤。

败毒散（《太平惠民和剂局方》）

 **概述**

〖**方源**〗关于败毒散的最早出处主要有三种说法：①见于朱肱的《南阳活人书》，故又称活人败毒散；②源于《小儿药证直诀》；③源于《太平惠民和剂局方》。就其成书年代，《太平惠民和剂局方》（1078—1085 年）早于《南阳活人书》（1107 年），而《南阳活人书》应早于《小儿药证直诀》（1119 年），因此，可以认为败毒散最早来源于《太平惠民和剂局方》。

《太平惠民和剂局方》的败毒散，经《南阳活人书》与《小儿药证直诀》转载后，流传更加广泛。因败毒散的方剂组成以羌活、独活、川芎等与人参配伍，体现益气解表，疏风祛湿之法，这种邪正兼顾的配伍特点，给后世极大的启发。例如，治体虚外感之证的《三因极一病证方论》中的加味败毒散，治外感风寒湿邪而正气不虚的《症因脉治》

中的羌活败毒散、《摄生众妙方》中的荆防败毒散、《医方集解》中的连翘败毒散，以及治风寒挟湿之表证的九味羌活汤等，皆是如此。并扩展用于年老、产后、大病后尚未复元，以及素体虚弱而感风寒湿邪见表证者，清代名医余霖更是推崇其为古今“治瘟第一方”。

〖**释名**〗据其方的功能主治，能发散邪毒，扶正祛邪，而得名“败毒散”，正如吴昆的《医方考》曰：“培其正气，败其邪毒，故曰败毒”。又因方中有人参，故又名“人参败毒散”。

组成和用法

〖**组成**〗柴胡（洗，去芦）、前胡（去苗，洗）、川芎、枳壳（去瓤，麸炒）、羌活（去苗）、独活（去苗）、茯苓（去皮）、桔梗（炒）、人参各6 g，甘草3 g，生姜少许，薄荷少许。

〖**用法**〗上为末，每服6 g，水一盏，入生姜、薄荷煎，同煎七分，去滓，不拘时服，寒多则热服，热多则温服。现代用法：按原方比例酌定用量，作汤剂，水煎服。

〖**方歌**〗人参败毒草苓芎，羌独柴前枳桔同，薄荷少许姜三片，扶正祛邪有其功。

主治与功用

〖**病机**〗素体气虚，复感风寒湿邪，卫阳被遏。

正气素虚，又感风寒湿邪。风寒湿邪客于肌表，卫阳被遏，正邪交争，故见憎寒壮热，无汗；寒湿郁滞肌肉经络，气血运行不畅，故头项强痛，肢体酸痛；肺合皮毛，表为寒闭，肺气郁而不宣，津液凝聚不布，故咳嗽有痰，鼻塞声重；湿滞气阻，故胸膈痞闷。舌苔白腻，脉浮，按之无力，正是虚人外感风寒兼湿之征。

〖**功用**〗散寒祛湿，益气解表。

外感风寒湿邪表证，法当解表散寒祛湿，气虚者又应益气扶正。

〖**主治**〗气虚外感风寒湿表证。

①气虚外感风寒湿表证：症见憎寒壮热，头项强痛，肢体疼痛，无汗，鼻塞声重，咳嗽有痰，胸膈痞满，舌淡苔白，脉浮而按之无力。

②外邪陷里而成痢疾，“逆流挽舟”法：症见痢疾初起，兼有恶寒、发热、身痛、头痛无汗等表证。

方解

〖方解〗

君——羌活、独活：辛温发散，通治一身上下之风寒湿邪。

羌活：发散风寒，祛湿止痛，常用于上部风寒湿。

独活：专主下部之风寒湿邪。

臣——川芎—行气祛风；柴胡—疏散解肌——助羌活、独活散外邪，通痹止痛。

佐——桔梗、枳壳：一升一降升发肺气，以治胸膈痞闷，助祛痰止咳；前胡：祛痰，茯苓：渗湿——利肺气、除痰湿。人参：扶助正气以驱邪外出，散中有补，不致耗伤真元

佐使——甘草：调和诸药，兼益气和中。生姜、薄荷：襄助解表之力，和中。

使——甘草：调和药性。

羌活，辛苦而温，“发汗散表，透关利节”。独活，辛苦而微温，祛风通络。二药俱为风湿痹痛之要药。羌活常用于上部风寒湿之证，而独活则专主下部之风寒湿邪，合而用之，上下结合，通治一身风寒湿之证，并为君药。川芎行气开郁、祛风燥湿、活血止痛，柴胡和解表里、疏肝解郁，二药既可助君药解表逐邪，又可畅行气血而加强宣痹止痛之力，共为臣药。桔梗开宣肺气而止咳，枳壳理气宽胸而利膈，二药一升一降，既复肺之宣降，又治胸膈痞闷。前胡善于降气化痰，与枳壳、桔梗同用则宣肺化痰作用更显著。肺为贮痰之器，脾为生痰之源，用枳壳、桔梗、前胡调理肺系，使肺气宣降，津液敷布如常，再配茯苓、人参，健脾渗湿以杜绝生痰之源；五药配合，使气机通畅，痰湿得去，共为佐药。此方中少佐人参的意义在于，此证虽属外感邪实，但因患者素体虚弱，若只祛邪而不扶正，不仅无力鼓邪外出，即使表邪暂解，亦恐正气不足而邪气复入；并且正气虚弱之人感受外邪，若单纯以解表药汗之，药虽外行，而中气不足，轻则汗半出不出，外邪仍不能解；重则外邪反乘元气之虚而入里，以致发热无休，病情缠绵难愈。故用少量的人参补气以匡其正，一则扶助正气以驱邪外出，并寓防邪入里之义；二则散中有补，不致耗伤真元。生姜、薄荷为引，以襄助解表之力。甘草用为佐使，取其甘温益气，合人参扶正以祛邪，并能调和药性。

综观全方，用羌活、独活、川芎、柴胡、枳壳、桔梗、前胡等与人参、茯苓、甘草

相配，构成邪正兼顾，祛邪为主的配伍形式。扶正药得祛邪药则补不滞邪，无闭门留寇之弊；祛邪药得扶正药则功力更大，解表不伤正，无内顾之忧，相辅相成，相得益彰。

〖**配伍特点**〗解表祛邪药配伍补气药，扶正以祛邪，补不滞邪，散不伤正。

本方集羌活、独活、柴胡、前胡、枳梗、桔壳等辛温发散、祛湿止痛、宣降肺气之品于一炉，诸药可表可里、能升能降，其中，少佐人参益气，以培其正气。

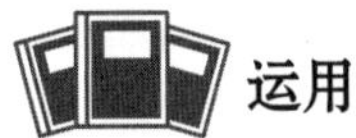

运用

〖**辨证要点**〗

1. 本方是益气解表的常用方，是用治时疫有效方，被后世称为"治瘟第一方"。临症以憎寒壮热，肢体疫痛，无汗，脉浮，按之无力为辨证要点。

2. 临证加减

①若正气未虚，而表寒较甚者，去人参，加荆芥、防风，以祛风散寒。

②若气虚明显者，可重用人参，或加黄芪，以益气补虚。

③湿滞肌表经络，肢体酸楚疼痛甚者，可酌加威灵仙、桑枝、秦艽、防己等，以祛风除湿，通络止痛。

④若用于疮疡初起，去人参，加金银花、连翘（连翘败毒散），以清热解毒，散结消肿。

3. 现代应用

常用于感冒、支气管炎、痢疾、过敏性皮炎、荨麻疹、皮肤瘙痒证及疮疡初起等属外感风寒湿邪兼气虚者。

使用注意

1. 本方辛温香燥之品较多，非外感风寒湿邪，寒热无汗者皆不可使用。

2. 外感风热、邪已入里化热，及阴虚外感者，忌用。

3. 若因时疫、湿温、暑湿、湿热蕴结肠中而成的痢疾，切不可误用。

类方及类方比较

〖**方剂演变**〗

（1）荆防败毒散（《摄生众妙方》）：人参败毒散去人参、生姜、薄荷，加荆芥、防风，以发散风寒，解表祛湿。

（2）连翘败毒散（《医方集解》）：人参败毒散去人参，加银花、连翘，以解疮毒。

（3）硝黄败毒散（《医方集解》）：人参败毒散去人参，加芒硝、大黄，治表证兼表虚者。

（4）败毒黄芩汤（《医方集解》）：人参败毒散去人参，加黄芩，以解表、清热、祛风。

（5）消风败毒散（《万病回春》）：人参败毒散＋消风散。

（6）仓廪散（《回春》）：人参败毒散＋黄连、陈仓米。

〖**类方**〗

类方一：荆防败毒散（《摄生众妙方》）

据记载，此方最早见于明代，先后有多方，主要有三方：①明代吴绶的《伤寒蕴要全书》（1505年）；②明代虞抟的《医学正传》（1515年）；③明代张时彻的《摄生众妙方》（1550年）。三首荆防败毒散方较人参败毒散药味变化不多，主要区别在于《伤寒蕴要全书》《医学正传》方中有人参，而《摄生众妙方》方中无人参，而后世所用荆防败毒散多遵张时彻的《摄生众妙方》中方，去人参不用。另外，明代龚廷贤的《万病回春》（1587年）有一“荆防败毒散”，系败毒散去人参、生姜，加金银花、连翘、防风、荆芥而成。

〖**组成**〗羌活、独活、柴胡、前胡、枳壳、茯苓、荆芥、防风、桔梗、川芎各4.5 g，甘草1.5 g。即人参败毒散去人参、生姜、薄荷，加荆芥、防风。

〖**用法**〗水煎服。

〖**功用**〗发汗解表，散风祛寒。

〖**主治**〗外感风寒湿邪，以及时疫疟疾、痢疾、疮疡初起具有风寒湿表证者（正气不虚的外感风寒湿邪）。

〖**方歌**〗荆防败毒草苓芎，羌独柴前枳桔同，疮疡痢疾表寒证，散风祛湿功效宏。

类方二：连翘败毒散（《古今医鉴》）

连翘败毒散有许多版本。主要有两大类，一类是保留人参，一类是去人参。

〖**组成**〗羌活、独活、柴胡、前胡、桔梗、川芎、白茯苓、荆芥、薄荷叶、甘草、枳壳、金银花、连翘、防风。即荆防败毒散加连翘、金银花而成。

〖**用法**〗上锉。加生姜，水煎服。

〖**功用**〗清热解毒，消散痈肿。

〖**主治**〗痈疽，发有疔疮，乳痈，一切无名肿毒，初期憎寒壮热，头痛拘急者。

类方三：仓廪散（《普济方》）

〖**组成**〗人参、茯苓、甘草、前胡、川芎、羌活、独活、桔梗、枳壳、陈仓米各等分罗匀，加生姜、薄荷煎，热服。

〖**用法**〗水煎服。

〖**功用**〗益气解表，败毒止呕。

〖**主治**〗噤口痢。毒气冲心，有热呕吐。

〖**方歌**〗原方配入陈仓米，噤口痢疾此为宗。

〖**类方比较**〗

败毒散与荆防败毒散的比较

荆防败毒散是在败毒散的基础上，去人参、生姜、薄荷，加荆芥、防风而成，两方的功效大致相同，荆防败毒散祛风寒之力较强，多用于感受风寒湿邪较重，而败毒散用于正气不足，兼感受风寒夹湿。

参苏饮（《太平惠民和剂局方》）

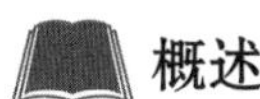**概述**

〖**来源**〗本方见于宋《太平惠民和剂局方》淳祐年间的新添方。关于本方的出处，也有不同说法。一说源自《三因方》，一说源自《易简方》。按《太平惠民合剂局方》初刊于1078—1085年，系宋代太医局的官方成药配方范本。《三因方》是宋代陈言于1174年所撰，方中无葛根；《易简方》为宋代王硕所撰，成书于1190—1195年，方中无木香。后两书的撰刊年代均后于《太平惠民和剂局方》，故本方的出处应以《太平惠民和剂局方》为是。

因本方以解表药和益气药为主，配伍化痰渗湿理气之品，对后世影响很大。因此，出现不少的加减化裁方，尤其是同名方，初步统计，参苏饮的同名方剂多达二十多首。近代，亦有将其改为丸剂服用者，如参苏丸、参苏理肺丸。

〖**释名**〗以方中主药人参、紫苏而得名。虽然现在多数方论不认为人参是君药，而作为佐药，即是为佐药，“补虚”确是本方重要、特殊的一面。当然，古代也有医家认为人参是君药。

组成和用法

〖**组成**〗人参、紫苏叶、葛根、半夏（汤洗、姜汁炒）、前胡、茯苓各 9 g，木香、枳壳（麸炒）、桔梗、陈皮、甘草（炙）各 4 g。

〖**用法**〗㕮咀，每服 12 g，水一盏半，姜七片，枣一个，煎六分，去滓，微热服，不拘时。现代用法：作汤剂煎服，用量按原方比例酌情增减。

〖**方歌**〗参苏饮内用陈皮，枳壳前胡半夏齐，干葛木香甘桔茯，气虚外感最相宜。

主治与功用

〖**病机**〗素体气虚，痰湿内盛，外感风寒，气滞痰阻。

因素体脾肺气虚，内有痰湿，又复感风寒，风寒束表，正邪交争，卫阳郁遏，致肺气郁闭、肺失宣降，故见恶寒发热、头痛无汗；风寒犯肺，肺气闭郁，肺系不利，则鼻塞。

脾肺本虚，内有痰湿，又遇外邪相加，致使肺气不宣，脾虚不运，津液不布而加重痰湿之患，气壅生痰，痰湿内壅、痰气交阻，故咳嗽痰白。

湿阻气滞，故胸脘满闷。素体气虚之人，倦怠无力、气短懒言、脉弱。

〖**治法**〗理气化痰，益气解表。

脾肺气虚，外感风寒。表证当发汗解表，但见正气虚者，若只解表而不虑其虚，不仅正气不能支持，而且也无力鼓邪外出。唯有祛邪扶正，双管齐下，才是两全之策，故本方以益气解表，理气化痰为法。

〖**主治**〗虚人外感风寒，内有痰湿证（气滞痰阻）。症见恶寒发热，无汗，头痛鼻塞，咳嗽痰白，胸脘满闷，倦怠无力，气短懒言，苔白，脉弱。

方解

〖**方解**〗

君——苏叶：发散风寒。

臣——葛根：解肌透邪。

佐——
- 前胡、半夏、桔梗：止咳化痰，宣降肺气
- 陈皮、枳壳、木香：理气宽胸，行气畅中
- 茯苓：健脾，渗湿消痰（以杜生痰之源）
- 人参：益气，扶正托邪，使祛邪不伤正

——理气与化痰兼顾，治痰先治气；健脾渗湿，以杜生痰之源；扶正托邪，使祛邪不伤正。

使——甘草：补气安中，调和诸药。

苏叶辛温，发散表邪，宣肺宽中，故为君药。臣药以葛根助君发散风寒，解肌舒筋。佐药以半夏、前胡、桔梗化痰止咳；陈皮、木香、枳壳理气宽胸；脾为生湿、生痰之源，茯苓健脾渗湿以治生痰之源。化痰与理气兼顾，既寓“治痰先治气”之意，又使升降复常，有助于表邪之宣散、肺气之开阖。更佐入人参以益气扶正，既助解表，又使表药祛邪不伤正。炙甘草合茯苓、人参益气健脾，兼和诸药，为佐使药。煎服时，加少量生姜、大枣，可助发表、益脾。诸药相合，共奏益气解表、理气化痰之功。

除此之外，对参苏饮的方解有不同的观点，有的观点以苏叶为君药，葛根、人参为臣药；也有的观点以苏叶、葛根共为君药。

〖**配伍特点**〗

（1）散补并行。发散表邪之药配伍益气健脾之品，散补并行，使散不伤正，补不留邪。

（2）燥行合法、津气并调。燥湿化痰药与理气行气药同用，气行痰消，气畅津行，寓有“治痰先治气”之意。

运用

1. 本方为治气虚外感风寒，内有痰湿而设，为治气虚外感风寒证的代表方，亦为益气解表、理气化痰的常用方。临床以恶寒发热，无汗头痛，咳痰色白，胸脘满闷，倦怠乏力，苔白，脉弱为辨证要点。

2. 临症加减

①若恶寒发热，无汗等表寒证重者，宜去葛根，加荆芥、葱白、防风。

②风寒咳嗽者，加麻黄、杏仁。

③痰多壅肺者，加白芥子、葶苈子。

④咳痰不顺者，加紫菀、款冬花。

3. 现代应用

常用于感冒、上呼吸道感染等属气虚外感风寒兼挟有痰湿者。

使用注意

气盛阳热者禁用。风热感冒者不用。

类方及类方比较

〖类方〗

类方一：芎苏饮（元代僧人继洪辑《澹寮集验秘方》，1283 年）

由参苏饮去人参、前胡，加柴胡，川芎，用姜枣同煎。水煎服。功效为理气解表，散风止痛。主治感受风寒，外有发热、头痛、恶寒，内有咳嗽、吐痰等。

清代林佩琴《类证治裁》（1839 年）也有一芎苏饮，较《澹寮集验秘方》之参苏饮保留了人参。解表止痛作用显著，主治风寒咳嗽，鼻塞声重。

类方二：参苏温肺汤（《医学发明》

有参苏饮去葛根、前胡、桔梗、枳壳，加肉桂、五味子、白术、桑白皮构成。功效为益气温肺，化痰平喘。主治形寒饮冷伤肺，咳喘心烦胸闷。

类方三：香苏饮（《太平惠民和剂局方》）

香附、紫苏叶各四两，甘草（炙）一两，陈皮二两，水煎服。功效为理气解表。主治四时瘟疫伤寒。

〖类方比较〗

参苏饮与败毒散的比较

从参苏饮的配伍结构上可以看出与败毒散有一些相似之处，但二者的主治证候相差比较大，主要表现在外邪的风寒湿和风寒，内在气虚见证，以及湿聚成痰的多少。因此，临床在适应病证中应加以区别。

参苏饮与败毒散皆有人参、茯苓、甘草，均有益气解表的作用，治气虚外感风寒。参苏饮偏于理肺化痰，用于外感风寒表证，内有痰阻气滞者；故用苏叶、葛根、人参益气解表宣肺为主，加之痰湿气滞，则又增半夏、木香、陈皮等化痰行气之品。败毒散中的羌活、独活，以及柴胡、生姜、薄荷，都是以祛邪为主，偏于解表，治风寒夹湿之表证为主，故用羌活、独活、川芎、柴胡以祛邪为主，少佐人参以扶正祛邪。

麻黄附子细辛汤（《伤寒论》）

概述

〖**方源**〗麻黄附子细辛汤出自张仲景《伤寒论》。后世以本方治太阳、少阴两感证的基础上，在临床实践中又有所发展，不仅注重拓展其主治范围，且善于加减化裁而创制新方。其方增减要点，多依据虚与实的孰多孰少，归纳起来，大致有三：①若阳气虚弱者，加入益气扶正的人参、黄芪等，如《备急千金要方》卷 8 中的大枣汤，《医宗必读》卷 6 中的附子麻黄汤。②若邪气较盛，则针对证的偏表或兼挟进行相应的配伍，若寒邪较甚，则加入祛风散寒，活血止痛之品，如《医略六书》中的仓公当归汤，《杏苑生春》中的附子细辛汤，《重订通俗伤寒论》中的麻附细辛汤，《三因极一病证方论》中的麻黄桂枝汤。③若寒邪客表与阳气不足均较重，则加入解表散寒的防风、独活、生姜，及益气助阳的人参、白术、干姜等，以邪正兼顾，如《备急千金要方》中的赤散，《太平圣惠方》中的附子散，《伤寒六书》中的再造散。

〖**释名**〗按药物组成命名。

组成和用法

〖**组成**〗麻黄（去节）6 g，附子（炮、去皮）9 g，细辛 3 g。

〖**用法**〗上三味，以水一斗，先煮麻黄减二升，去上沫，内诸药煮取三升，去滓，温服一升，日三服。

〖**方歌**〗麻黄附子细辛汤，发表温经两法彰，少阴表证反发热，寒邪外解不伤阳。

主治与功用

〖**病机**〗素体少阴（心肾）阳虚，复感寒邪（邪中太阳、少阴两经）。

素体（少阴）阳虚，复感风寒，表里同病（表里俱寒，本虚标实之证），即所谓的太阳、少阴两感证（太少两感证）。症见发热，恶寒甚剧，虽厚衣重被，其寒不解，脉沉微。

寒伤肺肾。症见暴哑，或咽痛。恶寒发热，神疲欲寐，舌淡苔白，脉沉无力。

〖**治法**〗温阳解表。

外感表证，治应汗解，但因阳虚不能鼓邪外出，且恐已虚之阳随汗而泄，恐有亡阳之变，须温阳与解表合用，方能祛邪而不伤正，扶正而不碍邪。故治宜温少阴里，解太阳表。

〖**主治**〗素体阳虚，外感风寒表证（阳虚感寒，太少两感证）：少阴太阳合病证。

阳虚外感，表里同病，本虚表实、表里俱寒之证，症见恶寒，微热，脉沉细，全身倦怠，乏力嗜卧；颜面苍白；还有身体疼重，手足冷，咳嗽，吐稀薄样痰，尿清长量多，或浮肿小便不利。

麻黄细辛附子汤证主要由两组病变组成，一组是太阳表证（表实证），另一组是少阴病证（肾阳虚，但阳虚不重）。

方解

〖**方解**〗

君——麻黄：发汗散寒解表。

臣——制附子：大辛大热，温经助阳。助麻黄祛体表寒邪，同时可温补阳气，鼓邪外出。

佐——细辛：芳香气浓、性善走窜，能通彻表里，既助麻黄解表，又助附子温阳散寒。

方以麻黄为君药，取其辛温，发汗解表散寒；以制附子为臣药，取其大辛大热，温补阳气，温肾经散寒、补助阳气不足，并麻黄鼓邪外出。然麻黄为发汗之峻品，凡阳虚之人用之，则更损气耗阳，附子与之同用则无伤阳之弊，二药相伍，相辅相成，不仅能助阳鼓邪外出，且可固护阳气，故无过汗亡阳之虞。细辛归肺、肾经，芳香气浓，性善走窜，通彻表里，既能祛风散寒助麻黄解表，又可鼓动肾中真阳之气，以协附子温里散寒，为佐助之用。

三药并用，发中有补，补中有发，在里之阳气得以振奋，可内散少阴之寒；外能解太阳之表，使外感风寒之邪得以表散，则阳虚外感可愈。为治表里俱寒，太阳、少阴两感之剂，或为表里双解之剂。

〖**配伍特点**〗

（1）辛温并用，温散结合，解表温里（麻黄开泄皮毛、散寒邪于表，与附子在里振奋阳气，鼓邪外出）。

（2）散中有补，散不伤正（麻黄、细辛发汗解表，附子温补阳气）。

（3）表里同治，上下同治：外有风寒，内有肾阳不足，表里同病，麻黄、附子二味，以解除表里俱寒，为表里同治。暴哑是大寒犯肾，又闭肺窍，麻黄上开宣肺气、畅通肺窍，附子温肾祛内寒，细辛辅麻黄、附子（助麻黄发散通窍，助附子祛内寒）上下同治。因此，有医家将这种既表里同治，又上下同治，称为异病同治。

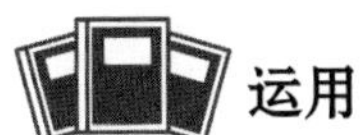

运用

1. 本方既是主治少阴阳虚、外感风寒的代表方、基础方，又是治大寒客犯肺肾所致咽痛声哑的常用方，亦是助阳解表的基础方。临症使用时以少阴病兼寒饮，即恶寒甚，发热轻，无汗，神疲欲寐，舌淡苔白，脉沉为辨证要点。

2. 临证加减

①若证为阳气虚弱而面色苍白，语声低微，肢冷等，加人参、黄芪、附子，以助阳益气。

②兼咳喘吐痰者，加半夏、杏仁、苏子、白芥子，以化痰止咳平喘。

③兼湿滞经络之肢体酸痛，加苍术、独活，以祛湿通络止痛。

3. 现代应用

主要用于感冒、流行性感冒、急性肾炎初期，也用于风湿性关节炎、过敏性鼻炎、暴盲、暴喑、暴聋、皮肤瘙痒等辨证属阳虚外感者。

使用注意

1. 方中有附子和细辛，凡素体阴虚者慎用，热证者、孕妇禁用。

2. 细辛有肾毒性，使用时应注意用量，且煎煮时最好开盖。

类方及类方比较

〖**方剂演变**〗

（1）麻黄附子甘草汤（《伤寒论》）：本方去细辛，加炙甘草。

（2）大黄附子汤（《金匮要略》）：本方去麻黄，加大黄。

（3）再造散（《伤寒六书》）：本方加黄芪、人参、桂枝、芍药、甘草、羌活、防风、川芎、生姜、大枣。

（4）麻黄附子细辛甘草汤（经验方）：本方加甘草。

〖**类方**〗

麻黄附子甘草汤（《伤寒论》）

〖**组成**〗麻黄（去节）5 g，甘草（炙）5 g，附子（炮，去皮）5 g。

〖**用法**〗水一斗，先煮麻黄减二升，去上沫，内诸药煮取三升，去滓，温服一升，日三服。

〖**主治**〗少阴病。症见恶寒身疼，无汗微发热，脉沉微者，或水病身面浮肿，气短，小便不利，脉沉而小。

〖**方歌**〗前方去辛加炙草，无汗微热宜煎尝。

〖**类方比较**〗

麻黄附子细辛汤与大黄附子汤的比较

两方均以三味药物组成，都用附子、细辛，所差别的是一用麻黄，一用大黄，而所治疗的病证截然不同。前者为寒邪内侵于里、太阳少阴同病，故取麻黄附子细辛汤发表温经，表里同治；后者为寒实内结，大便不通，故取大黄附子汤温下并施。

麻黄附子细辛汤与麻黄附子甘草汤、麻黄附子汤的比较

麻黄附子细辛汤、麻黄附子甘草汤（《伤寒论》）和麻黄附子汤（《金匮要略》）均是治太阳少阴合病（阳虚外感风寒证）之方。

麻黄附子细辛汤证与麻黄附子甘草汤证，皆是阳虚外感而致的少阴兼太阳证，即太少两感证（少阴兼表之证），为少阴阳虚于内，太阳寒郁于外。相同点是少阴阳虚，命门火衰。不同点在于，麻黄附子细辛汤证是少阴阳虚于内，寒水泛滥于表，为无形之寒气郁于外，其病程尚短，阳气虽虚而不甚，以风寒外束的表证为急。麻黄附子甘草汤证是有形之寒水泛于表，其表证轻而缓，以阳虚偏重。故认为二者的病性相同，只是轻重缓急之别。因此，麻黄附子细辛汤、麻黄附子甘草汤在方剂组成上仅有一味之别。麻黄、附子、细辛、甘草四味药中，麻黄、附子、细辛为动药，走而不守，动窜不居；甘草为静药，守而不走，益胃生津。麻黄发散阳气，附子既温阳又通阳，细辛沟通太阳和少阴，通彻表里，引阴出阳，因此，麻黄附子细辛汤证适用于阳虚寒凝之重证、急证。甘草甘缓守中，使麻黄、附子药力和缓而持久，因此，麻黄附子甘草汤适用于阳虚寒凝之轻证、缓证。

麻黄附子汤（《金匮要略》）为温经发汗之剂，治阳虚水泛之“一身悉肿”。麻黄附子汤证是少阴阳虚于内，寒水泛滥于表，是因肺气失宣、肾不化气使然。麻黄附子甘草汤与麻黄附子汤虽药味相同，但麻黄附子汤中麻黄的剂量由麻黄附子甘草汤的二两加至三两，挣脱附子的“制约”，而开“鬼门”作用明显（去性存用），其重点则由祛太阳“无形之寒气”改为散太阳“有形之寒水”，其发汗利水以消肿之功显增。主治肾阳不足，复感风邪所致之风水，即风水兼少阴虚寒者。

再造散（《伤寒六书》）

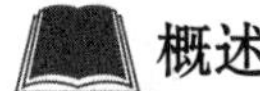

概述

〖**方源**〗再造散源于明代陶华的《伤寒六书》。陶华依据仲景的麻黄细辛附子汤主治“少阴病，始得之，反发热，脉沉者”的思路（麻黄附子细辛法），融合桂枝汤，加用羌活、防风、川芎，弃用发越阳气的麻黄，独创发汗中兼和营卫的方剂，即再造散。

陶华创建的再造散，其温阳益气的功力超过麻黄附子细辛汤，为治阳虚外感时方的一个代表方，且散中寓敛，汗中有补，标本兼顾。之后，龚廷贤《鲁府禁方》卷 6 中的再造汤，即本方去防风，易散为汤。现代所用再造膏（《全国中药成药处方集》，1962 年），以本方去附子、桂枝、生姜、大枣，加杜仲、怀牛膝、茯苓组成，变助阳发汗之方为补气固精、养血散寒之剂。

〖**释名**〗明代伤寒学派医家陶华针对庸医误治阳虚不能作汗之“无阳证”，多致人于死，用此方可使垂危之躯获得生机，如承再造之恩。救命之恩，功同再造，故名再造散。

组成和用法

〖**组成**〗人参、桂枝、熟附子、羌活、防风、川芎、生姜（煨）各 3 g，黄芪 6 g，甘草 1.5 g，细辛 2 g（原书未著剂量）。

〖**用法**〗水二盅，枣二枚，煎至一盅，槌法，再加炒芍药一撮，煎三沸，温服。

〖**方歌**〗再造散用参芪甘，桂附羌防芎芍参，细辛煨姜大枣入，阳虚外感服之安。

主治与功用

〖**病机**〗素体阳虚，又受风寒，阳气益馁。

外感风寒，邪在肌表：症见身热恶寒，热轻寒重，无汗头痛。素体阳虚，又受风寒：症见热轻寒重与肢冷嗜卧，神疲懒言，面色苍白，脉沉细无力。

〖**功用**〗助阳益气，解表散寒。

阳气素虚之人，感受风寒之邪，虽用辛温发汗之剂而不得汗出表解者，是阳气不能鼓舞津液外出之故，所谓“阳虚不能作汗”。此时若纯以辛温大剂散寒，不但由于阳虚而无力作汗，或虽得汗而致阳随汗脱的无阳证，治当助阳益气与解表散寒兼顾。

> 再造散的汗法，不同于麻黄汤的散寒发汗，也不同于桂枝汤的调和营卫发汗、葛根汤的解肌发汗、小柴胡汤的和解发汗、麻黄附子细辛汤的温中发汗、加减葳蕤汤的滋阴发汗，以及葱豉汤的辛开发汗，更不同于九味羌活汤的祛湿发汗，而是温阳以益气，散寒以发汗。

〖**主治**〗阳气虚弱，外感风寒表证。症见恶寒发热，热轻寒重，无汗肢冷，倦怠嗜卧，面色苍白，语言低微，舌淡苔白，脉沉无力或浮大无力。

方解

〖**方解**〗

君——熟附子、桂枝、细辛：助阳发汗以散寒解表。

臣——黄芪、人参：补元气，固肌表，既助药势，鼓邪外出，又可预防阳随汗脱。

佐——
- 羌活、防风、川芎：加强解表散寒之效。
- 赤芍：凉血酸敛，又可散血，并制辛燥温热而不碍汗。
- 甘草：甘缓，以缓辛燥药之性。

佐使——
- 煨姜——温胃
- 大枣——滋脾

——合以升腾脾胃生发之气，调和营卫而助汗出邪退。

方以熟附子、桂枝、细辛为君药，助阳发汗以散寒解表。更用黄芪、人参大补元气，固肌表，既助药势以鼓邪外出，又防阳随汗脱，是为臣药。羌活、川芎、防风为佐药，疏风行血，以增强解表散寒之力；芍药敛阴和营，既可与桂枝配伍调和营卫、以资汗源，又制桂枝、附子、羌活、细辛的温燥伤阴；甘草益气和中，调药缓峻，使汗出不致过猛，邪尽出而正不伤，是佐助药又有佐制之义。煨生姜温胃，大枣滋脾，合而升腾脾胃生发之气，和营卫，行津液，以滋汗源，俱是佐使之品。

诸药相合，温阳以补气，发汗以解表，扶正不留邪，发汗不伤正，相反相成，相辅相成，共奏助阳益气，解表散寒之功。寒邪一去，体内元阳之气复生，如同“再造”一般。

〖**配方特点**〗

（1）解表药与益气助阳药同用，助阳益气，助正达邪，则汗中有补，且汗不伤正，补不碍邪，标本兼顾。

（2）发散药与收敛药配伍，则散中有敛，散不伤正。

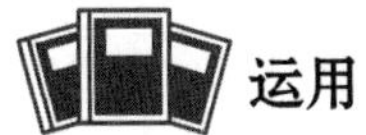

运用

1. 本方益气助阳解表，是治阳虚外感风寒的代表方。临床以恶寒重，发热轻，无汗，肢冷倦怠，舌淡苔白，脉沉无力或浮大无力为辨证要点。

2. 临证加减

①表寒证不甚者，去羌活、防风，加荆芥、葱白、淡豆豉，以减轻发汗解表之力。

②周身肌肉关节酸痛者，加独活、威灵仙、桑寄生等，以祛风除湿止痛；

③兼鼻塞流涕，咳嗽有痰者，加前胡、桔梗、枳壳、苏叶、白前等，以宣肺化痰止咳。

3. 现代应用

用治老年人感冒、风湿性关节炎等，证属阳气虚弱，外感风寒者。

使用注意

1. 本方性较温燥，对血虚感寒或温病初起者，不可使用。

2. 纯实无虚的患者不宜服用。

类方及类方比较

〖**方剂演变**〗

（1）再造汤：明代龚廷贤的《鲁府禁方》将本方去防风，易散为汤。

（2）再造膏：《全国中药成药处方集》（天津方）以本方去附子、桂枝、生姜，大枣，加杜仲、怀牛膝、茯苓组成，变助阳发汗之方为补气固精、养血散寒之剂。

〖**类方比较**〗

再造散与败毒散的比较

二方均治体虚外感证，均用人参、甘草、羌活、川芎、生姜。

败毒散：为治平素气虚，外感风寒夹湿证（痰），症见恶寒发热，头身疼痛，咳嗽痰稀，精神疲倦，脉浮，重按无力。故配伍柴胡、薄荷、独活、茯苓，以增强解表散寒，除湿止痛之功，桔梗、前胡行气化痰，宣肺止咳。具有散寒祛湿，益气解表之效。

再造散：配伍黄芪、附子、桂枝益气温阳，防风、细辛祛风散寒，白芍、大枣和营养血。功效为助阳益气，解表散寒。主治素体阳虚，外感风寒证。以恶寒发热，头身疼痛，畏寒肢冷，面色苍白，语音低微，舌淡苔白，脉沉无力为辨证要点。

再造散与麻黄附子细辛汤的比较

再造散与麻黄细辛附子汤皆有助阳解表的功效，用治阳虚外感风寒表证。

麻黄细辛附子汤以辛温发汗的麻黄与温阳散寒的附子、细辛相配，为专于助阳发汗之剂，宜于素体阳虚，复感寒邪者。症见恶寒发热，寒重热轻，头痛无汗，四肢不温，舌淡，苔薄白，脉沉细。

再造散不仅用辛温解表的桂枝、羌活、防风及温阳散寒的附子、细辛，更配伍大补元气的人参、黄芪，敛阴和营的白芍，故助阳解表之中，兼有益气健脾、调和营卫之功，宜于阳虚气弱，外感风寒者。症见恶寒重，发热轻，无汗肢冷，面色苍白，语声低微，舌淡苔白，脉沉无力者。

加减葳蕤汤（《重订通俗伤寒论》）

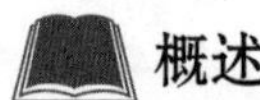

概述

〖**来源**〗加减葳蕤汤出自俞根初的《重订通俗伤寒论》。

《备急千金要方》中的葳蕤汤是在麻杏石甘汤的基础上，加独活、川芎、青木香、葳蕤、白薇组成，具有解表祛风，清热除湿的功效，主治风温犯表，湿热侵里证，是发表清里、气血并治之剂。然而方中辛温之药颇多，易伤津耗液，不适宜用于温热病证。例如，张璐的《千金方衍义》言："多有热伤津液，无大热而渴者，不妨裁去麻、杏，易入葱、豉以通阳郁；栝蒌以滋津液；喘息气上，芎、独亦勿轻试。虚不胜寒，石膏难以概施，或以竹叶清心，茯苓守中，则补救备至，于以补《千金》之未逮。"俞根初受张璐之论的启发，保留《备急千金要方》的葳蕤、白薇、甘草，另配入葱白、淡豆豉、苏薄荷、桔梗、红枣，以发表清里易为解表滋阴之剂，既补《备急千金要方》葳蕤汤之未备，又开创阴虚外感风热证之一大法门，是对《备急千金要方》葳蕤汤的丰富与发展。

〖**命名**〗本方是由《备急千金要方》中的葳蕤汤加减化裁而成，故名加减葳蕤汤。

组成和用法

〖**组成**〗生葳蕤 6~9 g，淡豆豉 9~12 g，红枣二枚，生葱白 6 g，甘草（炙）1.5 g，桔梗、苏薄荷各 3~5 g，东白薇 3 g。

〖**用法**〗水煎，分温再服。

〖**方歌**〗加减葳蕤用白薇，豆豉生葱桔梗随，草枣薄荷共八味，滋阴发汗功可慰。

主治与功用

〖**病机**〗素体阴虚并外感风热。

阴虚之体，易感风热外邪，且阴虚者，亦多生内热。表现为咽干、心烦、舌红、脉数等症状。

阴虚液损，热灼津液，故其口渴较甚。

风热袭表，肺卫失和，则致头痛身热，微恶风寒，无汗或有汗不畅，咳嗽等症。

〖**功用**〗滋阴清热，发汗解表（滋阴与解表同用）。

阴虚之人复感外邪之证，因其人汗源不充，不可专事解表；若单图发汗，表邪不仅不为汗解，反有涸竭阴液之虞。唯有滋阴与解表同用，方能功成，正如《温病条辨》所言："汗之为物，以阳气为运用，以阴精为材料。……其有阳气有余，阴津不足，又为温热升发之气所烁，而自汗出；或不出者，必用辛凉以止其自出之汗，用甘凉甘润培养其阴津为材料，以为正汗之地。"故滋阴与解表同用。

〖**主治**〗阴虚外感风热证。症见头痛身热，微恶风寒，无汗或有汗不多，咳嗽，心烦，口渴，咽干，舌红脉数。

方解

〖**方解**〗

君——葳蕤：甘平柔润，滋阴润燥，以滋汗源，润肺之燥——滋阴。

臣——
- 葱白、淡豆豉：解表
- 薄荷、桔梗：薄荷解表，温病宜汗解者之要药；桔梗宣肺止咳

——解表宣肺，止咳利咽。

佐——白薇：微苦咸寒，其性泄降，凉血清热而除烦渴——清热益阴。

使——
- 炙甘草：补脾和胃
- 红枣：养血

——甘润增液，顾护脾胃，调和诸药。

方中葳蕤（即玉竹）味甘，性寒，入肺、胃经，为滋阴润燥主药，用以润肺养胃，清热生津。大凡养阴之品多兼阴柔滋腻，本方为避免过于阴柔之品有碍表邪，避开地黄

等阴柔之品而不用，选用玉竹滋而不腻，对阴虚而有表热证者颇合。诚如《本草便读》曰："葳蕤，气平质润之品，培养脾肺之阴，是其所长，而搜风散热诸治，似非质润味甘之物可取效也。如风热风温之属虚者，可用之。……以风温风热之证，最易伤阴。而养阴之药，又易碍邪，唯玉竹甘平滋润，虽补而不碍邪，故古人立方有取乎此也。"薄荷辛凉，"为温病宜汗解者之要药"，用之以疏散风热，二药共为君药。葱白、淡豆豉解表散邪，助薄荷以解表邪，为臣药。白薇味苦，性寒，其性降泄，善于清热而不伤阴，于阴虚有热者甚宜，若用苦寒的黄芩、黄连等清热泻火之品，则恐其化燥伤阴，且对解表不利；桔梗宣肺止咳；大枣甘润养血，协玉竹以滋阴液，均为佐药。施以甘草调和药性。诸药配伍，共奏滋阴解表之功。

〖**配伍特点**〗

解表药与养阴药相配伍，使汗不伤阴，滋不碍邪。"养阴而不留邪，发汗并不伤阴"。

运用

1. 本方专为素体阴虚、感受风热之证而设，临床以身热微寒，咽干口燥，舌红，苔薄白，脉数为辨证要点。

2. 临证加减

①若表证较重者，酌加防风、葛根，以祛风解表。

②若咳嗽咽干，咯痰不爽者，加牛蒡子、瓜蒌皮，以利咽化痰。

③若心烦口渴较甚者，加竹叶、花粉，以清热生津，除烦。

3. 现代运用

常用治老年人及产后感冒，急性扁桃体炎，咽炎等属阴虚外感者。

使用注意

本方是滋阴解表之剂，若外感表证而无阴虚者，则不宜使用，否则表邪留连难去。

类方及类方比较

〖**类方**〗

葱白七味饮（《外台秘要》）

〖**组成**〗葱白（连须切）、生麦门冬（去心）、干葛、干地黄各9 g，新豉（绵裹）、生姜（切）各6 g。

〖**用法**〗劳水八升，以杓扬之一千过。上药用劳水煎之三分减二，去滓，分三次温服，相去行八九里。如觉欲汗，渐渐覆之（现代用法：水煎服）。

〖**功用**〗养血解表。

病者血虚又有表证，不汗则邪络不解，汗之又恐无汗或汗出而重伤阴血，变生他证，所以养血以资汗源，发表以解外邪。

〖**主治**〗血虚外感风寒证。

症见病后阴血亏虚，调摄不慎，感受外邪，或失血（吐血、便血、咳血、衄血）之后，复感风寒，头痛身热，微寒无汗。

第二章　泻下剂

一、概述

1. 概念

凡以泻下药为主组成，具有通导大便，排除胃肠积滞，荡涤实热，或攻逐水饮、寒积等作用，治里实证的方剂，统称为泻下剂。

泄与泻的区别和含义

（1）泄：含义较广，是指液体或气体从封闭的物体或容器中排出。泄，不仅指有形之物（如看得见的排泄，如小便、排汗等），还指无形之物（如气神耗损）。

（2）泻：含义较狭，是指水或主要是含水的液体（有形之物）由上而下流出，且流的很快、很急，多指腹泻、五更泻等。

2. 立法依据

泻下剂属“八法”中的“下法”。《黄帝内经》曰：“泻之于内……散而泻之”，“留者攻之”，“诸有水者可下之”。

3. 病机

形成里实证的病因不一，有因热而结者，有因寒而结者，有因燥而结者，是因体质有虚实之异。

（1）腹实便秘证：胃肠积滞，大便秘结。

热结——便秘，伴壮热烦渴，苔黄脉实等。

寒结——便秘，伴畏寒肢冷，脘腹冷痛。

燥结——便秘，伴肠燥津亏等。

（2）水饮内停证：胸腹积水，水肿。

水结——水肿，腹胀，二便不利。

4. 适应证

凡因燥屎内结、冷积不化、瘀血内停、宿食不消、结痰停饮、虫积所致的里结成实之证，均可用泻下剂治疗。例如，寒冷积滞证，可祛除寒积；热积滞证，可荡涤实热除积；蓄水证，可攻逐水饮；肠燥积滞证，可润燥导滞。

5. 分类及配伍

泻下剂分为寒下剂、温下剂、润下剂、逐水剂和攻补兼施剂五类。

（1）寒下剂：对因热而结，里热积滞证，宜攻下积滞，荡涤实热，如承气类。代表方：大承气汤、小承气汤、大黄牡丹汤等。

①适应证：热结证。

A. 热结肠道，腑气不通——痞、满、燥、湿、苔黄、脉实。

B. 食积或积滞中阻，使传导失传而致的泄泻——“通因通用”。

C. 上焦热甚的口腔咽喉疾病或血热妄行的吐、鼻衄或热甚发狂——“上病下取、釜底抽薪”引热下行。

②配伍：泻热通便药＋理气药，如大承气汤。

（2）温下剂：对因寒而结，里寒积滞证，宜攻下积滞，温中散寒。

①适应证：寒结证。

②配伍：泻热通便药＋温里祛寒药（量多、重），如大黄附子汤、温脾汤。

（3）润下剂：对因燥而结，肠燥津亏便秘（无水停舟），宜润燥缓下。

①适应证：燥结证（肠燥津亏、大便秘结）。

②配伍：润下药＋寒下药，如麻子仁丸、五仁丸；润下药＋温补肾阳药，如济川煎。

（4）逐水剂：对因水而结，水饮壅盛实证，宜攻逐水饮。

①适应证：水结证（水饮壅盛于里的实证）。

②配伍：峻下逐水药＋行气药，及补益扶正药，如十枣汤、禹功散、疏凿饮子、已椒苈黄丸、甘遂半夏汤。

（5）攻补兼施剂：对因“虚”及“积”而结（无力停舟）的里实正虚便秘，宜扶正攻下。

①适应证：大便秘结而正气已虚之证。

②配伍：泻下药＋补益药，黄龙汤，增液承气汤等。

6. 使用注意

（1）辨表里、别虚实、分寒热。①凡表邪未解，里实未成者不宜使用泻下剂，以防表邪随下而生他证；若表邪未解，里实已俱者，可配合解表剂运用，但需权衡里实证的轻重，切合病情，或先解表，后治里，或表里双解。②病有寒热的不同，证有热结、寒结，故所使用的泻下剂亦不同。③邪未入里，积聚未成实者，不用泻下（所谓“不更衣十日，无所苦”不用攻下）；热病过早用泻药成为“漏底”，易伤正气。

（2）中病即止。泻下剂多由药力迅猛之品组方，易伤胃气，故得效即止，慎勿过剂。

（3）禁用慎用。泻下剂除润下剂较为和缓外，其余均属峻烈。年老体弱、孕妇、产后或正值经期、病后伤津或亡血者，即使有可下之征，均应慎用或禁用，必要时宜配伍补益扶正之品。有下窍出血史之人勿用峻泻，即使是润下剂也不宜长期服用。

（4）兼顾他症。若兼瘀血、虫积、痰浊，则宜配合活血祛瘀、驱虫、化痰等药。

（5）注意调护。服药期间应注意调理饮食，少食或忌食油腻与不易消化的食物，以免重伤胃气。一边煎药、一边煎参汤、一边熬粥，以免邪去正失，贼去城空。饮食当以软、温热、清淡为宜，注意保护胃气，以免食复。

二、寒下剂

1. 概念

以寒性泻下药为主配伍组成，具有泻除宿食、燥屎、水饮与荡涤实热的作用，用治无形邪热与有形积滞互结所致里实证（里热积滞实证）的泻下剂。

2. 病机

为里热与燥屎、水饮、气滞、瘀血、宿食等搏结，肠胃传化功能失常，气机阻滞所致。症见大便秘结，腹部胀满疼痛拒按，甚或潮热汗出（身热不恶寒），苔黄厚腻，脉数而有力等。

3. 治则治法

“热者寒之”，“热结者，苦寒下之”，“疗热以寒药”。

（1）通里攻下：攻下积滞、荡涤实热。

（2）以泻代清：用泻下药将中焦、上焦热毒从下窍排出的治法。

4. 组方特点

以苦寒（或咸寒）泻下药为主，如大黄、芒硝等，配伍理气药、清热药。

5. 代表方剂

大承气汤、大陷胸汤、大黄牡丹汤、桃仁承气汤。

大承气汤（《伤寒杂病论》）

概述

〖**源流**〗大承气汤始见于汉代张仲景的《伤寒论》及《金匮要略》。

大承气汤为泻下剂的代表方，用治阳明腑实证，少阴病津伤里实及阳明刚痉等病证，但以伤寒邪传阳明之腑化热，与胃肠饮食糟粕互结成实所致的里热证为主治重点。因此，历代医家多沿用此方治各种热性病。将其适应范围归纳为“痞、满、燥、实”四字，并由此方衍化出许多效方和经典名方，如《圣济总录》中的承气泻胃厚朴汤，《脉因症治》中的三黄丸，《伤寒六书》中的黄龙汤，《伤寒瘟疫条辨》中的解毒承气汤，《温病条辨》中的增液承气汤、宣白承气汤、导赤承气汤、新加黄龙汤，《重订通俗伤寒论》中的白虎承气汤，《中西医结合治疗急腹症》中的复方大承气汤等。

〖**释名**〗“承气”：承者，受也、顺也、制也，以下承上也。中医认为，六腑以通为用，胃气以下降为顺。故“承气”为助阳明大肠承接阳明胃的下降之气，腑气得通，气机运行调畅，是其功用所意，故汤名承气。

本方的“大”，是与小承气汤相对而言。尤在泾云：“以硝黄之润下，而益之以枳朴之推逐，则其力颇猛，故曰大；其无芒硝，而但有枳朴者，则下趋之势缓，故曰小。其去枳朴之苦辛，而加甘草之甘缓，则其力尤缓，但取和调胃气，使归于平而已，故曰调胃。”

组成和用法

〖**组成**〗大黄四两［12 g］，厚朴半斤［24 g］，枳实五枚［5 g］，芒硝三合［9 g］。

因吴鞠通《温病条辨》中的大承气汤与《伤寒论》方的剂量有差异，因此有人认为，《伤寒论》中厚朴、枳实用量最大，以大黄与厚朴为君，芒硝与枳实为臣。《温病条辨》中把厚朴和枳实的量减少，重用大黄为君，芒硝、厚朴、枳实为臣，使整个方的结构发生改变。

出处	用量	大黄	芒硝	厚朴	枳实
《伤寒论》	原方量	4 两	3 合	半斤	5 枚
	折算量	62.5 g	约 42 g	125 g	约 90 g
《温病条辨》	原方量	6 钱	3 钱	3 钱	3 钱
	折算量	22.5 g	11.25 g	11.25 g	11.25 g

〖**用法**〗以水一斗，先煮厚朴、枳实二物，取五升，去滓，内大黄煮取二升，去滓，内芒硝，更上微火一两沸，分温再服。得下，余勿服。

〖**方歌**〗大承气汤用硝黄，配伍枳朴泻力强，痞满燥实四症见，峻下热结宜此方。

主治与功用

〖**病机**〗邪热积滞，阻于肠腑（实热与积滞壅于肠胃，腑气不通；热盛津伤）。

1. 腑气不通（痞、满、燥、实、坚）

实热与积滞互结肠中，燥屎不出停滞肠腑——大便秘结。

浊气填塞，腑气不通——脘腑痞满。

里热炽盛，伤阴化燥，燥屎内结于肠中——腹痛拒按，按之坚硬有块。

热在阳明，阳明经气旺于申酉时——日晡潮热，或不恶寒反恶热。

阳明主四肢，热迫津液外泄——手中戢然汗出。

里热炽盛，热盛伤津，燥热内结之体征——舌黄燥裂起刺或焦黑燥裂，脉象滑实。

> 无形之气滞：痞、满。
> 有形之热结：燥、实。

2. 腑热炽盛

大便干燥成球，停滞肠道不出，迫肠中津液从旁而出，即热结旁流。症见下利清水，色纯青，其气臭秽，脐腹疼痛，按之坚鞕，口燥咽干，脉滑数。

3. 邪热炽盛

①邪热积滞闭阻于内，格阴于外，外阴胜则寒→阳气被遏不达四肢，发凉为厥证（热厥）。

②热盛伤津→阳明宗筋失养，失去柔韧之性→筋脉活动不利，拘急为痉（痉病）。

③腑实不通，浊阴上扰神志，蒙闭清窍，心神浮越→神昏谵语，甚或发狂。

〖**功用**〗峻下热结（釜底抽薪，通因通用，寒因寒用）。

本方治证虽多，但均由邪热积滞，阻于肠腑而致。据《素问·阴阳应象大论》中“其下者，引而竭之；中满者，泻之于内……其实者，散而泻之”的治则，治当峻下热结，以救阴液，亦即“釜底抽薪，急下存阴”之法。

对于热结旁流，亦用“通因通用”之法，是中医针对实邪内阻出现的食积腹痛，泻下不畅及膀胱湿热所致尿急、尿频、尿痛病症等通泄症状的真实假虚证的一类特殊治法，即用通下泄利的方药治实性通泄病证，以通治通，为反治法之一。《素问·至真要大论》

云："寒因寒用，热因热用，塞因塞用，通因通用，必伏其所主，而先其所因。"

对邪热积滞闭阻于内，格阴于外，外阴胜则寒的热厥证，以及热盛伤津，致筋脉活动不利，拘急之痉病，宜用寒下法，使热结得下，气机宣畅，厥逆可回。此种用寒性药物来治阳盛格阴的具有假寒征象的真热假寒证（内真热而外假寒），即以寒治寒之法治厥冷之证，称为"寒因寒用"，亦为反治法之一。

里热伤津劫液，筋脉失于濡养之痉病，常用"急下存阴"之法，通过峻泻通便以祛除实热邪气，防止邪热继续伤津，从而达到保存阴津、挽救津液的一种治法。

〖**主治**〗阳明腑实证，亦有热结旁流、热厥证、痉病或发狂等证。

1. 阳明腑实证

"痞、满、燥、实、坚"，症见大便不通，频转矢气，脘腹痞满，腹痛拒按，按之则鞕，日晡潮热，神昏谵语，手足濈然汗出，舌苔黄燥起刺或焦黑燥裂，脉沉实。辨证要点为：一是大便秘结不通，二是腹痛拒按。用通腑泄热的"釜底抽薪"治法。

2. 热结旁流

阳明腑实，肠燥屎内结而致时泄臭水之症。结者自结，下者自下。一是燥屎内结不出，一是有下利清水。症见下利清水，色纯青，其气臭秽，脐腹疼痛，按之坚硬有块，口舌干燥，脉滑数。大承气汤用治热结旁流，体现"通因通用"的治法。

3. 热厥、痉病、发狂

其证各异，但病机相同，用治大承气汤，体现"寒因寒用"治法，故为"异病同治"。

方解

〖**方解**〗

君——大黄：苦寒泄热通便，荡涤肠胃，且能活血行瘀，从而有利于推陈致新，方中生用并后下，其气更锐——实。

臣——芒硝：咸寒泻热，软坚润燥，助大黄泻热通便——燥（坚）。

佐、使——厚朴，行气消胀，消满——满。
　　　　枳实，破气开痞，散结——痞。

方中大黄苦寒，荡涤胃肠，泻下通便为君药，辅以芒硝咸寒泻热，软坚润燥，二药一苦寒偏于攻下，一咸寒偏于软坚，相须为用。热实内结，气机闭塞，故用厚朴下气除满，枳实行气消痞，合而为佐药，既能消痞除满，又使胃肠气机通降下行，并助芒硝、大黄推荡积滞、泻下通便。简言之，大黄泻下实热，芒硝软坚润燥，厚朴下气除满，枳实行气消痞。四药合用，荡涤热邪，祛除积滞，可谓无坚不破，无微不入，使塞者通，闭者畅，阳明腑实之证可愈。

〖配伍要点〗

1. 苦寒配伍咸寒泻下药：大黄苦寒偏于攻下，芒硝咸寒偏于软坚，硝、黄相须为用，峻下热结之力甚强，攻润相济，燥实并治。

2. 泻下药配伍理气药：寒性泻下药大黄、芒硝，除有形之热结（燥、实），行气消积药厚朴、枳实，行无形之气滞（痞、满），枳实行气以助邪热内结得下，厚朴可防苦寒、咸寒之品寒凉太过而凝滞气机。

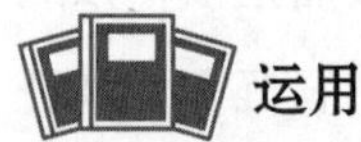
运用

1. 本方为急下存阴之剂，亦是治阳明腑实证的代表方，又是寒下法的基础方。以数日不大便，脘腹胀满硬痛拒按之“痞（心下闷塞坚硬）、满（胸胁脘腹胀满）、燥（肠有燥粪，干结不下）、实（腹中硬满，痛而拒按，大便不通或下利清水而腹中硬满不减）、坚（大便坚硬）”证及舌红苔黄，甚则黑有芒刺，脉沉实为辨证要点。

2. 临症加减

（1）阳明腑实轻证（以痞、满、实为主）。若阳明腑实证以痞、满、实为主，属阳明腑实之轻证，治宜轻下热结。故大黄用量不变，去软坚润燥的芒硝，减少厚朴、枳实用量，且三药同煎，以轻下热结，为《伤寒论》中的小承气汤。

（2）阳明热结证（以燥、实为主）。若阳明热结，以燥、实为主，症见大便不通，口渴心烦，蒸蒸发热，或腹中胀满，舌苔黄，脉滑数等，治宜缓下热结。故去行气导滞的厚朴、枳实，加和胃调中的甘草，为《伤寒论》中的调胃承气汤。

（3）胃肠燥热，津液不足证（脾约证）。若胃肠燥热伤津，肠失濡润，可见大便干结；津液不得四布，但输膀胱，可见小便数。治宜润肠泻热，行气通便，攻润并举。在大承气汤的基础上配伍麻子仁、杏仁、白芍等润燥滑肠、养阴补血之品，如《伤寒论》中的麻子仁丸。

（4）瘀热互结下焦证（下焦蓄血证）。多由太阳表邪不解，随经入腑而化热，热邪与血相搏结于下焦而成。瘀热互结于下焦少腹部位，故少腹急结；病在血分则至夜发热，不在气分，膀胱气化未受影响，故小便自利。本类病症或见大便秘结，仍用大承气汤加减，以使瘀热从下窍而出，常配伍桃仁、桂枝等活血通经之品，如《伤寒论》中的桃核承气汤。若血热互结，瘀成形而势重，病在血分，膀胱气化功能尚未受影响，故小便自利者，予抵当汤泻热破瘀。若血热互结，瘀成形而势缓，热虽有而势微，症见身热，少腹满，小便自利者，予抵当丸。

（5）热结阴亏证。多由温病热邪入里所致燥屎内结，阴津亏损之证，此即《温病条辨》中的"津液不足，无水舟停"之证。症见燥屎不行，或下之不通，口干舌燥，舌红苔黄，脉细数。治宜滋阴增液，泄热通便之法，常以"增水行舟"为主，泄热通便为辅，如《温病条辨》中的增液承气汤。

（6）阳明腑实证兼气血不足证。或因阳明腑实兼有气血不足，或素体气血不足又患阳明腑实证，除大便秘结，脘腹胀满，腹痛拒按，身热口渴外，尚有神倦少气，谵语，甚则循衣摸床，撮空理线，舌苔焦黄或焦黑，脉虚等气血不足之象。治宜攻下热结，益气养血，如《伤寒六书》中的黄龙汤。

（7）阳明里实、痰涎壅肺证。系阳明温病。虽热结肠腑，以潮热、便秘为主，但又因痰热壅肺，致喘气胸闷，痰涎壅盛，故宜脏腑并调，肺肠合治，以宣上通下（上宣肺气，下通地道）为法，方用《温病条辨》中的宣白承气汤。

（8）阳明里实、膀胱热盛证。系阳明温病，热结肠府，小肠热盛。症见下之不通，身热烦渴，腑满便秘，小便短赤，舌红苔黄燥，脉沉数，左尺旋劲。其治法是通大便秘，泄小肠之热，即"二肠同治"，方用《温病条辨》中的导赤承气汤。

（9）阳明里实、气机郁滞证。以气机阻滞为主，兼有阳明腑实。症见脘腹胀满而痛，大便不通，脉沉实，方用《金匮要略》中的厚朴三物汤。

使用注意

1. 本方为泻下峻剂，若气虚阴亏或表证未解，脉沉微，或胃肠无热结者，均不宜使用。

2. 凡年老、体弱者，均应慎用；孕妇忌用。

3. 中病即止，以免耗损正气。

清·俞根初等著的《通俗伤寒论》谓大承气汤有八禁：

一者，表不解：恶寒未除，小便清长，知不在里仍在表也，法当汗解。

二者，心下硬满：心下满，则邪气尚浅，若误攻之，利遂不止。恐正气下脱也（可用泻心汤）。

三者，合面赤色：面赤色，为邪在表，浮火聚于上，而未结于下，故未可攻也。又面赤为戴阳，尤宜细辨。

四者，平素食少，或病中反能食：平素食少，则胃气虚，故不可攻。然病中有燥屎，即不能食，若反能食，则无燥屎不过便硬耳，亦未可攻也（脾胃虚弱者）。

五者，呕多：呕吐属少阳，邪在上焦，故未可攻也。

六者，脉迟：迟为寒，攻之则呃。

七者，津液内竭：病患自汗出，小便自利，此为津液内竭，不可攻之，宜蜜煎导而通之（应增水行舟）。

八者，小便少：病患平日，小便日三四行，今日再行，知其不久即入大肠，宜姑待之，不可妄攻也。

类方及类方比较

〖**类方**〗

临床上，将仲景的大、小承气汤及调胃承气汤称为“三承气汤”。

类方一：小承气汤（《伤寒论》）

〖**组成**〗大黄（酒洗）12 g，厚朴（去皮、炙）6 g，枳实（大者，炙）9 g。

〖**用法**〗水四升，煮取一升，去滓，分二次温服。初服汤当更衣，不尔者，尽饮之。若更衣者，勿服之。

〖**功用**〗轻下热结。

〖**主治**〗阳明腑实轻证。症见谵语，潮热，大便秘结，胸腹痞满，舌苔老黄，脉滑而疾。

类方二：调胃承气汤（《伤寒论》）

〖**组成**〗大黄（去皮，清酒洗）12 g，芒硝 12 g，甘草（炙）6 g。

〖**用法**〗水三升，煮二物至一升，去滓，内芒硝，更上微火一二沸，温顿服之，调胃气。

〖**功用**〗缓下热结。

〖**主治**〗阳明病胃肠燥热。症见大便不通，口渴心烦，蒸蒸发热，或腹中胀满，舌苔正黄，脉滑数。

关于发热

发热有翕翕发热，蒸蒸发热。

翕翕发热：身热无汗，恶寒拘紧，如鸟羽之合而不发舒，此邪伤于表，郁于肌肤，表热而里未热，治宜发散表邪。

蒸蒸发热：手足遍身多汗，热而润泽，此表邪已散，热郁于里，蒸汗时时外出也，治宜清热。

类方三：复方大承气汤（《中西医结合治疗急腹症》）

〖**组成**〗厚朴炒、莱菔子各 15~30 g，枳壳、桃仁［9 g］，赤芍各［15 g］，大黄［9 g］后下，芒硝冲服［9~15 g］（为大承气汤方枳壳易枳实，加炒莱菔子、桃仁、赤芍）。

〖**用法**〗水煎服。最好用胃管注入，2~3 小时后，可再用本方灌肠，以加强攻下之力，有助于肠梗阻的解除。

〖**功用**〗通里攻下，行气活血。

〖**主治**〗阳明腑实证（腑实而气胀较明显者：单纯性肠梗阻）。症见大便秘结，脘腹胀痛，呕吐不能食，舌苔黄腻，脉沉实。

类方四：导赤承气汤（《温病条辨》）

〖**组成**〗细生地 15 g，赤芍 10 g，生大黄 9 g，黄连、黄柏各 6 g，芒硝（溶化）3 g。

〖**用法**〗水 1000 mL，煮取 400 mL，先服 200 mL，不下再服。

〖**病机**〗小肠热盛，兼阳明腑实（大肠热结）。大、小肠的同病证，即小肠火府热盛，合并阳明腑气不通。

〖**功用**〗滋阴清热，攻下热结。即清小肠，通大肠，称之为“二肠同治法”。

〖**主治**〗小肠热盛兼阳明腑实证。症见身热，腹满便秘，心烦渴甚，小便涓滴不畅、溺时疼痛，尿色红赤，舌红苔黄，脉左牢坚者。

〖**配伍特点**〗导赤承气汤方配伍有三个特点。

（1）重用生地黄：生地黄味甘、苦，性寒，具有清热凉血、滋阴生津的功效。本方中生地黄的用量最大，其功一则为滋阴生津，津液足、邪热除，则小便通利，补阴以利尿，“寓通于补”。二则能制导泻药的苦寒之性，以免苦燥伤津或使津液偏走大肠。

（2）生地黄、赤芍与黄连、黄柏配伍：第一，组成“甘苦合化阴气”之法，善治阴液亏损之小便短赤不利；第二，有犀角地黄汤（芍药地黄汤）合黄连解毒汤之意，可以清解血分郁火，治血分火热下移小肠之小便涩痛不利、尿赤、尿中带血。

（3）黄连、黄柏与大黄配伍：类似于《金匮要略》中的泻心汤（大黄、黄连、黄芩）。此三味药与生地黄、赤芍凉血药配伍，则善于凉血、清心、泻火，治心与小肠火热之证。

类方五：宣白承气汤（《温病条辨》）

〖**组成**〗生石膏 15 g，生大黄 10 g，杏仁粉 6 g，瓜蒌皮 6 g。

〖**用法**〗水煎，分 2 次服。

〖**病机**〗热邪壅滞，脏腑同病。

肺与大肠相表里。温邪犯肺，气失宣降，肺津不布则痰涎壅滞，痰壅气逆则喘促不宁；温邪上受，由上焦顺传中焦，肺与大肠同病，脏病及腑，阳明热结则大便秘结，肺有痰热。

〖**治法**〗宣肺通腑，泻热通便（清宣太阴，通泄阳明）。

此方为脏腑同治法，清肺定喘，泻热通便。

〖**主治**〗阳明温病肺热腑实证。症见潮热便秘，痰涎壅滞，喘促不宁，苔黄燥或黄滑，脉右寸实大。

〖**配伍特点**〗宣白承气汤具有清、宣、润、降的制方之意，并循肺与大肠相表里之旨，宣降肺气，使大肠得以"顺承"肺胃之气；腑气通畅而司传导，又助肺气的肃降。

（1）脏腑（肺肠）同治，清上通下：瓜蒌皮、杏仁重在宣降肺气，肺气的通降则有助于腑气通调，即"治上即可治下"；大黄重在泻热通便，肠腑热结去则腑气畅，腑气畅亦有助于肺气肃降，即"治下即可治上"，二者共呈宣肺通腑之法，以上下同治，宣肺气之时兼顾通降腑气，通腑泄热之时勿忘宣通肺气为旨，充分体现本方"脏腑合治、清上通下"的配方法度，同时也释其方名之意。

（2）宣清润降相合（清宣太阴，通泄阳明）：杏仁、瓜蒌皮润肺、降肺气，大黄通腑泄热，生石膏主清肺热。

〖**类方比较**〗

大承气汤、小承气汤、调胃承气汤、复方大承气汤的比较

四个承气汤均用大黄以荡涤胃肠积热，主治阳明腑实证。然大承气汤芒硝、大黄并用，大黄后下，且加枳实、厚朴，故攻下之力颇峻，称为峻下剂，主治痞、满、燥、实四症俱全之阳明热结重证。小承气汤去芒硝，枳实、厚朴用量亦减，且三味同煎，故攻下之力较轻，称为轻下剂，主治痞、满、实而燥不明显之阳明热结轻证。调胃承气汤不用枳实、厚朴，加甘草与大黄同煎，后入芒硝，故泻下之力较前二方缓和，称为缓下剂，主治阳明燥热内结，有燥、实而无痞、满之证。复方大承气汤由大承气汤（枳壳易枳实）

加炒莱菔子、桃仁、赤芍而成，故行气导滞、活血祛瘀作用增强，适用于单纯性肠梗阻而气胀较重者，并可预防梗阻导致局部血瘀气滞。

四个承气汤的比较

名称	共同功效	组成	作用	主治
大承气汤	泻热通便	大黄、芒硝、枳实、厚朴	峻下热结	痞、满、燥、实、坚俱备的阳明腑实重证
小承气汤		大黄、枳实、厚朴	轻下热结	痞、满、实之阳明腑实轻证
调胃承气汤		大黄、芒硝、甘草	缓下热结	有燥、实，而无痞、满之阳明腑实轻证
复方大承气汤		枳实易枳壳，加炒莱菔子、桃仁、赤芍	行气活血	痞、满、燥、实，气胀；单纯性肠梗阻，属于阳明腑实，气胀较明显

小承气汤、厚朴大黄汤、厚朴三物汤的比较

与小承气汤同物但剂量不同的汤方有厚朴大黄汤、厚朴三物汤，且三方药物组成完全相同，仅有分量的差异。三方之中，以厚朴大黄汤中的大黄用量最大，其余两方则相同；枳实三方差异不大；厚朴以厚朴大黄汤用量最大，为小承气汤的五倍，厚朴三物汤次之，为小承气汤的四倍。故以痞、满、实论治，厚朴用量以厚朴大黄汤最重，而小承气汤最轻。张璐的《张氏医通》称："此即小承气，以大黄多，遂名厚朴大黄汤；若厚朴多，则名厚朴三物汤。"

药物 方剂	大黄	厚朴	枳实
小承气汤	四两（12 g）	二两（6 g）	三枚大（9 g）
厚朴三物汤	四两（12 g）	八两（24 g）	五枚（10 g）
厚朴大黄汤	六两（18 g）	一尺（30 g）	四枚（8 g）

小承气汤以大黄为君药，泻下荡积为主，理气为辅，主治阳明腑实，下利谵语，潮热燥屎者；厚朴三物汤以枳实、厚朴为君药，行气力强，泻下力弱，主治腹满痛，大便闭结者；厚朴大黄汤以厚朴为君药，理气为主，佐以荡邪，主治支饮心下时痛，兼腹满便秘者。明代赵良仁的《金匮玉函经衍义》称："凡仲景方，多一味，减一药，与分两之更重轻，则异其名，异其治，有如转丸者。"

〖**方剂衍变**〗承气汤类方的加减化裁

（一）渊源

1. 基础方

承气汤类方的基础方——大黄甘草汤。

2. 对基础方加减化裁，衍变为承气汤类方的基本方（“三承气汤”）。

①仲景对大黄甘草汤进行加减化裁：大黄甘草汤 + 芒硝 = 调胃承气汤。

②后对调胃承气汤进行加减：调胃承气汤 - 甘草 + 枳实、厚朴 = 大承气汤。

③将大承气汤去掉芒硝，枳实、厚朴用量亦减：大承气汤 - 芒硝 = 小承气汤。

（二）基本方的加减化裁方

1. 大承气汤

①三一承气汤（刘完素《伤寒直格》）= 大承气汤 - 枳实 + 当归、甘草。

②六乙顺气汤（陶华《伤寒六书》）= 大承气汤 + 黄芩、柴胡、芍药、甘草。

③黄龙汤（《伤寒六书》）= 大承气汤 + 人参、当归、甘草（生姜、大枣、桔梗）。

④崔氏承气汤（王涛《外台秘要》）= 大承气汤 - 厚朴 + 加杏仁、生姜。

⑤大成汤（蔺道人《仙授理伤续断方》）= 大承气汤 + 甘草、麟皮红花、当归、苏术、木通。

⑥宣白承气汤（《温病条辨》）= 大承气汤 + 生大黄、生石膏、杏仁粉、瓜蒌皮。

⑦解毒承气汤（《伤寒温疫条辨》）= 大承气汤 + 僵蚕、蝉蜕、黄连、黄芩、黄柏、栀子。

解毒承气汤（《重订通俗伤寒论》）= 大承气汤 - 厚朴、芒硝 + 金银花、连翘、黄连、黄芩、黄柏、栀子、西瓜霜、金汁、地龙。用雪水煮绿豆取汁，代水煎服。

⑧牛黄承气汤（《温病条辨》）= 大承气汤 + 安宫牛黄丸二丸、生大黄末三钱。

⑨十全苦寒救朴汤（《重订广温热论》）= 大承气汤 + 加黄芩、黄连、黄柏、知母、石膏、犀角。

⑩黄连承气汤（罗天益《卫生宝鉴》）= 大承气汤 + 黄连。

⑪复方大承气汤（《中西医结合治疗急腹症》）：用枳壳替换枳实，加桃仁、莱菔子、赤芍。

2. 小承气汤

①厚朴三物汤（《金匮要略》）：大黄，厚朴，枳实（= 小承气汤，重用厚朴）。

②厚朴大黄汤（《金匮要略》）：药物组成同小承气汤（= 小承气汤，重用大黄）。

小承气汤、厚朴三物汤、厚朴大黄汤，三方药味相同，但剂量不一。

③麻子仁丸（《伤寒论》）= 小承气汤 + 麻仁、杏仁、芍药、白蜜。

④厚朴七物汤（《金匮要略》）= 小承气汤 + 甘草、大枣、桂枝、生姜。

= 小承气汤 + 桂枝汤 – 芍药

⑤承气陷胸汤（《温病条辨》）：小承气汤与小陷胸汤合方（承气合小陷胸汤）。

⑥三化汤（《素问病机气宜保命集》= 小承气汤 + 羌活。

⑦承气养营汤（《温疫论》）= 小承气汤 + 四物汤 – 川芎 + 知母。

⑧枳实导滞汤（《通俗伤寒论》）= 小承气汤 + 槟榔、山楂肉、川连、神曲、连翘、紫草、术通、甘草。

⑨大柴胡汤（《伤寒论》）= 小承气汤 – 厚朴 + 柴胡、黄芩、白芍、半夏、生姜、大枣。

⑩他积散（《中兽医治疗学》）= 小承气汤 + 番泻叶、术通、滑石、甘草。

3. 调胃承气汤

调胃承气汤 = 大黄甘草汤 + 芒硝。

调胃承气汤 = 大承气汤 – 枳实、厚朴 + 甘草。

①桃核承气汤（《伤寒论》）= 调胃承气汤 + 桃仁、桂枝。

②桃仁承气汤（《温病条辨》）= 调胃承气汤 – 甘草 + 桃仁、当归、芍药、丹皮。

③大黄牡丹皮汤（《金匮要略》）= 调胃承气汤 – 甘草 + 牡丹皮、桃仁、冬瓜仁。

④大黄硝石汤（《金匮要略》）= 调胃承气汤 + 黄柏、栀子。

⑤增液承气汤（《温病条辨》）：加玄参、麦冬、生地；= 调胃承气汤 – 增液汤 + 甘草。

⑥导赤承气汤（《温病条辨》）：加黄连、黄柏、赤芍、生地黄；= 调胃承气汤 – 甘草 + 黄连、黄柏、赤芍、生地黄。

⑦生地黄汤（《丹台秘要》）= 调胃承气汤 + 生地黄、大枣。

⑧新加黄龙汤（《温病条辨》）= 调胃承气汤 + 人参、当归、海参、姜汁、玄参、麦冬、生地黄。

= 调胃承气汤 + 人参、当归、姜汁、海参 + 增液汤。

⑨白虎承气汤（《重订通俗伤寒论》）：调胃承气汤与白虎汤合方。

⑩凉膈散（《太平惠民和剂局方》）= 调胃承气汤 + 栀子、黄芩、连翘、薄荷、竹叶。

⑪玉烛散（《儒门事亲》）= 调胃承气汤 + 四物汤。

⑫大陷胸丸（《伤寒论》）= 调胃承气汤 – 甘草 + 杏仁、葶苈子。

⑬大陷胸汤（《伤寒论》）= 调胃承气汤 + 甘草 + 甘遂。

⑭犀连承气汤（《卫生宝鉴》）= 调胃承气汤 + 黄连、犀角。

⑮凉膈白虎汤（《中兽医治疗学》）= 调胃承气汤 + 石膏、连翘、栀子、黄芩、薄荷、知母、粳米。

（三）不同功效治法的承气汤类方

按不同功效治法，将承气汤类方分为清热通腑法、扶正祛邪法、泄热逐饮法、活血散瘀法、解毒凉血法五类。

1. 清热通腑类

清热通腑类又可分为清肠通腑法、清胃通腑法、清肺通腑法、清心通腑法。

（1）清肠通腑：麻子仁丸、三乙承气汤、导赤承气汤、俞氏调胃承气汤。

①麻子仁丸（《伤寒论》）：小承气汤加麻子仁、杏仁、白芍、蜂蜜，主治脾约证。

②三乙承气汤（《伤寒直格》）：大、小承气汤及调胃承气汤各方药味，合而为一也。

③导赤承气汤（《温病条辨》）：导赤散合调胃承气化裁而成（二肠同治）。

④俞氏调胃承气汤（《通俗伤寒论》）：生大黄、元明粉、炙甘草、鲜生姜、大红枣。

（2）清胃通腑：三仁承气汤、白虎承气汤。

①三仁承气汤：生大黄、枳实、麻仁、杏仁、松仁、大腹皮、油木香、猪胰。

②白虎承气汤：由白虎汤合调胃承气汤而成（一清胃经燥热，一泄胃腑实火）。

（3）清肺通腑：俞根初的陷胸承气汤、宣白承气汤、承气合小陷胸汤。

①陷胸承气汤（《通俗伤寒论》）：俞根初的陷胸承气汤合小陷胸汤、大承气汤二方，去厚朴。

②宣白承气汤（《通俗伤寒论》）：在承气汤的基础上，加麻杏石甘汤衍化而得（吴鞠通称为脏腑合治法）。

③承气合小陷胸汤：吴鞠通用小承气汤合小陷胸汤即成。

（4）清心通腑：犀连承气汤、牛黄承气汤。

①犀连承气汤（《通俗伤寒论》）：俞根初用小承气汤加犀角、黄连。

②牛黄承气汤（《温病条辨》）：生大黄加安宫牛黄丸。

2. 扶正祛邪

①归参承气汤：又名黄龙汤（《伤寒六书》），由大承气汤加当归、人参、甘草组成。

②承气养荣汤（《瘟疫论》）：四物汤和小承气汤的合方，去川芎，重加知母。

③新加黄龙汤（《温病条辨》）：调胃承气汤 + 生地黄、元参、麦冬、人参、当归、海参、姜汁。

④增液承气汤（《温病条辨》）：由增液汤与调胃承气汤变化而来（吴鞠通称之为

气血合治法）。

⑤护胃承气汤（《温病条辨》）：增液汤加大黄、知母、牡丹皮。

3. 泄热逐饮

①大陷胸汤（《伤寒论》）：调胃承气汤去甘草，加甘遂。

②厚朴大黄汤（《伤寒论》）：厚朴、大黄、枳实。

4. 活血散瘀

（1）桃核承气汤（《伤寒论》）：调胃承气汤加桃仁、桂枝。

（2）抵当汤（《伤寒论》）：水蛭、虻虫、桃仁、大黄。

（3）桃仁承气汤：常见的有三方：

①《瘟疫论》中的桃仁承气汤是桃核承气汤去桂枝、甘草，加当归、芍药、牡丹皮而成。

②吴鞠通的《温病条辨》中的桃仁承气汤，与《瘟疫论》中用药一样，但剂量不同。

③俞根初以张仲景桃核承气汤方去桂枝，合犀角地黄汤、失笑散。

5. 解毒凉血

（1）紫草承气汤（王肯堂《证治准绳》）：小承气汤加紫草。

（2）解毒承气汤，共有两方：

①杨栗山《伤寒温疫条辨》：大承气汤合黄连解毒汤加白僵蚕、蝉蜕。

②俞根初《重订通俗伤寒论》：金银花、生栀子、川连、生川柏、青连翘、黄芩、枳实、生大黄、芒硝五分、金汁一两（冲），白头蚯蚓两只。用雪水六碗，煮生绿豆二两。

（四）不同医家著者的承气汤类方

1. 张仲景的承气汤

张仲景创制了大承气汤、小承气汤、调胃承气汤、桃核承气汤、抵当汤、大陷胸汤、麻子仁丸等诸多承气汤类方。

①大承气汤、小承气汤、调胃承气汤（“三承气汤”：承气汤类方的基本方）。

②桃核承气汤、抵当汤、抵当丸、下瘀血汤：均以大黄、桃仁为主，共具破血下瘀之功。

③大陷胸汤：调胃承气汤去甘草，加甘遂。

④麻子仁丸（《伤寒论》）：小承气汤加麻子仁、杏仁、芍药。

⑤厚朴七物汤（《金匮要略》）：小承气汤加甘草、大枣、桂枝、生姜。

⑥厚朴三物汤（《金匮要略》）：大黄、厚朴、枳实。

2. 吴鞠通的承气汤

吴鞠通对承气汤有独到的见解，并根据自身经验，在仲景的“三承气汤”上又进行了新的尝试，创立了八种演化方法（创制了八个新方：承气合小陷胸汤、护胃承气汤、宣白承气汤、导赤承气汤、牛黄承气汤、增液承气汤、桃仁承气汤、新加黄龙汤），另有安宫牛黄丸一味成药。

①宣肺通腑法：针对肺经热盛、腹气不通而设，方用宣白承气汤。

②清肺泻胃法：针对痰热壅肺、阳明腑实而设，方用承气合小陷胸汤。

③开窍攻下法：针对热闭心包、肠腑粪实而设，方用牛黄承气汤。

④二肠同泻法：针对小肠火盛、大肠热结而设，方用导赤承气汤。

⑤增水行舟法：针对热盛津伤、燥结不下而设，方用增液承气汤。

⑥护胃攻下法：针对下后热邪仍盛、正气未虚而设，方用护胃承气汤。

⑦益气补阴攻下法：针对正虚不能运药、邪气复实而设，方用新加黄龙汤。

⑧苦辛咸寒法：针对温疫邪热久羁、血热相搏而设，方用桃仁承气汤。

3. 俞根初的承气汤

俞根初以仲景的“三承气汤”为基础，也进行了新的拓展，化裁出俞氏调胃承气汤、三仁承气汤、陷胸承气汤、犀连承气汤、白虎承气汤、桃仁承气汤、解毒承气汤等。

①调胃泻热法：针对阳明燥热、初结于胃腑而设，方用俞氏调胃承气汤。

②心与小肠并治法：针对热结在腑、上蒸心包而设，方用犀连承气汤。

③肺与大肠并治法；针对肺伏痰火、腹满便闭而设，方用陷胸承气汤。

④缓下脾脏结热法：针对胆火熏灼、脾约便实而设，方用三仁承气汤。

⑤清下胃腑结热法：针对胃火壅脑、便结溺赤而设，方用白虎承气汤。

⑥急下肠中瘀热法：针对下焦瘀热、热结血室而设，方用桃仁承气汤。

⑦峻下三焦毒火法：针对痰毒侵体、弥漫三焦而设，方用解毒承气汤。

4. 其他

①刘完素的《宣明论方》三乙承气汤：大承气汤加甘草、生姜。

②吴又可的《瘟疫论》承气养荣汤：小承气汤与四物汤的合方（去川芎，加知母）。

③王肯堂的《证治准绳》紫草承气汤：小承气汤加紫草。

④杨栗山的《伤寒温疫条辨》解毒承气汤：与俞根初解毒承气汤同名但方异。

大黄牡丹汤（《金匮要略》）

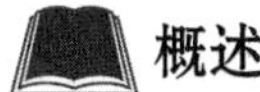

概述

〖**源流**〗大黄牡丹汤始见于张仲景的《金匮要略》。历代医家都以此方为治肠痈的代表方，并各有发挥。例如，《刘涓子鬼遗方》中的大黄汤，《太平圣惠方》中的牡丹散，《普济方》中的牡丹汤，《外科大成》中的丹皮汤。天津南开医院创制了应用于阑尾炎的不同期（型）的阑尾清化汤、阑尾化瘀汤、阑尾清解汤三个不同方。

〖**释名**〗此方以主药命名。

组成和用法

〖**组成**〗大黄四两［12 g］，牡丹皮一两［3 g］，桃仁五十个［9~12 g］，瓜子半升［30 g］（也有用 12 g），芒硝三合［9 g］。

〖**用法**〗以水六升，煮取一升，去滓，内芒硝，再煎沸，顿服之。有脓当下，如无脓，当下血（现代用法：水煎，芒硝溶服）。

〖**方歌**〗金匮大黄牡丹汤，桃仁瓜子芒硝襄，肠痈初起腹按痛，苔黄脉数服之康。

主治与功用

〖**病机**〗肠中湿热内结，气血瘀滞（气滞、血瘀、湿阻），热结不散，热盛肉腐。

1. 湿热蕴结肠腑，热邪灼伤脉络，湿热搏结，气血凝滞，蕴结成痈，肠络不通——右小腹疼痛拒按，少腹肿痞（初起），右足不能伸，伸则痛。

2. 正邪相争，气血瘀滞，营卫不和——时时发热，自汗恶寒（肠痈已成）。

3. 湿热蕴结肠中，不涉膀胱——其痛如淋，小便自调（非淋病）。

4. 湿热内结——舌苔薄腻而黄，脉迟紧或滑数。

〖**功用**〗泻热破瘀，散结消肿。

“肠痈”属于湿热郁积、气血凝滞、热结不散之证，因其病位在下，病证为肠中有形实积，根据《素问 . 阴阳应象大论》中“其下者，引而竭之”，“其实者，散而泻之”，以及“治下者制以急”的治则，以泻热破瘀，散结消肿而立法。故治宜“清”“下”。

〖**主治**〗肠痈初起，湿热瘀滞证。症见少腹肿痞，右下腹疼痛拒按，甚或局部肿痞，小便自调，或右侧腿足曲而不伸（善屈右足），伸则痛剧，或时时发热、身汗恶寒，舌苔黄薄腻，脉滑数或迟紧。

方解

〖**方解**〗

君——大黄：苦寒攻下、泻热逐瘀，荡涤湿热蕴结之毒；桃仁：苦平，性善破血，破血散瘀，助大黄通下——两药合用，泻热、化瘀、解毒。

臣——芒硝——咸寒，泻热导滞、软坚散结，助大黄泻实热，使之速下。牡丹皮：苦辛微寒，清热凉血，活血散瘀。

佐使——冬瓜子：甘寒滑利——清肠中湿热，引湿热从小便而去；排脓散结消痈，为治内痈之要药。

大黄，清泻肠中湿热瘀结之毒；芒硝，软坚散结，助大黄促其速下；桃仁、丹皮，活血破瘀，凉血散瘀。大黄与活血祛瘀的桃仁同用，瘀热并治。丹皮合大黄，泻热破瘀。丹皮合桃仁，散瘀消肿。冬瓜子，清肠中湿热，排脓消痈肿。诸药合用，共奏泻热破瘀，散结消肿之功，使湿热瘀结荡涤消除，热结通而痈自散，血行畅而痛自消。

〖**配伍特点**〗大黄牡丹汤集苦寒泻下、清热除湿、活血散结（或泻下、清利、破瘀）三法于一方，以通为用，泻下为主，使热得清，瘀滞得散，肠腑得通，使痈消痛肿，旨在荡涤湿热淤滞从大便而解。

1. 寒性泻下与破瘀兼施：大黄 + 桃仁、丹皮——泻热逐瘀，令瘀热快速从肠道排出。

①桃仁与大黄：相须为用，瘀热并治：大黄得桃仁，引大黄之力专入血分以破血；桃仁得大黄之助，直入下焦化瘀。

②大黄与牡丹皮：两者相伍，性同味异，清热凉血、活血化瘀，以清消内炽之火邪，同时攻积导滞，驱邪从大便而出，从而使热毒之邪尽消。共收清热解毒、散结破瘀之功。

2. 凉血与排脓并用：大黄（泻下）+ 冬瓜仁（清利，排脓消痈）——使血热得清，脓浊得去，则痈肿自清。

运用

1. 本方用于肠痈初起，由湿热血瘀而成者，为治肠痈初起的常用方，以右少腹疼痛拒按，右足屈而不伸，或不大便，舌质红，苔黄或腻，脉浮或数为辨证要点。

2. 临症加减

①若热毒较重者，加蒲公英、金银花、连翘、败酱草，以加强清热解毒之力。

②若血瘀较重者，加赤芍、丹参、乳香、没药等，以增活血化瘀之功。

③如大便似痢不爽，舌质红，脉细数，为阴伤之象者，宜去芒硝，减缓泻下之力，并加玄参、麦冬、生地黄，以养阴清热。

3. 现代应用

用于急性阑尾炎属于实热血瘀者，亦可用于妇科急性盆腔炎等属血分瘀热者。

使用注意

1. 对脓成未溃或未成脓者，视病情灵活运用。脓成，若体虚不堪攻下，忌用本方；脓已成或脓未成，凡未溃，症属实热者，均可用。

2. 凡肠痈溃后以及老年、孕妇体质过于虚弱者，应慎用或忌用。

类方及类方比较

〖**类方**〗

薏苡附子败酱散（《金匮要略》）

〖**组成**〗薏苡仁 30 g，附子 6 g，败酱草 15 g。

〖**用法**〗上三味，杵为末，取方寸匕，以水二升，煎减半，去滓，顿服，小便当下（现代用法：作散剂，每服 6~9 g，水煎顿服。或按原方比例作汤剂：水煎两次，温服）。

〖**病机**〗寒湿瘀血互结（太阴、阳明合病，里虚寒）。

寒湿瘀血互结，或湿热郁蒸，日久成脓，结聚不消，损及阳气所致。

〖**功效**〗排脓消痈，破瘀兴阳。因肠痈脓成、日久不消，或肠痈迁延不愈，或脓成不溃，营血郁滞，损及阳气之证，故应排脓消痈。但不可下。

〖**主治**〗肠痈。肠痈内已成脓，病属虚寒，临症见肌肤甲错，腹皮急，如肿状、按之软，身无热，脉洪数。

大黄牡丹汤常用于脓未成者（属阳明里热），薏苡附子败酱散主治肠痈脓已成者（属太阴、阳明合病证，里虚寒证）。

凉膈散（《太平惠民和剂局方》）

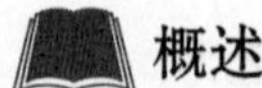

概述

〖**源流**〗凉膈散出自《太平惠民和剂局方》，但据其组方用药，实从《伤寒论》调胃承气汤加连翘、栀子、黄芩、薄荷、竹叶等变化而来，其立法则是上承于《金匮要略》泻心汤之清热解毒与泄热通便并举。

后世医家对凉膈散的加减运用较多，在此基础上又制定了许多新方。例如，李东垣的普济消毒饮，吴瑭的《温病条辨》云：普济消毒饮“之妙，妙在以凉膈散为主，而加化清气之马勃、僵蚕、银花，得轻可去实之妙”。以及万全的《保命歌括》凉膈白虎汤、《万氏秘传片玉痘疹》黄连解毒凉膈散，作者不明的《银海精微》中的凉膈连翘散，董宿原撰、方贤编的《奇效良方》中的转舌丸，王泰林的《王旭高医书六种》中的通圣散，吴谦等的《医宗金鉴》中的凉膈消毒饮，俞根初的《重订通俗伤寒论》中的凉膈加羚羊汤，王孟英的《温热经纬》中的清心凉膈散，吴仪洛的《成方切用》中的清心散，张璐的《张氏医通》中的润燥汤，钱锦江的《治疹全书》中的疳热凉膈散。另外，还有一些凉膈散加减后仍叫凉膈散的同名异方，如张元素的《此事难知》、龚廷贤的《寿世保元》、秦景明的《症因脉治》、秦之桢的《伤寒大白》、宫本昂的《活人方》、余师愚的《疫疹一得》等。

〖**释名**〗胸膈内郁之火，行清解散疏并从导水而出，上下分消，使火热之邪从上、中二焦得以清利，然胸膈自然清凉，故方名“凉膈”。

组成和用法

〖**组成**〗大黄、朴硝、甘草（炙）各二十两［各 600 g］，山栀仁、薄荷叶（去梗）、黄芩各十两［各 300 g］，连翘二斤半［1250 g］。

〖**用法**〗上药为粗末，每服二钱［6 g］，水一盏，入竹叶七片［3 g］，蜜少许，煎至七分，去滓，食后温服。小儿可服半钱（1.5 g），更随岁数加减服之。得利下，住服。（现代用法：上药共为粗末，每服 6~12 g，加竹叶 3 g，蜜少许，水煎服。亦可作汤剂煎服，用量按原方比例酌定）。

〖**方歌**〗凉膈硝黄栀子翘，黄芩甘草薄荷饶，竹叶蜜煎疗膈上，中焦燥实服之消。

主治与功用

〖**病机**〗邪热传入并化火于上、中二焦，或脏腑积热致胸膈火郁（上、中二焦燥火）。

无形散漫浮游之火，又有挟肠腑积滞有形之热，积聚胸膈（中上二焦），上焦火毒炽盛，中焦燥实内结。

热聚胸膈，热灼津液→身热口渴，胸膈烦热。

方解

郁热化火上攻→面赤唇焦，口舌生疮，咽痛，吐衄等。

火热内盛扰心→烦躁甚或发狂。

邪热迫血则妄行→吐衄或为斑疹。

热极生风→抽搐痉挛，神识昏迷。

燥热内结，不从下泄→而见便秘溲赤。

火势燔扬，真阴枯涸→痘疮者则变生黑陷之危候。

〖**功用**〗泻火通便，清上泻下。

除中焦燥实、里有积热外，同时存在浮火弥漫上中，造成头面诸证。上有无形之热邪，非清不去；中有有形之积滞，非下不除。唯有清热泻火与通便泄热，清上泻下并行，才是治病之本。因此，采取“扬汤止沸”与“釜底抽薪”结合的方略，泻火通便，清上泻下同治。

〖**主治**〗上、中二焦火热证（上焦郁热，中焦燥实证）。症见身热口渴，胸膈烦热，面赤唇焦，口舌生疮，或咽痛吐衄，便秘溲赤；谵语狂妄；及小儿急惊、重舌、木舌，痘疮黑陷，舌边红，舌苔或黄或白，脉数有力。

〖**方解**〗

君——连翘：清热解毒和透散结合。

臣——黄芩、栀子：清上焦，引热从小便出。

　——大黄、芒硝：釜底抽薪，清热泻下。

佐——薄荷：清头目，利咽喉。

　——竹叶：清散，清心。

使——甘草：保护胃气，调和诸药。

——白蜜：生津润燥。缓和药性，保护脾胃；润肠通便。

综观全方，既有连翘、黄芩、栀子、薄荷、竹叶，疏解清泄胸膈邪热于上，其中连翘清泄胸膈郁火，黄芩清肺火，栀子开泻三焦，薄荷、竹叶“火郁发之”，导热从小便出；又用调胃承气汤，通便导滞，荡热于中，使上焦之热得以清解，中焦之实由下而去。清上与泄下并行，可谓“扬汤止沸”与“釜底抽薪”之法相合，清泄双解，使有形无形，上下表里诸邪，悉从解散。而其泻下是为清泄胸膈郁积而设，所谓“以泻代清”，其意在此。甘草、白蜜，甘以缓之，既能缓和芒硝、大黄峻泻之力，又借甘润以通燥结，借其缓行之功使上、中二焦之热徐徐而除，以防祛邪伤正。

简言之，凉膈散可以泄三阳之实火，太阳用连翘和薄荷；少阳用黄芩；阳明用大黄、芒硝、竹叶；栀子泄三焦之火；甘草和蜂蜜顾护脾土，防止寒凉败胃。

连翘之用

连翘，味苦，性寒，入心、肺、胆经，质地较轻，善走上焦，能清能散，其功效主要有：①清心热；②疏散风热，以清上焦热为主；③解疮毒，消肿散结。张元素的《珍珠囊》总结为：“连翘之用有三：泻心经客热，一也；去上焦诸热，二也；为疮家圣药，三也。”张锡纯的《医学衷中参西录》称连翘“为治风热要药”。但是，在方剂配伍使用中，往往所用量必须大。

〖**配伍特点**〗

“扬汤止沸”与“釜底抽薪”之法相合：连翘、黄芩、栀子、薄荷、竹叶“扬汤止沸”，去无形之火，调胃承气汤“釜底抽薪”，荡热于下，祛肠腑积滞的有形之热。

咸寒甘苦并用，使上、中二焦邪热上清下泻，则胸膈自清。《素问·至真要大论》曰：“热淫于内，治以咸寒，佐以甘苦”。

大黄、黄芩配栀子：乃取大黄、黄芩、黄连之《金匮要略》泻心汤义。

调胃承气汤加连翘、黄芩、栀子、薄荷、白蜜，变单纯通下之剂成清泄双解之剂。

运用

1. 本方是治上、中二焦热证的基础方。临床应用以胸膈烦热，面赤唇焦，烦躁口渴，便秘，小便赤，舌红苔黄，脉数为辨证要点。注意：大便之秘不是常见症。

2. 临证加减

①若热毒甚者，加金银花、黄连，以清热泻火解毒。

②若口渴者，加天花粉、生地黄，以清热生津等。

③若大便不干燥者，可去芒硝，加石膏、桔梗。

3. 现代应用

用治咽炎、口腔炎、急性扁桃体炎、胆道感染、急性黄疸型肝炎等属上、中二焦火热者，均可加减用之。

使用注意

凡体虚火旺者，产妇、孕妇，须慎用或忌用。

本方虽有通腑之力，但重在清胸膈之热，故临症即使大便不秘，而胸膈灼热如焚者，亦应施用。若孕妇患本方证，方中芒硝、大黄宜少用或不用。

类方及类方比较

〖**类方**〗

余氏清心凉膈散（《疫疹一得》）

余师愚将《太平惠民和剂局方》中的凉膈散去大黄、芒硝，加生石膏、桔梗组成清心凉膈散。而此方名有多首，故后世皆从王士雄所论，名之曰余氏清心凉膈散。

〖**组成**〗连翘 120 g，黄芩（酒炒）、桔梗、甘草各 60 g，薄荷、生栀子各 30 g，生石膏 150 g。

〖**用法**〗上为粗末，每服 9~15 g，竹叶 1 片，用水 375 mL，煎至 250 mL，去滓，入生白蜜 20 mL，微煎，温服。近世多做汤剂，当代名医赵绍琴常用方：黄芩三钱，生栀子一钱，生石膏一两，连翘三钱，竹叶二钱，薄荷五分，桔梗一钱，生甘草一钱。

〖**病机**〗气分里热亢盛、灼伤津液、虚烦，或可导致腑气不降。

〖**功用**〗清心凉膈，宣肺透疹。

〖**主治**〗热毒壅阻上焦气分。治疫疹初起，包括丹痧，现代谓“猩红热”。

大陷胸汤（《伤寒论》）

概述

〖源流〗大陷胸汤始见于仲景《伤寒论·辨太阳病脉证并治》，为“结胸热实”而设。多认为是仲景应用大承气汤方之变通。后世医家应用本方多有发挥，创制诸多衍化方，如《备急千金要方》中的陷胸汤，《伤寒类证活人书》中的大陷胸汤，方名虽同，组成有异。另外，在主治病证上也有发展，如《柯氏方论》载其治水肿痢疾初起；《类聚方广义》载其“治脚气冲心”，及“真心痛，心下硬满，苦闷欲死者”。现代临床更加广为其用，将大陷胸汤改为散剂，用治急腹证。

〖释名〗阳气内陷，病邪结于胸膈，其症为心下痛，按之硬满，曰“陷胸”。成无已曰：“结胸为高邪，陷下以平之，故治结胸，曰陷胸汤”。因证有轻重，故剂有大小，故分称“大陷胸汤”和“小陷胸汤”。

组成和用法

〖组成〗大黄（去皮）六两［10 g］，芒硝一升［10 g］，甘遂一钱匕［1 g］。

〖用法〗上三味，以水六升，先煮大黄，取二升，去滓，纳芒硝，煮一、两沸，内甘遂末，温服一升，得快利，止后服（现代用法：水煎，溶芒硝，冲甘遂末服）。

〖方歌〗大陷胸汤用硝黄，甘遂为末共成方，专治热实结胸证，泻热逐水效非常。

主治与功用

〖病机〗水热互结，壅塞不通。

太阳病误下，邪热内陷，与痰水互结于胸膈，壅塞不通，阻碍气机，病位从心下至少腹，病证为硬满疼痛，脉象沉紧，病情较重。

（1）水热互结，气机阻滞不通——心下硬满疼痛，按之石硬，甚则从心下至少腹硬满而痛不可近。

（2）津伤热结，津液不得下达上布——不大便五六日，舌上燥而渴。

（3）邪实于里，邪盛正不虚——脉沉而紧，按之有力。

（4）郁热上蒸——头微汗出。

（5）邪结热扰，气机阻滞——日晡所小有潮热，短气躁烦，心中懊憹。

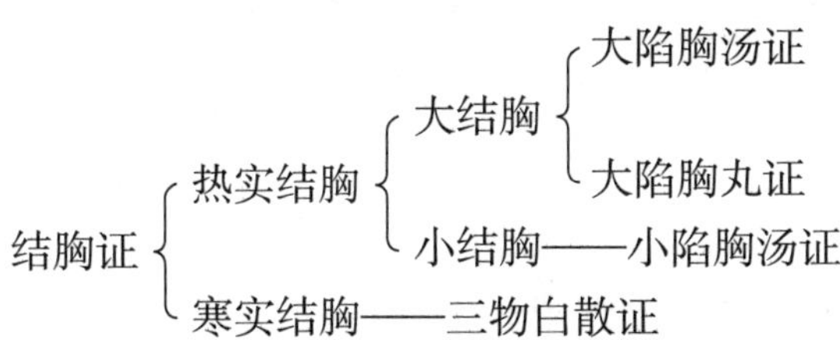

〖**功用**〗泻热，逐水，破结（泻热破结，峻攻水饮）。

热与水结，病位从心下至少腹，病证为硬满疼痛，脉象沉紧，病情较重。“热者寒之”（《素问·至真要大论》），“诸有水者可下之”（《金匮要略》），当急泻其实，泻热与逐水兼顾。

〖**主治**〗水热结实之结胸证。症见从心下至少腹硬满而痛不可近（剧痛不能触及），大便秘结，日晡小有潮热，或短气躁烦，舌上燥而渴，脉沉紧，按之有力。

方解

〖**方解**〗

君——甘遂：尤善泻水逐饮，泄热散结；大黄：长于荡涤邪热——同为苦寒峻下之品，共泻水热互结之邪。

臣、佐——芒硝：泻热软坚，助君药以破除积结，推陈出新

大陷胸汤可以看作是调胃承气汤去甘草，加甘遂。不过，这一去一加，方剂却发生了巨大的变化，其泻水逐饮作用大大超越大承气汤。

方中甘遂苦寒，为泻水逐饮之峻药，泄热散结，且生药研末，随汤冲服，其力更峻。大黄先煮，熟则行迟，其意不在速下，而在于荡涤胸腹邪热，共为君药；芒硝咸苦泻热、软坚润燥，共为臣药，以助君药泻热逐水。本方药虽三味，但力峻而效宏，使水热互结之邪，迅从大便而下，故为泻下逐水之峻剂。

运用

1. 本方为泻热逐水之峻剂，治大结胸证的主方。临症以心下硬满而痛，甚至剧痛不能触及，日晡小有潮热，以及大便秘结，心烦口渴，舌苔黄滑厚腻，脉沉紧为辨证要点。

结胸三证：“心下痛”、“按之石硬”、脉“沉紧”，是辨识大结胸的三个典型证候。

2. 临症加减

①如热盛者，加石膏、黄芩、连翘；黄疸，加茵陈、山栀；

②如气滞甚者，加厚朴、木香、枳实；瘀血，加丹皮、赤芍、桃仁；

③如积滞重甚者，加鳖甲、水蛭、枳壳等。

3. 现代应用

用治腹膜炎、急性肠梗阻、急性胰腺炎、急性阑尾炎、胆囊炎、肝硬化腹水、绞窄性膈疝等。

使用注意

1. 本方力峻效宏，泻下峻猛，为泻热逐水散结之峻剂（寒下峻剂），宜中病即止，不可久用。

2. 泻后注意调理脾胃，其原则是补中缓急，健脾益气。方法包括进食糜粥以养胃气，或进服理中丸、六君子汤等调养脾胃之剂。

3. 若平素虚弱，或病后不任攻伐者，以及孕妇，禁用本方。

类方及类方比较

〖**类方**〗

类方一：大陷胸丸（《伤寒论》）

大陷胸丸可看成大陷胸汤加葶苈子、杏仁，并用白蜜。

〖**组成**〗大黄 250 g，芒硝 175 g，葶苈子（熬）175 g，杏仁（去皮尖、熬黑）175 g，甘遂末 1.0~1.5 g，白蜜 40 g。

〖**用法**〗大黄、葶苈子二药捣碎过筛，加杏仁、芒硝，合研，如脂和散，取如弹丸一枚；然后取甘遂末一钱匕，白蜜二合，水二升，煮取一升，用以吞服丸药，一宿乃下。如不下，更服，取下为效。现代用法：将大黄、芒硝、甘遂、葶苈子四药为末，再入甘遂 30 g、白蜜 250 g 为丸，每服 5~10 g，温开水送服。

〖**病机**〗水热互结于胸膈，病位偏上。

结胸者（胸膈心下硬满疼痛）——水热互结于胸膈，气机阻滞不通。

项亦强，如柔痉状——病位偏高，经脉不利，水热郁蒸。

〖**功用**〗泻热逐水破结，峻药缓攻。

〖**主治**〗水热结实之结胸轻证。症见胸中硬满而痛，颈项强直，自汗出，大便不通，脉沉实。用治水肿肠澼初起、形气俱实者，或治痰饮疝证、心胸痞塞结痛、头痛连项及肩膊者。

类方二：小陷胸汤（《伤寒论》，详见“祛痰剂”）

〖**组成**〗黄连 6 g，半夏（洗）12 g，瓜蒌 15 g。

〖**用法**〗将瓜蒌先煎 15 min 后，再加入其他二味药，分三次口服。

〖**功效**〗清热化痰，宽胸散结。

〖**主治**〗痰热互结，胸脘痞满，按之是痛，或咳嗽痰黏，口苦，舌苔黄腻，脉滑数者。

类方三：甘遂硝黄散（《中医急症方剂手册》）

原方名“甘遂黄硝散”，源于《伤寒论》大陷胸汤，系北京市第六人民医院张增仁等人易汤为散而成，便于急症用药。且不经煎煮直接作用于胃肠，持续时间长，较汤剂为优。正如沈括所说：“欲留隔胃中者，莫如散”。

〖**组成**〗大黄面二分［0.6 g］，甘遂面三分［0.9 g］，芒硝一分［0.3 g］，上为一次量。三药合并为散剂。

〖**用法**〗口服或鼻饲。一次 5~10 g，用温开水冲服或鼻饲。或 1.8 g 用开水溶化口服或鼻饲，2 小时后再服 1 次，以后每 4~6 小时 1 次，1 日内限 4 次。

〖**功能主治**〗泻热逐水，通腑止痛。用于阳明腑实证的急性肠梗阻、急性腹膜炎。

〖**使用注意**〗虚寒证禁用。

〖**类方比较**〗

大陷胸汤与小陷胸汤的比较

大陷胸汤和小陷胸汤都出自《伤寒论》，均可治结胸证，因其病因、病位、病证尚有别，因此，治法与组方有异，广义上可以说是“同病异治”，故临证必须明辨，区别运用。

大结胸证的病因病机为热邪与水结于胸胁少腹，病位从心下至少腹（范围较大），病证为硬满疼痛拒按，大便秘结，脉象沉紧有力，病情较重（结胸之重证），治法为泻热逐水。故用大黄、芒硝泻下邪热，甘遂破水饮的大陷胸汤。

小结胸证的病因病机为热邪与痰结，病位正在心下（范围小），病证为脘腹痞闷，按之痛（不按则不痛），或咳痰黄稠，脉象浮滑，病情较轻（结胸之轻证），治法为清热化痰。故用黄连、半夏、瓜蒌实清热化痰，宽胸散结的小陷胸汤。

虽然大、小陷胸汤均以“陷胸”为名，均具“陷除”胸中邪热之功，但大陷胸汤属于泻下剂，方有大黄、芒硝、甘遂，具有泻热、攻下、逐水的功效，注重用于“邪热与内蕴之水结于胸中之结胸证”。而小陷胸汤属于祛痰剂，方有黄连、半夏、瓜蒌实，具有清热化痰、宽胸的功效，着重用治于“小结胸病，正在心下，按之则痛，脉浮滑者”之痰热互结于心下之证。

大陷胸汤与大陷胸丸的区别

大陷胸汤与大陷胸丸均含有大黄、芒硝、甘遂，均有泻热、逐水、破结的作用。因此，两方皆可治大结胸证，但因其病势有轻重不同、病位高低差异，故治法、组方上有所不同。

大陷胸汤证的病势较盛，心下硬满，甚或从心下至少腹皆如石之硬实，疼痛剧烈，痛不可触，故大陷胸汤剂量大而泻下力峻猛，见效迅速。

大陷胸丸证的病证程度较轻，病势较缓，病位较高，症见颈项强急，胸膈胀痛拒压，喘息不得卧。大陷胸丸为大陷胸汤去甘遂，加杏仁、葶苈子，并取白蜜之甘缓，峻药缓用，且相对剂量小，故泻下作用较缓，用治病位偏上之项亦强，如柔痉状，或身体较弱的大结胸证。

大陷胸汤与大承气汤的比较

结胸证与阳明腑实证有相似之处，两证病机均为邪热内陷入里、与有形之物相结，表现为日晡潮热，腹满痛，躁烦，便秘，脉沉实等症状，极易混淆、误治，但二证在病位、病机、证候特点及治法，用治方剂的组方配伍及用量、用法皆有差异，故临床当详审病机，谨慎辨别，区别用之。

大陷胸汤与大承气汤同属寒下峻剂，均用大黄、芒硝以泻热攻下。然而大陷胸汤主要用治水热互结，痛位在胸膈至少腹的结胸证，大承气汤主要用治结滞在胃肠，痛位在脐周的阳明腑实证。结胸证的病位主要在中、上二焦，较为广泛，可上达胸及两胁、连贯膈，下延至腹，基本病机是“热入”和“水结在胸胁”（水热互结之实热证），证候特点是以胸脘硬满、胀痛拒按为主，治法则以泻热逐水为要。故方增甘遂，且大黄要先煎而后纳诸药，取“治上者宜缓”之意，功在泻热逐水。而阳明腑实证病位在中、下二焦，其病机是阳明津亏及邪热入里，热与燥屎相结，气机阻滞，腑气不通（实热与积滞）。症候特点是以痞、满、燥、实、坚实证为主，治法则以通腑泄热为重，故用大黄、芒硝与枳实、厚朴配伍，意在峻下热结，急下存阴；且先煎枳实、厚朴，而后纳大黄，取其“治下者制宜急”之意。

大陷胸汤与三物小白散的区别

大陷胸汤与三物小白散都可治胸膈硬满拒按，呼吸困难，大便不通。但大陷胸汤证为水热互结，主治热实结胸。白散证为寒痰相凝，主治寒实结胸。故白散证无发热、头汗出、舌燥口渴之症。

桃仁承气汤（《温病条辨》）

概述

据中医文献，桃仁承气汤最早可能是出自宋代杨士瀛《仁斋直指附遗》卷六（1260年）。后世医家对仲景的桃核承气汤的运用范围不断拓宽，不论瘀血所停部位，凡为瘀热互结之证，多以此法求变，因此，衍变成若干桃仁承气汤。如明·孔弘擢传、吕坤的《疹科真传》（1604），朱橚的《普济方》（1406年），董宿撰、方贤编定的《奇效良方》（1470年），薛己的《校注妇人良方》（1547年），吴有性的《瘟疫论》（1642年，但有认为是有方无名），清·俞根初的《通俗伤寒论》（约1644），陈复正的《幼幼集成》（1750年），以及吴鞠通的《温病条辨》（1798年）等，皆载有“桃仁承气汤”一方。

由于温病学派的影响，加之吴鞠通的《温病条辨》在中医的地位，故多有人认为桃仁承气汤是吴鞠通化裁仲景《伤寒论》桃核承气汤，去温热的桂枝，加凉血活血的当归、赤芍、丹皮而成。

“桃仁承气汤”非“桃核承气汤”

由于《神农本草经》称桃仁为“桃核仁”，仲景桃核承气汤据此而称，盖无他意。但却使后学者因一字之异而产生了歧义。因“仁”与“核”意相同，“桃核”与“桃仁”虽为一物，且“桃仁承气汤”与“桃核承气汤”方名相近，两方极易混淆，故多有人将两方混为一谈，甚至妄生穿凿的也屡见不鲜。

桃核承气汤与桃仁承气汤均以大黄、桃仁、芒硝为主药，同具泻热通下、逐瘀活血之功，治瘀热结于下焦之下焦蓄血证。然而桃核承气汤始见于《伤寒论》，为伤寒方，是治由太阳表证误治、失治内传生变而成，血热初结，热重势急而瘀少之下焦蓄血证轻证的经典方剂，偏治膀胱蓄血证，其感寒而后化热，故虽为瘀热互结，但瘀重而热轻，故方用桂枝与调胃承气汤同用，其意不在解表，而是以其辛温之气温散下焦蓄血，兼制泻热而不寒凝，其辛温通达活血之功。

《温病条辨》中的桃仁承气汤虽从桃核承气汤加减化裁而来。因温病热毒内陷血分而成，热搏血瘀，瘀热并重。若独清热则瘀不去，独祛瘀则热不除，若只清热而不泻热，则蕴结之热亦不易除。故该方在仲景方用桃仁、大黄、芒硝泄热逐瘀的基础上，以当归易桂枝，加入芍药（赤芍）和牡丹皮而成。主治温热之邪深入下焦，与血相互搏结的蓄血证，偏治“小便自利，大便黑而易”的胃肠蓄血证，虽同为瘀热互结，但热重而瘀轻或瘀重而热亦重，故方中用丹皮、赤芍。以行清热凉血、活血散瘀止痛之效，体现了温病热入血分，重在凉血活血之意。

〖**组成**〗大黄五钱［15 g］，芒硝二钱［6 g］，桃仁、当归、芍药、丹皮各三钱［各9 g］。

〖**用法**〗水八杯，煮取三杯，先服一杯，得下止后服，不止再服（现代服法：水煮法，水约 1 600 mL，煮取 600 mL，服 200 mL，得下止后，不再服）。

〖**方歌**〗桃仁承气六般施，归芍硝黄并丹皮，下焦蓄血小腹胀，小便自利最相宜。

组成和用法

〖**病机**〗温毒内陷，温邪久羁，入于下焦，与血相结，致胃肠蓄血。

温疫病胃腑实热当下而未下（温疫“胃实失下”），或温病热毒内陷，或“邪热久羁，无由以泄，血为热搏”，温热毒入血分，血热相搏而致瘀血、蓄血，故瘀热并重，临床出现温热毒与血相搏结之蓄血证。症见少腹硬满，至夜发热，甚或喜笑如狂，若瘀血下行则“小便自利，大便黑而易”（大便色如漆）。

热留血分，更加失下，必致瘀血。初则昼夜发热，日晡益甚，既投承气，昼日热减，至夜独热。

〖**功用**〗活血化瘀，清热通便。

温病热毒内陷血分而成，热搏血瘀，瘀热并重。若独清热则瘀不去，独祛瘀则热不除，若只清热而不泻热，则蕴结之热亦不易除，故用苦辛咸寒法，活血化瘀，清热通便。

〖**主治**〗温病下焦蓄血证（胃肠蓄血证）。症见少腹坚满，大便黑而易，小便自利，夜热早凉，大便闭结，脉沉实。

方解

〖方解〗

君——大黄：泻热攻下，逐瘀通经。

臣——桃仁：活血祛瘀，润肠通便。
　　——芒硝：软坚泄热。

佐——芍药（赤芍）：清热凉血、活血化瘀，祛瘀生新，“除血痹，破坚积”。
　　——当归：活血化瘀，祛瘀生新，“除坚瘀血，留舍肠胃”。
　　——丹皮：清热凉血。

桃仁活血祛瘀，大黄下血积聚、泻热逐瘀，芒硝咸寒软坚散结，当归活血化瘀，芍药（赤芍）活血化瘀、祛瘀生新，丹皮清热凉血。六味相配，共行攻下泻热、凉血逐瘀之效。

〖配伍特点〗

1. 寒性泻下与破瘀兼施：如大黄＋桃仁、丹皮，泻热逐瘀，令瘀热迅速从肠道排出。见“大黄牡丹汤”。

2. 赤芍与丹皮：相须为用，清热凉血、活血散瘀，体现了温病热入血分，重在凉血活血之意。

运用

1. 本方为治胃肠蓄血证的常用方，临床以少腹坚满，小便自利，夜热昼凉，大便闭，若瘀血下行则便色如漆，脉沉实者为辨证要点（小便自利，大便黑而易）。

2. 临证加减

因与“桃核承气汤”主药相似，故可据证加减化裁而用。

①若跌打损伤，瘀血留滞，疼痛不能转侧者，可加当归尾、红花、苏木，以活血祛瘀止痛。

②用于内火热上攻的目赤、齿痛、头痛、吐衄等，可加黄芩、黄连、栀子，以泻火解毒。

三、温下剂

1. 概念

以温里散寒药与苦寒攻下药（泻下通便药）为主配伍组成，具有攻下冷积的作用，主治脏腑间有里寒积滞的里寒实证（里寒积滞实证）的泻下剂。

2. 病机

寒邪直中脏腑经络，或因内伤久病、阳气虚衰，复感寒邪，以及过服生冷寒凉等，致阴寒内盛。因其病因、病机或病位不同，所致的证候类型及其临床表现也不同。

3. 治则治法

“寒者热之”，“寒者温之，结者散之”，“疗寒以热药”。

寒邪非温不化，积结非下不去，故用温下法，即针对里寒积滞实证为主的，需用温散寒结、下其里实，但多以“下法”除积滞实证为主。当然若有虚实夹杂证，则应“温下”。

因其里寒的形成有“内、外”之分：外来直中与寒从中生。因此，对于里寒积滞实证，首先需要区分寒的来源，外来之寒，温必兼散；内生之寒，温必兼补，需温补结合。

4. 组方特点

以泻下药为主，常配伍温里药、益气药组成。

（1）配伍温里药附子、干姜，如大黄附子汤（温散）。

（2）配伍益气药人参、甘草，如温脾汤（温补）。

从功用上看，大黄附子汤与温脾汤两方各代表一种治法。温脾汤是温补结合，大黄附子汤是温散结合。相比较而言，大黄附子汤主治里寒积滞实证，而温脾汤主治虚实夹杂证。

5. 代表方剂

大黄附子汤、温脾汤、三物备急丸。

大黄附子汤（《金匮要略》）

概述

〖**源流**〗大黄附子汤始见于《金匮要略》，曰：“胁下偏痛，发热，其脉紧弦，此寒也，以温药下之，宜大黄附子汤。”

本方被认为是后世温下剂的祖方，后世医家在本方的基础上加减变化而成许多方剂，如比较著名的《备急千金要方》中的三首温脾汤，以及《普济本事方》中的温脾汤。清代的《温病条辨》卷 3 所载大黄附子汤，大黄与附子等量。

〖**释名**〗此方又名大黄附子细辛汤，以方中主药而命名。

组成和用法

〖**组成**〗大黄三两［9 g］，炮附子三枚［15 g］，细辛二两［6 g］（三药用量比例是 3 ∶ 5 ∶ 2）。

〖**用法**〗上三味，以水五升，煮取二升，分温三服。若强人煮取二升半，分温三服。服后如人行四、五里，进一服。

〖**方歌**〗金匮大黄附子汤，细辛散寒止痛良，冷积内结成实证，温下治法代表方。

主治与功用

〖**病机**〗寒实内结：外来寒邪直中，寒邪与积滞互结于肠道。

外来直中的寒邪（气候、生冷饮食等），所致寒积里实证（里寒积滞实证），以实证为主，并有一定程度的损伤阳气。

寒为阴邪，其性收引，寒客肠腑，阳气失于温通，气血被阻，故见偏侧腹痛，脉现紧弦，此拘挛之脉，寒引之痛也。寒邪阻于肠道，传导失职，故大便不通；寒邪凝聚于厥阴，则胁下偏痛；积滞留阻，气机被郁，故发热；阳气不能布达四肢，则手足厥逆；舌苔白腻，脉弦紧，为寒实之征。

〖**功用**〗泻结行滞（攻下里实），温阳散寒。

本证治法，寒者需温散，结者宜泻下，所谓“非温不能散其寒，非下不能去其积”。

寒实内结，故阳气不通，故宜温阳散寒；寒积于肠道，传化失司，治宜泄结行滞。

〖**主治**〗里寒积滞实证（寒积里实证）。症见腹痛便秘，胁下偏痛，发热，手足不温，畏寒肢冷，舌苔白腻，脉弦紧。

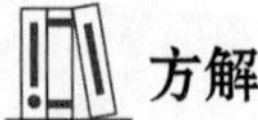

方解

〖方解〗

君——附子：辛热以温里散寒，治心腹冷痛。
　　——大黄：荡涤积结。

臣、佐——细辛：辛温宣通，散寒止痛，协助附子以增强散寒的作用。

附子辛甘大热，入气分，兼入血分，其性善走，为通行十二经纯阳的要药；大黄苦辛大寒，入血分，兼入气分，“迅速善走，直达下焦，无坚不破，荡涤积垢，有犁庭扫穴，攘除奸凶之功”。大黄、附子二药合用为君药，实乃寒热并用，气血并调，温里祛寒与泻下通腑相合，具有温里散寒助阳，荡涤肠胃，峻下结实之功，故《神农本草经》指出大黄有“安和五脏”之功；且附子善走之性，可增强大黄的通腑泻下作用；而大黄之苦辛大寒，可制附子的刚燥。细辛，辛温走窜，主入肺、肾二经，兼入肝、脾诸经，“利九窍”，“温中下气……安五脏”，既助附子温散脏腑之积寒（既祛里寒，也散表寒），又可镇痛。虽大黄性寒凉，与辛散大热之品的附子、细辛相配，取其“去性存用”（制其寒性存其走泄之性），变寒下为温通，且止痛，共成温散寒凝、苦辛通降、缓解挛痛之剂。

细辛与附子配伍结构

仲景用药制方，法度严谨，而有泛应曲当。仲景使用这一结构创制大黄附子汤与麻黄附子细辛汤，两方仅一药之变，功效却迥异，其微妙之处，可见一斑。麻黄附子细辛汤，附子、细辛与麻黄配伍，用治少阴感寒，以温阳散寒解表，使从外解。而大黄附子汤，附子、细辛与大黄相伍，用治里寒积里实证，以泻结行滞，攻下里实，温阳散寒。两方一治表、一治里。

〖配伍特点〗

本方温通、泻下法兼备，寓温于攻下之中，温阳以祛寒，攻下以泻积。

（1）大黄与附子“温下”相合：大黄、附子同用，属“去性取用”之法。大黄苦辛大寒，佐制附子刚燥之性；附子辛甘大热以制大黄寒性，以取其泻下之性。一寒一热，温通并行，苦与辛合，能降能通，相反相成。

（2）细辛与附子“温散”宣通：是仲景方治“寒邪内伏于阴分”的常用组合。附子温里扶阳，细辛外散风寒，二药合用，温通宣散，彻表入膀胱经，彻里入肾经，相得益彰，共奏温阳散寒凝，蠲痰饮，暖胞宫之功。二药表里兼顾，阳复表解，在内之寒附子温之、细辛助之，在外之寒细辛疏之、附子辅之。这一配伍结构中，细辛辛香走窜之性，能引药直达病所，既祛里寒，也散表寒。倪朱谟的《本草汇言》（1619 年）称：“细辛，佐附子能散诸疾之冷。”李杲言：“细辛，治邪在里之表，故仲景少阴证用麻黄附子细辛汤也。”

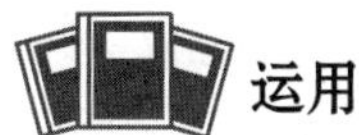

运用

1. 大黄附子汤为寒热互结、刚柔并济的和剂，是温下法的代表方，又是治冷积便秘实证（腹满、寒实内结证；阴结便秘）的专用方。临床以便秘腹痛，形寒肢冷，手足不温（厥冷），发热，苔白腻，脉弦紧为辨证要点。

2. 随证加减

①腹痛甚、喜温寒实证者，加肉桂；若寒甚者，可与四逆汤合方应用。

②寒积阻滞气机所致腹胀痛，加厚朴、木香，行气除满止痛；若夹气滞者，可厚朴生姜半夏甘草人参汤合方应用。

③体虚或积滞较轻者，可用制大黄；制大黄减缓它的攻下力，或适当考虑在用量上调整。

④体虚甚者，加党参、当归；若夹气虚者，可与理中丸合方应用。

⑤脸黯红、腰腿疼痛、下肢皮肤干燥、舌紫黯者，合桂枝茯苓丸。

⑥伴有胆囊炎胆石症发作，发热疼痛者，合大柴胡汤。

使用注意

1. 本方功专温下，若实热内结，正盛邪实，殊非所宜。

2. 服用本方后，若大便通利，则可转危为安；若药后大便不通，反见呕吐、肢冷、脉细，为病势恶化之象，应予以注意。

3. 大黄用量一般不超过附子，并且附子应先煎 1 小时以上。

4. 本方用药比较峻烈，使用时因人而异。若强壮之人可适当加大汤药用量，而消瘦之人则应酌减用量。

类方及类方比较

大黄附子汤与麻黄细辛附子汤的比较

项目方名	组成	相同点	不同之处
大黄附子汤 （《伤寒论》）	附子三枚（15 g） 大黄三两（9 g） 细辛二两（6 g）	两方均三味药，皆用附子、细辛。治“寒邪内伏于阴分”	附子配伍大黄，一寒一热，同走不守，温通并行，辛苦通降，相反相成，一以祛寒温阳，一以急下存阴。 细辛配伍附子，附子温里扶阳，细辛既祛里寒，也散表寒；在内之寒附子温之、细辛助之，在外之寒细辛疏之、附子辅之。 全方具温下寒积之功，属温里泻下法。 在大黄附子细辛汤中是彻上彻下、温通寒结，是温法与下法合用
麻黄细辛附子汤 （《金匮要略》）	附子一枚（5 g） 麻黄二两（6 g） 细辛二两（6 g）		麻黄为表药，附子为里药；麻黄散，附子守。三味温药，只相助不相制。具温散寒邪，使从表而解，属温经散寒法。 细辛之功在麻黄附子细辛汤中是彻表彻里、驱散表寒、泄逐里寒，是温法与汗法合用

温脾汤（《备急千金要方》）

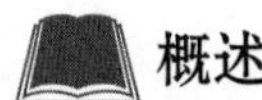

概述

〖**源流**〗温脾汤一方，不同时期的中医著作皆有记载，但同名异方较多，初学者难以分辨。

温脾汤最早见于晋·葛洪《肘后方》，由大黄、人参、附子、干姜四药组成。因本方使用大黄治泻痢，属“通因通用”之法，附子配伍大黄所形成温下法的代表配伍。唐·孙思邈《备急千金要方》《千金翼方》共记载五个温脾汤方。此后，宋代许叔徽《普济本事方》也载有一温脾汤，与《肘后方》温脾汤比较，少人参而多厚朴、桂心、甘草。清·王子接《绛雪园古方选注》也载一温脾汤，是在许叔徽温脾汤的基础上加枳实，并言方属“通因通用”之法。另外，一些虽冠以“温脾”之方，但皆不具有“温下”之功。如《外台秘要》中的大温脾汤，《太平圣惠方》中的温脾散，宋代陈言《三因极一病证方论》和明代徐用宜《袖珍小儿方》中的温脾汤。可见，继《肘后方》之后，相继出现了许多的同名方和同名异方。但根据组成及主治，可大致将温脾汤分为三类：①属温下的温脾汤，如《肘后方》《普济本事方》和《千金方》中的三个温脾汤；②属治非冷积泻痢的一般脾胃病证的方剂，如《千金翼方》卷十五中的温脾汤（补益止泻之剂）、《三因方》中的温脾汤、《圣惠方》中的温脾散；③与外感病证有关的温脾汤，如《外台秘要》《古今录验》《温病条辨》中的温脾汤，以及治咳嗽的《千金要方》卷十八中的温脾汤。

〖**释名**〗温脾汤，因方中的人参、附子、干姜能温补脾阳而得名。

组成和用法

〖**组成**〗大黄五两［15 g］，附子、人参、芒硝、甘草各二两［各6 g］，干姜、当归各三两［各9 g］。

〖**用法**〗上七味，㕮咀，以水七升，煮取三升，分服，一日三次。

〖**方歌**〗温脾参附与干姜，甘草当归硝大黄，寒热并行治寒积，脐腹绞结痛非常。

主治与功用

〖**病机**〗脾阳不足，阴寒内盛，寒积中阻，阳气失运。

阴寒内盛，寒积中阻肠道，阳气不运——腹痛秘结，脐下绞痛，绕脐不止。

脾阳不足，不能布达四肢——手足不温，不渴，苔白，脉沉弦而迟。

脾阳不足，寒从中生，喜食生冷，致寒实冷积内停，阻于肠间，腑气不通，不通则痛，故见便秘腹痛；寒湿久留，冷积不化，又可致脾气虚弱，而见下痢赤白不止；脾阳不足，四肢失于温煦，则手足不温，脉沉弦而迟，皆为阴盛里实之象。

〖**功用**〗攻下寒积，温补脾阳。

本方证虽属寒积便秘，但脾阳不足实为致病之本，若纯用攻下，必更伤中阳，寒积也未必得去；单用温补，虽可祛里寒而积滞难去；惟攻逐寒积与温补脾阳并用，方为两全之策。

〖**主治**〗阳虚寒积证（脾阳不足，冷积内停证）。症见便秘腹痛，脐下绞痛，绕脐不止，手足欠温，苔白不渴，脉沉弦而迟。

本方兼能益气，宜于久利气虚之证。

方解

〖方解〗

君——附子：大辛大热，温补脾阳，祛除寒邪。
　　——大黄：荡涤泻下，攻逐急滞。“通因通用”。

臣——芒硝：润肠软坚，助大黄泻下攻积。
　　——干姜：温中助阳，助附子温阳祛寒。

佐——人参、当归、甘草：益气补脾。

使——甘草：调和药性。

（干姜；人参、当归、甘草；甘草）——“甘草干姜人参汤”结构

附子与干姜温阳祛寒；人参合甘草益气补脾；大黄荡涤积滞。诸药协力，使寒邪去，积滞行，脾阳复，则诸证可愈。

从本方的组成来看，可为《金匮要略》大黄附子汤变方，也可看成四逆汤加减。

（1）温脾汤是大黄附子汤去细辛，加干姜、人参、甘草、当归、芒硝而成。

（2）温脾汤是四逆汤，加人参、当归、大黄、芒硝四药所组成。

因此，对于本方可以从两个方面去理解主治的含义。

（1）温脾汤含有大黄附子汤、甘草干姜人参汤两方的结构，再加上当归、芒硝。

大黄附子汤具有温阳散寒，泻结行滞之功，主治里寒积滞实证，甘草干姜人参汤则为温脾土而生阴液之方，加芒硝、当归，润肠软坚，并能助大黄泻下攻积。

（2）温脾汤可分成三个部分。

①温脾祛寒的四逆汤部分（干姜、附子、甘草）：破散阴寒，回阳救逆。

②泻下除积的“承气”结构：大黄、芒硝，荡涤积滞，祛除寒邪。

③益气养血的人参、当归，温补脾阳。

〖配伍特点〗

（1）由温补脾阳药配伍寒下攻积药组成，温散、泻下与补益三法兼备，寓温补于攻下之中，具有温阳以祛寒、攻下不伤正的特点。

（2）寒热并用，攻补兼施。温下冷积，以温制寒：辛热与甘温配伍，温阳祛寒而能益气助阳；温热药配伍寒下药，温阳不化燥。苦泻与甘缓相配伍，使泻下力缓，与虚实夹杂的病机及“下不宜急”的治法相合。

（3）方中大黄用量最重，是取泻下而除积滞之意，与大承气汤用大黄泻热荡实有别。至于本方用治“久痢赤白”时用大黄，乃是“通因通用”之意。

（4）本方凉寒药的总用量小于温热药量，温补药用量大于攻下药。体现温下法：寓温补于攻下之中，使攻下不伤中阳。

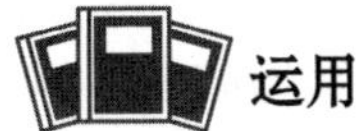

运用

1. 本方为温下剂的代表方，为治脾阳不足、寒积中阻的常用方。临症以腹痛，便秘，赤白久痢，手足不温，畏寒喜热，苔白，脉沉弦而迟为辨证要点。本方兼能益气，宜于久利气虚之证。

2. 随证加减

①若腹中胀痛者，加厚朴、木香，以行气止痛。

②若腹中冷痛者，可加肉桂、吴茱萸，以增温中散寒之力。

③若胃逆呕吐者，加半夏、砂仁。

④若久痢赤白者，舌淡脉细，加当归、白芍。

3. 现代应用

用于治疗急性单纯性肠梗阻或不全梗阻等属中阳虚寒，冷积内阻者。

使用注意

热结和阴虚便秘者忌用。

类方及类方比较

〖**类方**〗

类方一：三物备急丸（《金匮要略》）

〖**组成**〗大黄、干姜、巴豆（去皮心，熬，外研如脂）各 30 g。

〖**用法**〗先捣大黄、干姜为末，研巴豆中，合治一千杵，用为散，蜜和丸亦佳，密器中贮之，勿令泄。用时以暖水若酒服大豆许三、四丸。

〖**病机**〗寒凝食积，脏寒阴结，重阻气机。

〖**功效**〗攻逐寒积。

〖**主治**〗阳气虚衰，胃肠寒结证。症见卒然心腹胀痛，痛如锥刺，气急口噤，甚则神昏肢厥，大便不通，舌苔白滑浊腻，脉沉紧有力。

类方二：三物小白散（《伤寒论》）

〖**组成**〗桔梗三分，贝母三分，巴豆一分（其分为比例）。

〖**用法**〗上三味为散。合于臼中杵之，以白开水和服。强人半钱匕（0.1~0.3 g），羸者减之。巴豆须如法炮制，炒黑去尽油，则性缓，以白开水饮和用，取其留恋胃，不致速下过伤胃气。

〖**病机**〗寒痰水饮结聚胸脘。

〖**功效**〗温下寒实，涤痰破结（化寒水，破结实）。

〖**主治**〗寒实结胸证。症见胸中或心下硬满疼痛，或胸部闷痛，咳喘多痰，不发热，口不渴，大便秘结，苔白滑，脉沉弦。

类方三：半硫丸（《太平惠民和剂局方》）

〖**组成**〗半夏、硫黄。

〖**用法**〗半夏（汤浸7次，焙干，为细末）、硫黄（明净好者，研令极细，用柳木槌子杀过）各等分。以生姜自然汁同煎，加干蒸饼末入臼内杵为丸，如梧桐子大。每次15~20丸，空腹时用温酒或生姜汤送下，妇人醋汤下。

〖**病机**〗肾阳不足，胃浊不降。

〖**功效**〗温肾逐寒，通阳泄浊（温阳通秘法）。

〖**主治**〗老年虚冷便秘，或阳虚寒湿久泄。症见小便清长，面色青白，手足不温，腹中冷痛，或腰脊冷重，舌淡苔白，脉沉迟。

〖**类方比较**〗

温脾汤（《备急千金要方》卷13）与大黄附子汤的比较

《备急千金要方》卷13中的温脾汤与大黄附子汤两方同属温下剂，皆是温下的代表方，其组成中均有大黄、附子，皆具温阳泻下、攻下寒积之功，用治寒积腹痛便秘。

大黄附子汤为实寒内结、正气未损者所设，治寒积里实证，证实无虚，故大黄配伍细辛，辛温宣通，助附子散寒止痛。但药仅三味，有时也不足荡下陈寒积冷。

无论是《千金方》还是《普济本事方》中的温脾汤，皆为大黄附子汤去细辛加味衍化而成。因《千金方》中的温脾汤加干姜、人参、甘草、当归、芒硝，倘脾阳损伤，正气已虚，更为恰当，主治久积冷热，赤白痢。而《普济本事方》中的温脾汤，则是大黄附子汤去细辛加桂心、干姜、甘草、厚朴，主治痼冷在肠胃间，连年腹痛，泄泻，休作无时。温脾汤主要针对“虚实夹杂证”，故方中配以干姜、人参、甘草以顾护中阳，主治脾阳不足，中气虚寒，而致冷积阻滞之便秘腹痛。

简言之，大黄附子汤是温散结合，温脾汤是温补结合。

《千金方》与《普济本事方》中的温脾汤与大黄附子汤的比较

方名	来源	药物组成	功效	主治证的特点
温脾汤	《千金方》卷 15	大黄四两，附子大者三枚，干姜、人参、甘草各二两	温补脾阳 攻下冷积	冷积内阻，脾阳不足，虚实夹杂；久痢赤白，虽有寒积，但其证大便自利
	《千金方》卷 13	大黄五两，附子二两，干姜三两，人参、甘草、芒硝各二两，当归三两	攻下寒积 温补脾阳	冷积内阻，脾阳不足，虚实夹杂；以大便不通，脐腹绞痛为主
	《普济本事方》	大黄四钱，厚朴二两，附子、干姜、甘草各二两，桂心二两	温脾下痼 温散行气	寒重积轻，肠胃冷积，连年腹痛泄泻，休作无时
大黄附子汤	《金匮要略》	大黄三两，附子三枚，细辛二两	温里散寒 通便止痛	实寒证。腹痛突出

四、润下剂

1. 概念

以润燥（增液）药为主，辅以行气药、泻下药配伍组成，用治肠燥便秘等证的一类泻下方剂。

2. 病机

燥热伤津，自身津液化生不足，以及津液输布不足，皆可致使腑气不通，肠失濡润，均可出现肠燥便秘，如同“无水停舟”。

（1）燥热伤津。燥热邪所致伤津，致使腑气不通，肠失濡润，出现肠燥。若燥热与积滞互结，阻滞肠道，需用寒下法，且泻积滞之力需强。若燥热并津伤，以津伤为主，则用润肠合清燥热法。

（2）自身产生的津液化生不足，或致经血亏虚。脾胃受损，或年老体弱，气虚阳衰；或久病产后阴血不足，或失血夺汗，伤津亡血，随之精血不足，精亏血虚则大肠不荣，阴亏则大肠干涩，肠道失润，大便干结，便下困难。

（3）津液输布不足，津亏。津液不能正常输布，也可造成肠道失润。

3. 治则治法

燥则润之。以润肠通便，辅以调理气机、通下。

4. 组方特点

因病机不同，大便秘结证有燥结证及虚秘证。

（1）治燥结证，可以润下药为主，常配伍寒下药及滋阴养血药。

（2）治虚秘证，则以补肾润肠药为主，配伍升清降浊之品。

5. 代表方剂

麻子仁丸、济川煎、五仁丸。

麻子仁丸（《伤寒论》）

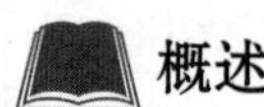

概述

〖**源流**〗麻子仁丸始见于《伤寒论》，是由小承气汤加麻子仁、杏仁、芍药而成，属承气汤类方。因麻子仁丸作为润下泻积的祖方，后世的“增水行舟”法及增液承气汤的提出即来源于此。《备急千金要方》中的大五柔丸与麻子仁丸极相似，惟大五柔丸加用肉苁蓉、葶苈子。而后世的一些同名异方，如宋代王怀隐《太平圣惠方》、无名氏《产育宝庆集》、朱肱《类证活人书》、金代张元素《洁古家珍》和清代徐大椿《医略六书》，皆载有麻仁丸一方，因其组成不同，适应证各异。现代《中国基本中成药》所载的麻仁润肠丸，也是由仲景麻子仁丸去枳实、厚朴，加陈皮、木香而成，虽行气导滞之力减弱，但润肠泄热之力犹存，对于虚人便秘及老人肠燥便秘、习惯性便秘、痔疮便秘、属肠胃燥热者更为贴切。

〖**释名**〗麻子仁丸的名称是根据方中主要药物之一“麻子仁”而命名。

组成和用法

〖**组成**〗麻子仁两升［500 g］，芍药、枳实（炙）、厚朴（炙，去皮）各半斤［250 g］，大黄（去皮）一斤［500 g］，杏仁（去皮尖，熬，别作脂）一升［250 g］。

〖**用法**〗上六味为末，炼蜜为丸，如梧桐子大，饮服十丸，日三服。渐加，以知为度。

〖**方歌**〗麻子仁丸治脾约，大黄枳朴杏仁芍，胃热津枯便难解，润肠通便功效高。

主治与功用

〖**病机**〗胃肠燥热，脾约不能布津，肠失濡润（脾约证）。

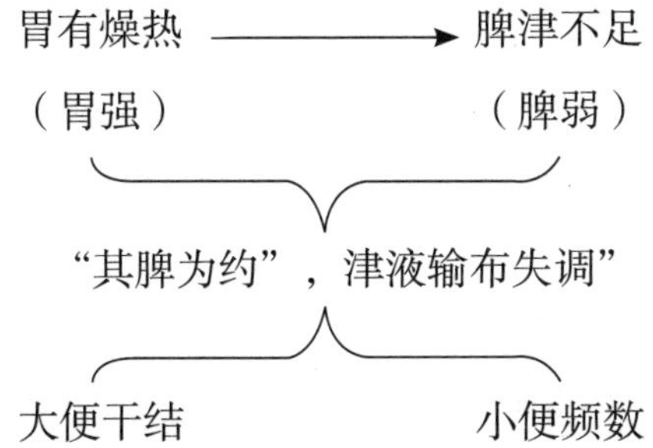

关于脾约

（1）脾弱与脾虚

①以方测证，喻嘉言认为不是脾虚。如是，为何用大黄、枳实、厚朴；但多数医家则据各种“本草”，认为虽然方中未用参、术等补脾之药，但从遣方上讲脾约证中的麻子仁有补脾的作用。

②过燥必至脾虚：虽脾为太阴之土，为阳中之至阴，喜燥恶湿。若过于炎燥，脾之运化必然受约束，而引起脾虚。

③脾虚也可引起便秘。

（2）麻子仁丸证不等同于脾约证

麻子仁丸证与脾约证是包含与被包含的关系，脾约证可以用麻子仁丸治之，但麻子仁丸证却不止脾约一类。

麻子仁丸证的辨证要点为大便硬，小便数，与《伤寒论》中所述的脾约证症状相同，但二者不可等同。小便数可非脾所因，胃热亢盛迫津外泄，同样可以导致小便数。

〖**功用**〗润肠泻热，行气通便（清热，滋阴，润燥，通便）。

因肠胃燥热、脾津不足所致的便秘，其主要临证是大便秘结。虽“泻阳明有余之燥热，滋太阴不足之阴液”，但仍遵《黄帝内经》“大小不利，治其标”通利二便为先，及“燥者濡之”的治则思想，以濡通便闭之症为要，故润肠通便，兼以泻热、行气。

从仲景的承气汤各方可以看出：泻热用调胃承气汤，而通便要用小承气汤。因此，桃核承气汤以泻热为主，用调胃承气汤作底方，而麻子仁丸以通便为主，故用小承气汤作底方。

〖**主治**〗脾约证，胃肠燥热，脾约便秘证（热秘）。症见肠胃燥热，脾津不足，大便干结，小便频数。

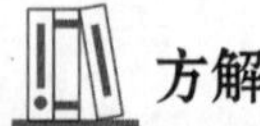

方解

〖**方解**〗

君——火麻仁：滋脾润燥，滑肠通便。

臣——杏仁："降气润肠"。①润肠通便。②利肺气以助大肠传导（肺气降则肠气通，肺降气以助通畅下实）。

——白芍：养血敛阴，和里缓急（滋阴柔肝，肝木得养，不克脾土，脾得健运）。

佐——小承气汤（大黄、厚朴、枳实）：轻下热结（泄热行滞）→胃强。

——┌枳实：消痞破结。
│厚朴：下气除满。
└大黄：通下行便。

佐使——蜂蜜：润肠通便；缓和药力，使下不伤正。

本方用麻子仁、杏仁、芍药合小承气汤，体现润肠攻下之法：润肠为主，攻下为次，使下不伤正，润不腻邪。

〖**配伍要点**〗润下与泻下相伍，攻润结合，以润为主，泻而不峻，润不滋腻，下不伤正。

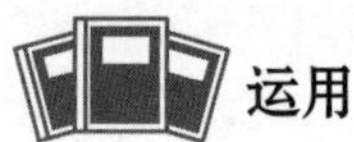

运用

1. 本方为润肠缓下剂，泻下作用较为和缓，为治胃热肠燥便秘的常用方，主治胃热肠燥。临症以大便秘结，小便频数，或脘腹胀痛，舌红苔薄黄，脉数为辨证要点。常用于习惯性便秘，老人与产后便秘，痔疮术后便秘等属肠胃燥热者。

2. 临症加减

①若津血亏损甚者，可重用麻子仁，再加郁李仁、瓜蒌仁、生地、玄参、当归等。

②若阳虚者，加肉苁蓉。

③若燥坚甚者，可加芒硝。

④若兼痔疮便血，宜加槐花、地榆。

⑤若胃肠燥热轻，但小便正常，仍可用本方。痔疮便秘者，本方加大黄牡丹汤。

3. 现代应用

用治肠梗阻、产后便秘、习惯性便秘、痔疮、尿频症、手术后大便燥结等辨证属于肠胃燥热，津液不足证。

使用注意

本方虽为缓下剂，但组成中有小承气汤（大黄、枳实、厚朴），兼攻下破气作用。因此，

①年老体虚不能常服，孕妇忌用。②属血虚津亏便秘，无胃肠燥热者慎用；津亏血少，胃肠燥热者，不宜久用。

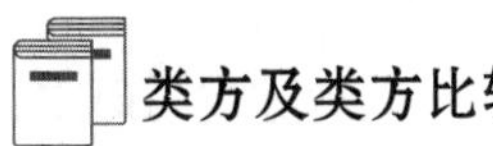

类方及类方比较

麻子仁丸与小承气汤的比较

脾约以大便坚硬，小便频数、量多为特征，其大便虽坚硬，但不甚急迫，故用麻子仁丸润下通便。此即《伤寒论》第244条所谓：“小便数者，大便必硬，不更衣十日，无所苦也”。而阳明胃肠热结证，一般具有腹满痛、大便不通，甚至潮热、谵语等，病情急迫，故用三承气汤急下，泄热通便。

麻子仁丸为小承气汤加麻子仁、杏仁、白芍、蜂蜜组成。麻子仁丸中沿用小承气汤的实际服用量较小，更多地用质润多脂的果仁类药物，如麻子仁、杏仁配伍白芍、蜂蜜。既益阴润肠以通便，又减缓小承气汤的攻伐，使全方下不伤正，且用法中要求“饮服十丸”，强调“渐加，以知为度”，表明本方意在润肠通便，属缓下剂。

而小承气汤轻下热结，主治痞满为主，燥实不甚之阳明热结轻证。

五仁丸（《杨氏家藏方》）

概述

〖**源流**〗五仁丸方首见于南宋杨倓（子靖）《杨氏家藏方》的“滋肠五仁丸”，主

治“老人及气血不足之人，大肠闭滞，传导艰难”。元代危亦林的《世医得效方》始称“五仁丸”。此后诸多医家在本方的基础上，增损药味，衍化出不同证治方剂。例如，《杂病源流犀烛》以本方去陈皮改作汤剂，名五仁汤；《重订通俗伤寒论》也将本方丸剂变为汤剂，但调整药量，更名为五仁橘皮汤；而《医级》《增订喉科家训》作不同药味增减，仍称之为五仁丸，但实为同名异方。现代《全国中药成药处方集》中的五仁润肠丸（天津方）也是从五仁丸衍化而来。

〖**释名**〗此方由桃仁、杏仁、松子仁、柏子仁、郁李仁“五仁”组成，其剂型为“丸”，故而得名。

组成和用法

〖**组成**〗桃仁、杏仁（麸炒，去皮尖）各一两［各 30 g］，柏子仁、松子仁各半两［各 15 g］，郁李仁（麸炒）一钱［3 g］，陈皮（别为末）四两［120 g］。

〖**用法**〗桃仁、杏仁麸炒，去皮、尖，柏子仁、松子仁、郁李仁、麸炒陈皮另研末，五仁别研为膏，入陈皮末同研匀，炼蜜为丸，如梧桐子大。每服 30~50 丸，食前米饮下（现代用法：五仁研为膏，陈皮为末，炼蜜为丸。每服 9 g，每日 1~2 次，温开水送服）。

〖**方歌**〗五仁柏仁杏仁桃，松仁陈皮郁李饶，炼蜜为丸米饮下，润肠通便此方效。

主治与功用

〖**病机**〗阴虚，或过用汗、利、燥热之剂损伤阴津，津枯便秘。

《素问·灵兰秘典论》：“大肠者，传导之官，变化出焉”。因素体阴虚，或病中治疗过用汗、利、燥热之剂，损伤阴津，或年老阴气自半，津液自亏，或产后失血，血虚津少，均可导致津枯肠燥，大肠传导失司，大便艰难。故大便干燥，艰涩难出。

〖**功用**〗增液，润肠通便。

津枯肠燥所致便秘不宜用峻药攻逐，恐重伤津液；并且即使暂通，亦每复秘，甚至变生他证，故只宜润肠通便。

〖**主治**〗津枯肠燥便秘证。症见大便干燥，艰涩难出，以及年老或产后血虚便秘，舌燥少津，脉细涩。

方解

〖方解〗

君——杏仁：质润多脂，滋肠燥且降肺气，利大肠传导。
臣——桃仁：润燥滑肠，以助杏仁之力。
佐——柏子仁：多润滑，“润肺治燥，治虚秘”。
　　郁李仁：质润性降，专治肠胃燥热，大便秘结。
　　松子仁：润五脏，治大肠虚秘。
（以上）五仁合用，润肠通便而不伤津液，用于津枯肠燥便秘。
使——陈皮：理气行滞，使气行则大肠得以运化。

杏仁味苦而性微温，具滋肠燥，降肺气，而利大肠传导之职，主治气秘，《本草从新》谓之“润燥……通大肠气秘”；桃仁味苦性平，润燥滑肠，偏治血秘；柏子仁性味甘平，质润多脂，润肠通便，治老人虚秘；郁李仁味辛、苦而性平，质润性降，润滑肠道，功效类似麻仁而较强，善治大肠气滞；松子仁润五脏，治大肠虚秘。五仁合用，取其润肠通便而不伤津液，用于津枯肠燥便秘，奏功甚捷。更配伍陈皮理气行滞，使气行则大肠得以运化。炼蜜和丸，润肠通便，更能助其润下之功。

五仁合用，取其润肠通便而不伤津液，用于津枯肠燥便秘，奏功甚捷。

〖配伍特点〗

本方以质润之五种“果仁”合而成方，配伍理气行滞的陈皮，润行相合，以润燥为要；肠肺同调，善治津亏肠燥便秘。

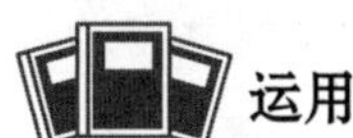

运用

1. 本方为润肠通便之剂，临症以大便秘结，口干渴饮，舌燥少津，脉细涩为辨证要点。

2. 临证加减

①若津亏较甚者，加瓜蒌仁、麻子仁、生地黄、玄参、麦冬等，以增强润肠之力。

②产后血虚便秘者，加当归、首乌等，以养血润肠。

③老年体虚便秘者，加肉苁蓉、黑芝麻，以补虚润肠。

④兼腹胀者，加莱菔子、枳壳，以理气宽肠。

3. 现代应用

痔疮便秘、习惯性便秘等属津枯肠燥者，均可用之。

使用注意

方中桃仁能祛瘀通经，郁李仁通便作用较强，孕妇便秘，应慎用。

类方及类方比较

〖类方〗

类方一：润肠丸（李杲《脾胃论》，1249 年）

〖**组成**〗大黄（去皮）、当归梢、羌活各 15 g，桃仁 30 g，麻仁 37.5 g。

〖**用法**〗大黄、当归梢、羌活，桃仁汤浸去皮尖，麻仁去皮取仁，除麻仁另研如泥外，捣细，炼蜜和丸，如梧桐子大，每服五十丸，空心服，白汤送下（现代用法：上药为末，炼蜜为丸，每服 12 g，空腹温开水送服）。

〖**病机**〗

风结（风胜则干）
血结（血枯不润）
——饮食劳倦损伤脾胃，多津液耗损，致大便秘结，治宜润燥和血疏风。

〖**功用**〗润肠通便，活血祛风。

〖**主治**〗瘀血燥结证。症见饮食劳倦，大便秘结，脘腹不舒，肌肤粗糙，面色不荣等。或干燥秘结不通，全不思食，以及风结、血结等证。

润肠丸同名方

除李杲《脾胃论》（1249 年）载润肠丸一方外，继后出现有数首润肠丸，但为同名异方，体现中医的同病异治。

（1）严用和的《重订严氏济生方》（1253 年）中的润肠丸由沉香、肉苁蓉、麻子仁构成。功能为补精养血，润肠通便。主治血虚精亏，津液耗伤，大便燥结，及老人、虚人便秘。

（2）杨士瀛的《仁斋直指》（1264 年）中的润肠丸由杏仁、枳壳、陈皮、麻仁、阿胶、防风构成。老者苏子汤下，壮者荆芥泡汤下。功能为理气养血，润肠通便。主治血虚气滞，大便涩滞。

（3）薛己的《校注妇人良方》（1547 年）中的润肠丸由五仁丸加皂角仁、秦艽构成。功能为疏风泻火，润燥通便。主治大肠干燥，风火内伏，大便秘结。

（4）罗天益的《卫生宝鉴》（1343 年）中的润肠丸由麻子仁、大黄、当归、桃仁、白芍、炒枳实、升麻、陈皮、人参、生甘草、槟榔、木香构成。功能为行气化痞，润肠通便。主治胸膈痞闷，大便秘涩。

（5）沈金鳌的《沈氏尊生书》（1773年）中的润肠丸由当归、生地黄、麻仁、桃仁、枳壳组成。功能为养血，润肠通便。主治血燥便秘。

类方二：更衣丸（《太平惠民和剂局方》）

古人入厕必更衣，故名“更衣丸”。

〖**组成**〗朱砂（研飞如面）15 g，芦荟（研细）21 g。

〖**用法**〗滴好酒少许和丸。每服 3~6 g，好酒吞服。朝服暮通，暮服朝通。

〖**病机**〗肝火上炎，肠热便秘。

〖**功用**〗泻火通便。

〖**主治**〗肠胃津伤燥结证。症见大便不通，心烦易怒，睡眠不安。

〖**类方鉴别**〗

（1）润肠丸与五仁丸的比较

润肠丸与五仁丸均为润肠通便剂。

润肠丸以当归、桃仁、麻子仁等养血润肠通便药为主，配伍大黄、羌活等泻下活血祛风药，主治风热入于大肠与血燥而结所致的风结、血结之证。

五仁丸采用富含油脂的果仁，以润燥滑肠为主，配伍少量行气导滞的陈皮组方，善治津亏肠燥的便秘证。

（2）麻子仁丸与五仁丸、更衣丸的比较

麻子仁丸与五仁丸、更衣丸三方，同属润肠缓下剂，用于治津亏便秘证。

麻子仁丸为润下剂中的常用代表方，由麻仁、杏仁、芍药等润肠通便药，配伍大黄、枳实、厚朴（小承气汤），以泻下通便，行气导滞，增其润肠泄热，泻下通便之功，主治肠胃燥热，津液不足之便秘。

五仁丸集多脂的果仁组方，以润肠燥，通大便而不伤津液，配伍陈皮理气，炼蜜为丸，助其滋润滑利大肠之功，对于津枯肠燥，或老年、产后血虚所致的便秘，不宜用大黄、枳实、厚朴等药者，颇为适合。

更衣丸用苦寒的芦荟清热凉肝，泻火通便，配伍性寒重坠下达的朱砂，二者相须为用，泻火通便，用于肝火偏旺，肠胃燥结所致的便秘，不宜用仁类润药者。

济川煎（《景岳全书》）

概述

〖**源流**〗济川煎出自张介宾的《景岳全书》。

据文献记载，《千金要方》所载“淮南五柔丸”和“大五柔丸”的药物组成及功效，与济川煎治虚人便秘、津亏便秘有相似之处，据此推断，济川煎的制方思路或许来源于此。

自张介宾命名“济川煎”以来，继后诸医家均沿用“济川煎”之名，亦或称之为“景岳济川煎”，保留了原方名和基本组成原貌。《景岳全书》中所载济川煎共有四处。

清代陈士铎的《辨证录》（1687 年）从“景岳济川煎”发展而来的“济心丹”，重用熟地黄二两大补阴水，并加玄参、麦冬、生枣仁、丹皮、地骨皮、柏子仁以滋阴增液，除烦宁心，再加菟丝子、巴戟天以阳中求阴，而成滋阴通便，除烦宁心之剂。适用于肾水大亏，大便不通，虚烦不眠，但感热气自脐下直冲于心，便觉昏乱欲绝者，丰富了肾虚津亏便秘的治法。

〖**释名**〗“济川”一词最早出于《尚书·说命上》：“若金，用汝作砺；若济巨川，用汝作舟楫”。指出“济川”犹如渡河之意。张介宾的《景岳全书》云：“三阴三阳，同流气血，故为人之川”，故川指津液而言。肾主津液，司二便；肾气虚，则不能主津液，则大便秘结。本方补肾而主津液以达通便之功，寓意滋润河川以行舟车，即增液以行舟、济水以利川，故名“济川煎”。

组成和用法

〖**组成**〗当归三至五钱[9~15 g]，牛膝二钱[6 g]，肉苁蓉（酒洗去咸）二至三钱[6~9 g]，泽泻一钱半［4.5 g］，升麻五分至七分或一钱［1.5~2.5 g 或 3 g］，枳壳一钱［3 g］。

〖**用法**〗上诸药，水一盅半，煎七分，食前服。

〖**方歌**〗济川归膝肉苁蓉，泽泻升麻枳壳从，肾虚津亏肠中燥，寓通于补法堪宗。

主治与功用

〖**病机**〗肾阳不足，气化不利，津液不布，肠道失以滋润，或虚人津亏便秘。

肾阳为一身阳气之根本，有蒸动气化行水之功，若肾阳不足，气化无力，津液不布，则小便清长；肠失濡润，传导不利，故大便不通。

肾阳亏损，气化无力，津液不布，开合失司，肠道失润，则小便清长，大便秘结，舌淡苔白，脉沉迟。

济川煎主治病机不是肾虚便秘，而应是虚人津亏便秘。

对原文的梳理可见，济川煎所治当是元气已虚，以津液不足为主，大便不通，情况危急，理应急下的一类病证。故济川煎汤证的核心病机为虚人津亏便秘，而非现代所认为的肾虚便秘。

老年人容易出现习惯性便秘的主要病机：

年老体弱 —
- 气虚 → 无力行舟
- 血虚 → 无水停舟
- 肾精亏虚（→ 血虚）

〖**功用**〗温肾益精，润肠通便。

济川煎是虚人便秘、不得不通时所用！即济川煎所治应是肾阳虚衰，元气已虚，津液不足不主，大便不通，小便清长，情况危急，理应急下的一类病证。根据《素问·三部九候论》“虚者补之”的治则，治以温补肾精，润肠通便。

〖**主治**〗肾阳不足，或精津不足的便秘（“虚人津亏便秘”）证。

（1）肾精不足：腰膝酸软，头晕目眩。

（2）有肾阳不足，气化不利，津液不布：小便清长，大便秘结，舌淡苔白，脉沉迟。

方解

〖**方解**〗

君——肉苁蓉：温补肾阳，并能润肠通便。

臣 —
- 当归：辛甘温润，养血和血，润肠兼能行气。
- 牛膝；强腰健肾，善于行下，入肾以养精。

（君、臣）君臣三药重用，益肾精，润肠。

牛膝

牛膝的功能：①能补，可助一身元气，补髓填精，针对济川煎元气亏虚的层面；②性降而滑，下走如奔，可治大便干结；③引药下行，宣通下泄。

佐 ┬ 泽泻：甘淡泄浊，入肾补虚。与牛膝均具宣通下泄之性。
   └ 枳壳：宽肠下气，苦泻肝气，而助通便。

据历代医家总结，泽泻对于大便的调理有两个独特的配伍：与升麻配伍用治便秘，与柴胡配伍则又适用于泄泻。

使——升麻：清宣升扬，清阳升而浊阴自降。得欲降先升之妙，使补而不滞。

枳壳——行气导滞：下气宽肠，以助通便。
泽泻——渗利小便而泄肾浊，以助补肾。
升麻（少量）——宣以升发清阳之气。
——降浊升清（降泄浊气而升清阳，以助通便）。

方中肉苁蓉味甘咸，性微温，质润，温肾阳、补肾精，既滋木清风，又养血润燥，善滑大肠，且补虚而不助邪（不滋湿败脾），标本兼顾，非诸润药可比，为君药。《本草经疏》言：“肉苁蓉，滋肾补精血之要药……。甘能除热补中，酸能入肝，咸能滋肾，肾肝为阴，阴气滋长，则五脏之劳热自退，阴茎中寒热痛自愈”。当归味甘而体润，养血和血，养血以助益精（精血同源），润肠通便；并能助肉苁蓉补益精血之用，增其润肠通便，有“增水而行舟”之功。牛膝补肝肾强腰膝，且善引药下行，有助于通腑降浊，二药为臣药。泽泻性降而润，入肾而渗湿泄浊，使浊邪去而真阴生，以泻助补之用，且补中有泻，补不留邪。与牛膝均具下行之性，两者与肉苁蓉相配，使之补而不滞，补中有行。枳壳，宽肠下气，使腑气通降，糟粕得以下行，二药为佐。本方妙用苦甘之升麻为使。甘者土也，苦者火也。主从中土而达太阳之气，故能升脾胃清阳之气，清阳得升，则浊阴自降，有“欲降之必先升之”的妙功，以助通便之效。诸药合用，既可温肾益精治其本，又能润肠通便以治标。

〖**配伍特点**〗

全方以补为通，寓补于通之中，寄升于降之内。补中有泻，故泻不伤正。“三降一升”（牛膝（血），枳壳（气），泽泻（水）和升麻（阳）），降中寓升，达以升助降。补中有行，则补而不滞。方中虽无一味泻下之药，却有温润通便之功。

（1）补中有下，标本同治，重在治标

补肾益精治其本，润肠通便治其标。以肉苁蓉、牛膝、当归温肾益精，用升麻、枳壳畅中焦气机，泽泻与牛膝均具宣通下泄之性。即补肾益精润肠与升降气机相结合，“寓通于补之中”。

（2）升降相因，寓升于降，相反相成

①升麻配伍枳壳：升麻升脾胃清阳，枳壳降脾胃之气，两药相伍，一升一降，升降结合，气机通畅，以助润肠药发挥作用。

②升麻配伍泽泻：升麻升清阳，泽泻降浊阴，一升清一降浊，清阳升则浊阴自降，相反相成。然有“寓欲降先升，使补而不滞”之意，体现“寄降于升之内”。故《重订通俗伤寒论》曰：“妙在升麻升清气以输脾，泽泻降浊气以输膀胱”。

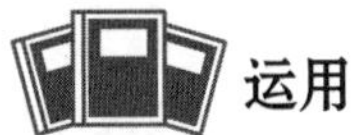

运用

1. 本方专为“虚人便秘，津液亏虚，法当急下”而设，为温润通便，治虚人津亏便秘证（尤其是老年肾虚便秘）的一个常用方。临症以大便秘结，小便清长，腰膝痠软，舌淡苔白，脉沉迟为辨证要点。

2. 临证加减

①兼气虚者，加白术、人参；有火，加黄芩。

②肾虚甚者，加熟地黄、锁阳。

③虚甚者，去枳壳。

3. 现代运用

习惯性便秘、老年人便秘、产后便秘等属于肾虚精亏肠燥者，可用本方。

使用注意

凡热甚伤津及阴虚者忌用。

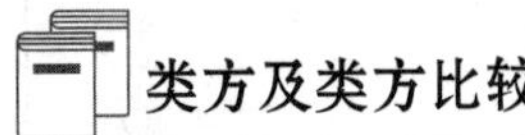

类方及类方比较

麻子仁丸、五仁丸、济川煎的比较

三方均具有润肠通便的共性，治津亏肠燥型便秘。但各方的侧重点不同，即五仁丸为单纯肠道津亏肠燥所致便秘，麻子仁丸治热结导致脾不输津、肠道干燥的便秘，济川煎为肾精亏虚（虚人便秘、津液亏虚）引起肠道失润的便秘。

麻子仁丸证为肠胃燥热所致，故麻子仁丸是以小承气汤加麻子仁、杏仁、芍药而成，以蜜丸用之，补中有泻，攻润相合，轻下热结又润肠，善治肠胃燥热，津液不足的脾约便秘。症见大便干结，而小便频数。

五仁丸集富含油脂的果仁于一方，配伍理气行滞的陈皮，润下与行气相结合，以润燥滑肠为用，善治津亏肠燥便秘。

济川煎以肉苁蓉、当归等温肾益精、养血润肠之品配伍升麻、泽泻等升清降浊药，补中有泻、降中寓升、补中有行、温润通便，重在补肾益精，养血润肠，主治肾虚津亏，以及津液亏虚之虚人便秘。症见大便秘结，但小便清长。

五、逐水剂

1. 概念

以峻泻逐水药为主组成的，具有攻逐水饮功能，使体内积水通过大便排出以达到消除积水肿胀，用治水饮停聚或泛滥肌表之水肿属实证的一类泻下剂。

2. 病机

水饮壅盛，随气攻窜，上下冲斥，上下泛溢，阻滞气机。

水饮壅盛于里的实证，乃正盛邪实之证，主要有悬饮及阳水实证。

（1）悬饮：水饮留于胁肋部者，因其上不在胸下不及腹，故名。

水停胸胁，上迫于肺，气机被阻，肺失宣降——咳唾胸胁引痛，甚则胸背掣痛不得息；短气。

水饮内停气结于胸——心下痞硬。

水饮内结犯胃，胃气上逆——干呕。

水饮内结，泛溢上攻，清阳受阻，不能上升于头——头痛眩晕。

水饮之邪属浊阴之邪，阻滞气机、不通则痛——舌苔滑，脉沉弦。

<table>
<tr><td rowspan="6">水饮壅盛</td><td>饮停胸胁，肺气不利</td><td>头痛目眩，咳唾胸胁引痛，短气</td><td rowspan="4">悬饮</td></tr>
<tr><td>饮停心下</td><td>心下痞硬</td></tr>
<tr><td>饮邪犯胃，胃气上逆</td><td>干呕</td></tr>
<tr><td>浊阴之邪，阻滞气机</td><td>苔白滑，脉沉弦</td></tr>
<tr><td>饮溢肌肤</td><td>水肿</td><td rowspan="2">实水</td></tr>
<tr><td>饮停脘腹，气机不利</td><td>腹胀</td></tr>
</table>

（2）阳水实证（水肿；腹水）

发病急，病程短，性质属实证，多由外感风邪、疮毒、水湿而成。病位在肺、脾。

水饮泛溢肌肤——一身悉肿，尤以下半身为重。

水停脘腹，气机不利——腹胀喘满，二便不利。

3. 治则治法

《景岳全书·肿胀》曰："凡水肿等证，乃脾、肺、肾三脏相干之病。盖水为至阴，故其本在肾；水化于气，故其标在肺；水唯畏土，故其制在脾。"今肺虚则气不化精而化水，脾虚则土不制水而反克，肾虚则水无所主而妄行。

治水饮壅盛于里的实证，非一般化饮渗利之品所能胜任，当以峻剂攻逐。故以温化水饮为主，辅以逐饮，通下利水、发汗、扶正之法。

4. 组方特点

以峻泻逐水药为主，如大戟、芫花、甘遂、牵牛子等，常配伍行气药，或益气养胃药，或泻下药或渗湿利水药组成。

（1）峻泻逐水药＋行气药：青皮、陈皮、木香、槟榔等，如舟车丸。

（2）峻泻逐水药＋益气养胃药：大枣等，如十枣汤。

（3）峻泻逐水药＋泻下药或渗湿利水药，如大黄、泽泻、木通、赤小豆等，如己椒苈黄丸、疏凿饮子。

5. 代表方剂

十枣汤、疏凿饮子、禹功散、已椒苈黄丸、甘遂半夏汤。

十枣汤（《伤寒论》）

概述

〖**源流**〗十枣汤出自《伤寒论》，被誉为峻下逐水第一方。十枣汤对后世攻下逐水法的运用、发展及泻下逐水方剂的衍化、创新具有深刻的影响。自仲景以降，大凡治水饮壅实病证的方剂，多宗十枣汤之义或由此化裁而成。如唐代王涛《外台秘要》朱雀汤，南宋陈言《三因极一病证方论》控涎丹，金代刘完素《黄帝素问宣明论方》三花神丸，金代朱丹溪《丹溪心法》十枣丸，明代徐春甫《古今医统大全》小胃丹，明代李恒《袖珍方》舟车丸等。

〖**释名**〗本方本为峻下逐水之峻剂，却以大枣冠名。其意有：①因方中三药峻猛且有毒，专事攻邪，易损伤正气，故需甘缓濡润的大枣培补脾胃，顾护胃气。②大枣能缓甘遂三药之峻，制其毒。《伤寒溯源集》曰：“盖因三者性未驯良，气质峻悍，用之可泄真气，故以大枣之甘和滞缓，以柔其性气，裹其锋芒。”③提示甘遂三药不能配伍甘草。

本方虽名十枣汤，然其非汤剂，实为散，乃甘遂、大戟、芫花并未与大枣用水同煎，而实为研末为散，以枣汤送服。

组成和用法

〖组成〗芫花，甘遂，大戟，大枣（熬）。

〖用法〗三味等分，各别捣为散。以水一升半，先煮大枣肥者十枚，取八合去滓，纳药末。强人服一钱匕，羸人服半钱，温服之，平旦服。若下后病不除者，明日更服，加半钱，得快下利后，糜粥自养。

〖方歌〗十枣逐水效甚夸，大戟甘遂与芫花，悬饮内停胸胁痛，大腹肿满用无恙。

主治与功用

〖病机〗水饮壅盛，上下泛溢，阻滞气机（水饮内停胸胁或饮泛肌肤）。

三焦气涩，脉道闭塞，则水饮停滞，不得宣行，聚成痰饮。故凡外感或内伤等因素，致肺、脾、肾三脏功能失调，三焦水道不利，津液内停，化为饮。

若水饮留于胁肋部，上不在胸下不及腹者，为悬饮。

若水饮泛溢肢体，一身悉肿，腰以下肿甚，腹胀喘满，二便不利，为阳水实证。

悬饮
- 主 ⟶ 咳嗽，胸胁引痛
- 兼
  - 头痛目眩
  - 心下痞硬胀满，干呕

水肿实证 ⟶ 一身肿，下半身重

〖功用〗峻逐水饮。

此乃水气壅实，饮邪凝聚，当此之时，非一般化饮渗利之品所能胜任。倘不及时先导其水，以杀其势，将不免有泛溢伤正之虞，必攻之逐之，使水饮之邪有所宣泄。故投峻剂攻逐之品，以泻水逐饮。

〖主治〗水饮壅盛于里的实证。

水饮内停的胸腹积水，一身悉肿。

（1）悬饮（胸腔积液）：咳唾胸胁引痛，心下痞硬，干呕短气，头痛目眩，或胸背掣痛不得息，舌苔滑，脉沉弦。

（2）水肿臌胀（肝硬化腹水）：一身悉肿，尤以身半以下为重，腹胀喘满，二便不利。

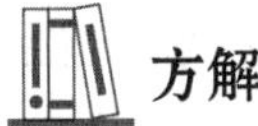

方解

〖**方解**〗

君——甘遂——苦寒有毒，善行经隧脉络之水湿，通利二便。

臣——大戟——泻水逐饮，苦寒有毒，偏于泻脏腑肠胃之水邪。

臣——芫花——辛温有毒，善消胸胁脘腹伏饮痰癖，消肿满。

三药相互作用，则能攻逐全身各部水饮内结实证。

佐——大枣：①解三药之毒：以其甘缓之性，缓“三药”峻烈之性，又制其“三药”之毒性。②益气护胃，使下（邪去）而不伤正。③培土制水，邪正兼顾。

方用芫花为君药，破饮逐水；甘遂、大戟为臣药；佐之以大枣，以益脾而胜水为使药。《金匮要略》曰：“辛以散之者，芫花之辛，散其伏饮。苦以泄之者，以甘遂、大戟之苦，以泄其水，甘以缓之者，以大枣之甘，益脾而缓其中也。”

十枣汤的君药之辨

古今文献及各版《方剂学》教材对十枣汤的君药，大致有四种观点。

①以芫花为君药，如许宏的《金镜内台方义》：“用芫花为君，破饮逐水”。

②以大戟为主，如徐彬的《金匮要略论注》谓：“大戟性苦辛寒，能泻脏腑之水湿，而为控涎之主”。

③甘遂、大戟、芫花皆为之主，以相济相须，峻利水饮，佐以大枣缓其峻，制其毒。持此观点者较众，如汪昂、钱潢、王子接等。

④以大枣为君，柯琴等人皆持此说。柯琴的《伤寒来苏集.伤寒附翼》曰：“然邪之所凑，其气已虚，而毒药攻邪，脾胃必弱，使无健脾调胃之品主宰其间，邪气尽而元气亦随之尽，故选枣之大肥者为君，预培脾土之虚，且制水势之横，又和诸药之毒。既不使邪气之盛而不制，又不使元气之虚而不支，此仲景立法之尽善也。”

据方剂组成原则的含义，峻下逐水之剂，当以泻水逐饮药为君。柯琴等人以大枣为君者，则与泻下剂的立法依据和组方原则相悖。

〖**配伍特点**〗

本方配伍大枣，制诸药之毒，并培土制水，其寓意深刻，体现“攻邪勿忘扶正”。寒温相配：芫花性温，甘遂、大戟性寒，寒温相配不使苦寒太过。

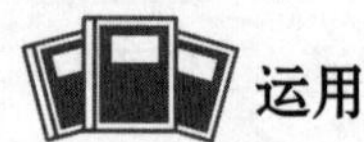

运用

1. 本方为泻下逐水的代表方，是主治悬饮证的基础方，主治水结证的代表方，也是治支饮的常用方。临症以咳唾胸胁引痛，或水肿腹胀，二便不利，舌苔白滑，脉沉弦为辨证要点。

2. 加减变化

①合甘草附子汤，治支饮咳嗽，胸胁掣痛及肩背手脚痛者。

②本方加炒白术、茯苓、泽泻、车前子、怀山药，治肝硬化腹水。

③本方加荆芥、防风、炙麻黄、杏仁，治渗出性胸膜炎初起。

3. 现代运用

常用于胸腔积液、心包积液、肺炎、肝硬化腹水、肾炎水肿，以及胃酸过多、神经官能性的巨饮症属水饮壅实，正气不虚者。

使用注意

1. 本方药物毒大性烈，因此，首先须辨清证的虚实，慎用或忌用。如患者体虚邪实，非攻不能却疾者，需与健脾补益剂交替使用，或先攻后补，或先补后攻。

2. 水饮由外邪而致或外邪引动内饮而发，有表有里，或寒热往来或朝轻暮重的半表半里各证，临床常先后互见，且易混淆，须审慎鉴别之。

3. 服用方法

（1）服用时间。必须在空腹时服用，如清晨3~5点（厥阴与少阳经气旺盛，阳气萌生）。

（2）“三药”为末，或装入胶囊，大枣十枚煎汤送服。

（3）剂量。从小剂量（0.5 g）开始，逐渐增大（3 g），每日1次，3~5天为一疗程，据病情可选用1~3个疗程，且每个疗程须间隔3~5天。

（4）密切观察病情变化。以快利为度，得效即止，慎勿过剂。

（5）如泻后精神疲乏，瞑眩，恶心，厥冷，食欲差减退者，则暂停攻逐；如药后水饮已尽，则需进糜粥调养胃气，或调以健脾和胃之剂。切忌骤进油腻、味厚等不易消化的食物，以免重伤胃气。

（6）服用本方后，泻下不止者，可服冷稀粥或冷开水以止之。

（7）调护。糜粥养胃。

4. 本方切不可作汤剂水煎，也不可与大枣同煮。

5. 本方禁与甘草同服。

类方及类方比较

〖类方〗

类方一：控涎丹（《三因极一病证方论》）

〖**组成**〗甘遂（去心），大戟（去皮），白芥子。

控涎丹是十枣汤去芫花、大枣，加白芥子而成，并改为丸剂。从攻逐水饮之剂转变为破泄痰涎之剂。

〖**用法**〗药各等分，共为细末，糊丸如梧子大，食后临卧，淡姜汤下五、七丸至十丸（1.5~4.5 g）。控涎丹为攻逐痰饮剽悍之品，或内服捣其巢穴，或外敷攻其坚结。

〖**病机**〗痰涎伏在心膈上下。

〖**功用**〗祛痰逐饮。

〖**主治**〗痰涎伏在胸膈之证。

类方二：舟车丸（《太平圣惠方》）

〖**组成**〗黑丑（研末）120 g，甘遂（面裹煨）、芫花、大戟（醋炒）各 30 g，大黄 60 g，青皮、陈皮、木香、槟榔各 15 g，轻粉 3 g。

〖**用法**〗共为末，水糊丸如小豆大，空心，温水下，初服五丸，日三服，以快利为度。

〖**病机**〗气机阻滞，水热内壅。

〖**功用**〗行气逐水，泻热消胀。

〖**主治**〗水结气郁证（水肿水热内壅，形气俱实之阳水证）。

〖**类方比较**〗

控涎丹与十枣汤的比较

控涎丹与十枣汤皆为攻逐水饮之剂，主治水饮内停，形气俱实之证。

从组方分析，控涎丹是由十枣汤去芫花、大枣，加白芥子而成，并制成丸剂，代相延为治悬饮的主方。故控涎丹是由十枣汤攻逐水饮之剂转变为破泄痰涎之剂。因此，十枣汤偏用于水饮，尤其是悬饮较常用，乃攻泻水饮之剂；控涎丹偏用于痰涎，尤其是痰涎所致的肢体顽麻重痛，腰背、颈项牵引疼痛更为常用，乃破泄痰涎之剂。

舟车丸与控涎丹的比较

两者主要在作用的部位上有所区别。控涎丹的作用部位主要在上焦，即胸肺部和皮膜之间。舟车丸的作用部位在中、下焦，以下腹和肠膜之间明显。

疏凿饮子（《重订严氏济生方》）

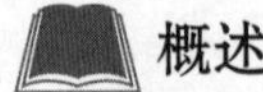

概述

〖**源流**〗疏凿饮子出自南宋严用和的《重订严氏济生方》。

因水湿壅盛、泛溢上下内外，是致阳水实证的主要原因，通常表现为遍身水肿、气喘、口渴、二便不利等症。严用和根据中医的表里分消之法，通过泻下逐水、疏风发表，使壅盛于表里的水湿迅速分消，而创立融发表、泻下、利水三法于一方的“疏凿饮子”，同治在表和在里的病邪，其功犹如夏禹疏江凿河，俾壅盛之水湿从上下、内外分消。在此方之前，古人治水肿，或宣肺利水，或健脾利水，或温阳利水，或攻下逐水等，各具特色。然而对表里、上下水湿壅盛者，则非以上一种治法所能顾及。疏凿饮子的创制，弥补其不足，是对水肿治法的丰富与发展，有很大的临床使用价值。

〖**释名**〗本方证为水湿泛溢上下、表里，而见遍身水肿，故发汗、利水、泻下三法同用，疏表攻里，达“去壅导塞”，使壅盛于表里的水湿上下、内外分消，犹如夏禹王疏凿九河之意，故名“疏凿”。

组成和用法

〖**组成**〗茯苓皮、大腹皮、羌活、秦艽、商陆、椒目、槟榔、赤小豆、木通、泽泻。其用量有不同的记载：①上十味各等分［各 6 g］。②茯苓皮 30 g，大腹皮、赤小豆（炒）各 15 g，木通、泽泻各 12 g，羌活、秦艽、槟榔、椒目各 9 g，商陆 6 g。

〖**用法**〗上㕮咀，粗末每服 12 g，加生姜皮五片，水一盏半，煎至七分，去滓温服。不拘时。

〖**方歌**〗疏凿商陆羌活艽，椒目通泽赤豆僚，茯苓槟榔大腹皮，水肿实证服之消。

主治与功用

〖**病机**〗水湿壅盛，复外感风邪，水湿泛溢表里。

水湿壅盛，外感风邪，三焦气机闭阻，肺气不降，腑气不通，故上见喘呼口渴，见二便不利，乃表里、上下俱病。

水湿壅盛，泛溢肌肤——肿遍全身，水肿实证（阳水实证）。

水邪侵肺，肺气上逆——呼吸喘促。

水壅气结，气机闭阻，肺气不降，腑气不通——二便不利。

水壅气结，津液不布——口渴。

〖**功用**〗泻下逐水，疏风解表。

本证多为水湿壅盛，水邪泛溢上下、表里，邪盛气实之证（阳水实证）。据《素问·汤液醪醴论》“平治于权衡，去菀陈莝……开鬼门，洁净府”；《金匮要略·水气病脉证并治》“诸有水者，腰以下肿，当利小便；腰以上肿，当发汗乃愈”；“病水腹大，小便不利，其脉沉绝者，有水，可下之”等法，当去壅导塞，开泄腠理，以疏凿谷道、水道利水，并辅以疏风解表，攻里疏表，内消外散，上下、表里分消其势。

〖**主治**〗水结证（水肿实证，阳水实证）。症见外而遍身水肿，皮色光亮，内而胸满腹胀，喘呼气急，烦躁口渴，二便不利，苔白腻，脉沉缓。

水湿泛溢表里所致阳水实证：表里俱实，不偏寒热而水湿过盛。

方解

〖**方解**〗

君——商陆：苦寒有毒，泻下逐水，通利二便。

臣——槟榔、大腹皮：行气导滞，使气畅水行。

　　　茯苓皮、泽泻、木通、椒目、赤小豆：利水泻湿，使在里之水从二便而去。

佐——羌活、秦艽、生姜：善走皮肤，疏风发表，开泄腠理，使在表之水从肌肤而泄。

方中商陆苦寒有毒，主泻水饮，疗“水肿，……疏五脏，散水气”，盖因“其性下行，专于行水”，功同大戟、甘遂，可通利二便，引水从肠道下出，此泻下逐水之法也，为方中君药。槟榔、大腹皮、茯苓皮、木通、泽泻、椒目、赤小豆，为臣药；其中椒目、木通、泽泻、赤小豆、茯苓皮合用，利水渗湿，令水从前阴而泄，此洁净府之法也。佐以羌活、秦艽、生姜疏泄发表，开泄腠理，使在表之水，从肌肤而泄，此开鬼门之法也。

诸药共施，攻里疏表，上下内外，分消其势，以消其水。

〖**配伍要点**〗

本方以开鬼门、洁净府、泻下逐水三法同用，发汗、利水、泻下以治水肿。

（1）泻下逐水之法——商陆：泻下逐水，通利二便。

（2）洁净府之法。

——槟榔、椒目、赤豆：去胀攻坚，行腹中水湿而消胀。

——木通：泻心肺之水，达于小肠，使在里之水湿从下而去。

——泽泻：泻脾肾之水，通于膀胱。

（3）开鬼门之法。

——羌活、秦艽：解表疏风，风胜以湿，邪由汗出，而升于上，使在表水湿从肌肤而泄。

——大腹皮、茯苓皮、姜皮：辛散淡渗，行皮肤之水湿。

运用

1. 本方攻逐水湿、通利二便，兼以发表，为用治水湿壅盛，表里俱病的阳水实证的常用方。临症以遍身浮肿，气喘口渴，二便不利、脉沉实为辨证要点。

2. 加减变化。

若肿甚，加麻黄以宣肺利水，消肿力量更强。

3. 现代应用。

用治急性肾炎、肾性水肿属水湿壅盛，表里俱实者。

使用注意

1. 商陆有毒，但确是本方主药。商陆过量常引起腹泻，运用时要注意药量，酌情加减以避免副作用。

2. 本方为攻逐之剂，只适用于实证而无明显寒热见证者，虚证忌用。如正虚邪实，宜与补法交替使用。

3. 阴水虚证及孕妇忌用。

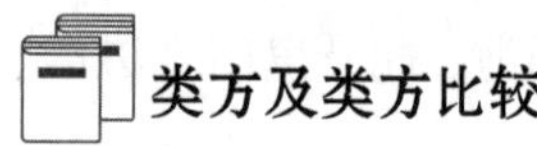

类方及类方比较

十枣汤与舟车丸、疏凿饮子的区别

（1）十枣汤：攻逐水饮的通用剂，尤其适用于治悬饮。其组成为芫花、甘遂、大戟和大枣。使用时需注意个体差异和病情轻重，剂量也要适当调整。

（2）舟车丸：十枣汤去大枣，加入诸多破气药物，尤其是黑丑和轻粉，使得其逐水之力更为峻猛。适用于水肿实证且病情急重的情况。

（3）疏凿饮子：用治水湿壅盛，表里俱病的阳水实证常用方。疏凿饮子与舟车丸的相同点是二方均使用了泻下逐水药，治阳水实证。不同点是疏凿饮子主要用于治风水和风湿证，而舟车丸则主要用于治水热内壅、气机阻滞证。

方名	组成	功用		主治病机	使用要点
		同	异		
十枣汤	芫花、甘遂、大戟、大枣	攻逐水饮	攻逐水饮	水停胸胁，阻滞气机	日咳唾胸胁引痛，干呕短气，水肿腹胀，二便不利
舟车丸	黑丑、大黄、甘遂、大戟、芫花、青皮、橘皮、木香、槟榔、轻粉		行气	水热内壅，阻滞气机	水肿、水胀、腹坚、二便不通，脉沉数有力
疏凿饮子	槟榔、商陆、大腹皮、茯苓皮、椒目、赤小豆、秦艽、羌活、泽泻、木通、生姜		疏风解表	水湿泛溢表里三焦气机闭塞	水肿、喘息，口渴，二便不利

禹功散（《儒门事亲》）

概述

〖**源流**〗禹功散载于金代张从正所著的《儒门事亲》。

金元四大家之一张子和是攻下派的代表人物，主张“水火分治”，倡导汗、吐、下三法，多用清热泻火和利水祛湿之剂，反对用药温热。特别是张子和主张的利湿以治寒法，被清代温病学家发展运用，即所谓通阳。认为阳气通与否，在于小便之利与不利。故叶天士提出：“通阳不在温，而在利小便”。

张子和《儒门事亲》中的禹功散主治水气内聚所致阳水、水疝二病。后世对本方运用有所变革，一是在临床治证范围有所扩展，如元代危亦林《世医得效方》用治卒暴昏愦，不知人事，牙关紧硬，药下不咽；明代龚信《古今医鉴》治寒湿外袭，使内过劳，寒疝囊冷等；清代张璐《张氏医通》治阳水便秘、脉实。二是有药物组成的变化，如明代龚廷贤《寿世保元》（1615年）、清代李文来《李氏医鉴》（1696年）皆载一同名异方的禹功散。

〖**释名**〗其方名喻其功用如同大禹治水一样功效卓著，故名“禹功散”。

组成和用法

〖组成〗黑牵牛四两［120 g］，茴香（炒）一两［30 g］。

〖用法〗黑牵牛头末、炒茴香，为细末，以生姜自然汁调（3~6 g），临卧服。

〖方歌〗儒门事亲禹功散，牵牛茴香一齐研，行气逐水又通便，姜汁调下阳水痊。

主治与功用

〖病机〗水湿之邪，泛溢攻冲。

水湿之邪，津液不能正常疏布，水液停留于机体，泛溢肌肤，可见遍身水肿。

水湿壅阻脏腑，故见腹胀喘满，大便秘结，小便不利。

若水气内聚，下注阴囊，发为水疝，则阴囊肿胀，坠重而痛；水湿外渗则囊湿汗出。

水停下焦，膀胱气化不利，故小便短少。

邪遏经脉，故脉沉有力。

〖功用〗逐水通便，行气消肿。

阳水、水疝虽为二病，然病机则一，乃水气内聚为患。水湿邪盛，泛溢肌肤，壅阻脏腑所致遍身水肿，二便不利。以逐水行气为法，治宜逐水通便，行气消肿。

〖主治〗水结气壅证（阳水、水疝）。

阳水：症见遍身水肿，腹胀喘满，大便秘结，小便不利，舌红苔白或白腻，脉沉有力。

水疝：症见阴囊肿胀，坠重而痛，囊湿汗出，小便短少。

方解

〖方解〗

君——黑牵牛：泻下逐水且通利小便，使水湿之邪从二便排出。

臣——茴香：散寒行气，与牵牛同用，可增其逐水通便之功，并使其无寒凝碍水之弊。

佐——姜汁：以开痰水而和胃气。

方中黑牵牛苦寒，能达右肾命门，走精隧，行水泄湿（利小便，使水湿之邪从二便排出），兼通大肠风秘、气秘，为君药。茴香辛热温散，能暖丹田，祛小肠冷气，同入下焦以泄阴邪；不仅能增加黑牵牛的逐水通便之功，且能制牵牛使其无寒凝碍水之弊。

二药合用，药简意周，制小力宏，逐水通便，行气消肿。用于阳水便秘，二便不利，脉沉有力，属实证者，实为万当。服时加姜汁，以开痰水而和胃气。

〖**配伍特点**〗

逐水通便药黑牵牛佐以辛散行气之品茴香。

运用

1. 本方为逐水消肿之剂，临症以阴囊水肿，二便不利，或腹水，遍身水肿，脉沉有力为辨证要点。

2. 临证加减

①如阴寒内盛，加肉桂、吴茱萸。

②若气滞疼痛，加橘核、木香。

③若水肿腹水，加猪苓、茯苓、泽泻。

3. 现代应用

常用治水肿、腹水等属阳水；见有便秘，脉沉有力者，可加味用之。

使用注意

正气亏虚者不宜使用。孕妇及年老体弱者慎用。

类方及类方比较

〖**类方**〗导水丸（《儒门事亲》）

〖**组成**〗黑牵牛 120 g（另取头末），滑石 120 g，大黄 60 g，黄芩 60 g。

〖**用法**〗上为细末，滴水为丸，梧桐子大，每服五十丸（6 g），或加至百丸（12 g），临卧温水送下。

〖**病机**〗水湿壅盛，兼热，气滞水停。

〖**功用**〗逐水泻热。

〖**主治**〗水湿壅盛之水肿湿热。症见遍身浮肿，二便不利，口渴，溲赤，苔黄脉数，或湿热腰痛，痰湿流注身痛。

〖**类方比较**〗

禹功散与导水丸的比较

导水丸与禹功散均以黑牵牛为主药，主治水湿壅盛之水肿，见有二便不利者。

禹功散配伍少量茴香，意在逐水之力专，且能行气止痛，主治水肿实证属水气内聚者。导水丸配伍滑石、大黄，其通利二便之力较强，且有黄芩清热之功，主治水肿湿热之证。

禹功散与十枣汤的区别

禹功散与十枣汤均能泻下逐水。

禹功散以黑牵牛配伍茴香，逐水中兼能行气，具有逐水行气、通便消肿之功，适用于阳水，二便不利，脉沉有力，属实证者。十枣汤中大戟、芫花、甘遂与大枣同用，逐水中兼能培土扶正，适用于悬饮，咳唾胸胁引痛，或水肿，腹胀喘满，二便不利，脉沉弦者。

禹功散与舟车丸、疏凿饮子的比较

禹功散与舟车丸、疏凿饮子均能治水肿。

舟车丸具有攻逐水饮，行气导郁之功，治水结气郁证。疏凿饮子以利水为主，治水结证。禹功散用以通下行气为主，治水结气壅证。

己椒苈黄丸（《金匮要略》）

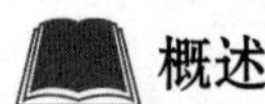

概述

〖**源流**〗本方是仲景宗《黄帝内经》治水之法“洁净府”“去菀陈莝”而创制，治大腹水热互结证。除水饮积于肠道外，亦每用于饮积腹腔之臌胀。现代临床常用治肝硬化腹水及其他原因引起的腹水、胸膜炎、心包积液、肺心病、哮喘等属水饮蓄结者。

〖**释名**〗以此方的组成药物而命名。

组成和用法

〖**组成**〗防己、椒目、葶苈子（炒）、大黄各一两［各 30 g］。

〖**用法**〗上四味，为末，蜜丸如梧桐子大，先食饮服一丸，日三服，稍增，口中有津液（现代用法：每服 3~6 g，每日 2~3 次，空腹温开水送服）。

〖**方歌**〗己椒苈黄蜜丸吞，水饮内结肠鸣声，腹满肿胀便不利，肺气不利喘咳宁。

主治与功用

〖**病机**〗水饮内停，郁而化热，壅滞气机，津气不化，积聚肠间（水走肠间），阻滞经络。

水饮结聚于腹（水走肠间），饮邪内结，壅滞气机，腑气不通，故腹满，漉漉有声；肺失宣降，不能通调水道，下输气津至膀胱，且湿浊郁而化热，故腹满便秘。

水饮内停，气机壅滞，津气不化，则上不承口舌，下不输膀胱，故口舌干燥，小便不利。

一则阻滞气机，使腑气不通；二则使水不化津，津不上传；三则病及肺，使肺不能通调水道，往下输送到膀胱，故病人腹满便秘。

〖**功用**〗攻饮逐水，消胀除满（清利二便，逐水）。

本证属饮结气郁化热，肠腑气机壅滞的实证，当攻逐水饮，以清利二便，分消其水为法。

〖**主治**〗大腹水热互结证。

本证属于为饮结气郁化热，肠腑气机壅滞的实证，症见大腹或水肿，肠间漉漉有声，腹满便秘，小便不利，口干舌燥，苔黄腻，脉弦数或沉弦有力。

方解

〖**方解**〗

君——防己：味苦、辛，性寒，利水消肿，“祛邪，利大小便”。

臣——椒目：味苦、辛，性寒，行水消胀。

——葶苈子：味苦、辛，性大寒，能泻肺气之闭塞，故可下气行水利尿，兼通大便，“破坚逐邪，通利水道”。

佐——大黄：苦寒沉降，力猛善走，长于攻逐肠胃积滞，故方中借其荡涤肠胃之功，以泻下水饮。

方中防己善走下行，利大小便，通腠理，利九窍，利水消肿，为君药。椒目、葶苈子均能攻逐水饮，椒目尤善消腹中之水，葶苈子降泄肺气以通调水道，导水从小便而出，二药共为臣药。大黄泻热通便，逐水从大便而出，为佐药。防己、椒目、葶苈子（辛宣苦泄，利水消饮）导饮于前，清者得从小便而出；大黄（荡热通腑）推饮于后，浊者得从大便而下也，四药共成前后分消之剂，使水饮行、浊邪出，气机畅、津液生，诸证得解。

〖**配伍特点**〗

本方为逐水利尿药加泻下药。防己、椒目、葶苈子疏水饮从前出，大黄导秽浊从后出，前后分消，水饮得利。

运用

1. 本方攻逐水饮邪（实证），为直攻饮邪、消胀除满的代表方，是治“肠间有水气证”的专用方，临症以腹满，腹内漉漉有声，口舌干燥，舌苔黄腻，脉沉弦为辨证要点。

2. 临床加减。

①临床运用，饮在上者以葶苈子为君药；邪郁于中以大黄、椒目为君药；邪结于下重用防己通其滞塞。改丸为汤，频频服之，其效更速。

②少数患者服药后反胃呕吐者，减防己之量，酌加半夏、黄连，呕吐即止。

③若二便俱闭者，加牵牛子，以通幽。

④治腹水，可加泽兰、大腹皮、生芪、苍术。

⑤治水肿，可加黄芪、桂枝、白术、茯苓、泽泻；或合五苓散、五皮饮，以分利水湿。

⑥兼见喘咳，可加麻黄、杏仁，以开泄肺气；或合三拗汤，以开泄肺气。

⑦痰涎壅盛，可加瓜蒌、苏子、莱菔，以化痰下气；或合三子养亲汤，以化痰下气。

⑧脘腹胀满较重，可加厚朴、槟榔、枳实、青皮，以行气宽中。

3. 现代应用。

本方用于治肺源性心脏病、心力衰竭、晚期血吸虫病肝硬化腹水等。

使用注意

1. 脾虚停饮者忌用。

2. 因本方药性苦寒，味厚力专，一旦饮除积去，应立即更方调理。

3. 因方中葶苈子、大黄皆属峻猛性急之品，故不用汤，而以蜜为丸。同时，服药量的增加也较审慎，采取“稍增”，其意也在攻邪防伤正。“先食饮服”药，是因饮邪结在下部，如此有助于祛邪下行。

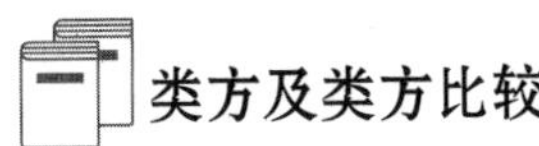

类方及类方比较

己椒苈黄丸与厚朴大黄汤的比较

治痰饮咳嗽，若气分燥屎相结的厚朴大黄汤证阻滞水饮，用小半夏汤；若不利，用己椒苈黄汤。

己椒苈黄丸方证与厚朴大黄汤方证均属于饮结气郁化热，肠腑气机壅滞的实证，均有腹满的症状。但己椒苈黄丸为饮邪内结所致，腹虽满，而无“胃家实”证，治以前后分消水饮。厚朴大黄汤为支饮兼有“胃家实”证，症除腹满外，还可有心下时痛，大便秘结等症，治以通大便，荡涤实邪。

痰饮	饮热交结在肠、肠腑，气机壅滞	腹满，口舌干燥，肠间沥沥有声	攻逐水饮，前后分消	己椒苈黄丸（防己、椒目、葶苈、大黄）
支饮	饮热交结在胸，波及胃，肺失肃降，胃肠气滞	胸满，咳喘，伴腹胀满	行气除满，荡热涤饮	厚朴大黄汤（厚朴、大黄、枳实），以大黄为多

甘遂半夏汤（《金匮要略》）

概述

〖**源流**〗甘遂半夏汤出自《金匮要略》。张仲景对留饮不去、心下坚满之难证，因一般利水剂难以见效，故用甘遂半夏汤治痰饮伏结的疑难重症。但因其药性峻猛，后世医家恐为运用。虽然甘遂半夏汤攻逐太过，易伤正气，但其方剂配伍独特，且临症治疗效果明显，不仅体现了中医治疗疾病的独特理念和方法，其匠心独运的制方，精妙入微的用药，尤为后世中医起到了良好的示范作用，实为学习的典范。

〖**释名**〗此方以其主药甘遂和半夏而得名。

组成和用法

〖**组成**〗甘遂大者三枚［3 g］，半夏十二枚［9 g］，白芍五枚［9 g］，炙甘草如指大一枚［3 g］。

本方药物的用量，主要因甘遂与甘草有十八反，而有不同的观点。

（1）王付（2015）：甘遂 5 g，半夏 12 g，芍药 15 g，甘草 5 g。

（2）冯世伦等（2017）：甘遂 3 g，半夏 15 g，白芍 15 g，炙甘草 6 g。

（3）陈川等（2017）：甘遂 3 g，半夏 12 g，芍药 5 g，炙甘草 1 g。

（4）现代的一些药理研究多倾向于甘遂、甘草以 1 ∶ 1 的比例入药。且小剂量开始，中病即止。

〖**用法**〗上四味，以水二升，煮取半升，去滓，以蜜半升，和药汁煎取八合，顿服之。

〖**方歌**〗甘遂半夏金匮方，遂夏芍蜜甘草襄，饮留胃肠此方施，遂草相反意深广。

主治与功用

〖**病机**〗留饮（痰饮伏结）：邪热内结，浊饮内生，热饮相搏，留结于肠胃之间。

水饮下注，胶结不解，则下利胶结不畅。

留饮内盛，下迫肠道，故其人欲自利；利则饮去邪除，故感“反快”。

水饮壅滞，浊气不降，则利后心下坚满不除，或心下坚满按之似有物。

水饮逆乱肠间，则肠间沥沥有水声，或便结不通；苔滑腻，脉沉滑。

痰饮内结日久，则正气被遏，故病者脉伏。

留饮，为水饮积留日久，阳气遏郁不通，故脉伏；饮积心下，则痞坚胀满；饮积渐多，正气有祛饮下趋之势，故欲自利，利后反觉轻快。但因饮邪积结，阳气痹阻，病根未除，故顷刻新饮又续而复积，再次出现心下痞坚胀满等症。

〖**功用**〗攻逐水饮。

本方证为心下有留饮，正气胜邪，水饮下行，有欲去之势，但饮留日久，非攻药不除。故当通因通用、因势利导，治宜逐水破结，峻药缓攻。

〖**主治**〗痰饮伏结证。症见留饮，胸胁痞满，心下坚硬，腹痛，下利（欲自利，利后反快），苔白清舌质淡，脉沉浮。

甘遂半夏汤证的证候特点

（1）重在“饮”：痰、悬、溢、支等饮邪，若久留于某一部位，均可形成留饮。

（2）源于“深”：其人欲自利，水流湿而就下，以下为暂泄其势，然旋利而心下续坚满，表明留饮之邪，根深蒂固，难以自去。保留之饮邪，盘结于心下，去者随去，续者自续，阳气仍不通，心下依旧坚硬胀满。

（3）性质为“实”：乃邪气与饮邪相结。“其人欲自利”，正气未虚，仍有逐饮外出之力，且“利反快”也，此亦为实证。

方解

〖**方解**〗

君——甘遂：降逆逐饮，破癥积聚。
臣——半夏：燥湿化痰、降逆止呕、消痞散结。
（君、臣）——下水逐饮而治心下坚满。

佐——芍药：补血益阴缓急。
——甘草，益气和中。
（芍药、甘草）——“芍药甘草汤”，培土疏木，治腹满痛而缓急。

使——白蜜：顾护脾胃，调和诸药。

甘遂味苦气寒，性猛，善长驱直入，直达病所，有降逆逐饮之功，可攻逐五脏六腑之饮结，善行肠间经隧之饮邪，逐水饮从大便而出，为君药。半夏味辛气温，醒脾又可降逆，具有燥湿化痰、降逆止呕、消痞散结（既蠲饮散结，又能降逆）的功效，痰饮同治，治饮要药，为臣药。芍药味甘酸苦，性寒，敛阴气而通壅塞，补血益阴缓急；甘草味甘，性平，具有益气和中之功，二者共为佐药。白蜜甘平，和中缓急，既能顾护脾胃，又能抑缓甘遂与甘草之相反，并调和诸药，为使药。

诸药合用，攻水饮，逐痰湿，形成攻下之剂。

〖**配伍特点**〗

缓急兼施，攻补并用。既攻逐痰饮，又不伤人正气，且补虚而不恋邪。

（1）甘遂与半夏：相使配伍，甘遂偏于泻利逐水，半夏偏于燥湿祛邪，一逐一开，以醒脾燥湿攻饮，痰饮速去而无遗患，为治伏水之药对。

（2）甘遂与芍药：相反相畏配伍，相反者，补泻同用；相畏者，芍药制甘遂攻逐水饮伤津，甘遂制芍药敛阴恋湿。

（3）半夏与芍药：相反相畏配伍，相反者，燥湿敛阴同用；相畏者，芍药制半夏燥湿伤阴。

（4）甘遂与甘草、蜂蜜：相反相畏配伍，相反者，补泻同用；相畏者，甘草、蜂蜜制约甘遂攻逐伤气。

（5）芍药与甘草：“芍药甘草汤”，酸甘化阴，调和肝脾，柔筋止痛。

运用

1. 甘遂半夏汤主治痰饮伏结的疑难重症，是治留饮的代表方，临症以心下痞满欲自利，利后反快续坚满，脉沉伏为辨证要点。

2. 临证加减。

①胸满，饮邪上逆者，加枳实、厚朴，以泄满。

②口渴，加芒硝，以清热润下。

③若伴有心下痞硬，按之则痛，咳嗽者，与小陷胸汤合用，但以中病即止。

④若兼夹气虚，可与桂枝人参汤合用；若夹血虚，可与胶艾汤合方用。

⑤若夹瘀，可与桂枝茯苓丸合方用。

3. 现代应用

临床用于治心包积液、胸腔积液、溃疡性结肠炎、增生性肠结核、肝硬化腹水、肝癌、脑积液伴癫痫等病。

使用注意

1. 中病即止，不可久服、过服，以免伤正。

2. 明显阴虚者或明显伤津者，应慎用。

3. 服用法：《千金·痰饮门》记载，本方煎法，应是甘遂与半夏同煎，芍药与甘草同煎，最后将二汁加蜜合煮，顿服（意在因势利导，借峻猛之力一举荡逐留饮）。

类方及类方比较

甘遂半夏汤与己椒苈黄丸的比较

甘遂半夏汤与己椒苈黄丸皆为攻下剂，所疗皆属实证，但有区别。

甘遂半夏汤证是饮留胃肠，兼及膈间，饮邪有下行欲去之势，以脉伏，欲自利，心下续满为主症，其病情较深痼，故因势利导，攻下逐饮。

己椒苈黄丸证为饮热互结于肠，气机壅滞，以腹满，口舌干燥为主，多见大便秘结，或大便不畅，故涤饮泻热，前后分消。

甘遂半夏汤与十枣汤、舟车丸、控涎丹的比较

甘遂半夏汤与十枣汤、舟车丸、控涎丹皆为逐水之剂。

十枣汤为攻逐水饮之通用剂，尤善治悬饮；舟车丸即十枣汤去大枣，加诸多破气之品，尤重用黑丑、轻粉，其逐水之力峻猛，适用于水肿实证而病情急重者，此乃逐水与行气相配，前后二阴水陆并行，故称“舟车”；控涎丹即十枣汤去芫花、大枣，加白芥子，改为丸剂，其逐水之力较十枣汤略缓，又增祛痰之力，尤能祛皮里膜外之痰，故主治多种伏痰之证；甘遂半夏汤只用甘遂加半夏、芍药、甘草，其逐水之力尤缓，加半夏和胃化痰，且方中甘遂与甘草为伍，相反相成，激发药力，独具匠心，主治留饮心下坚满。

六、攻补兼施

1. 概念

以泻下药为主，辅以补益、滋阴药组成，具有祛邪扶正作用，采用泻下攻邪与补益正气的攻补兼施方法，达到既祛除里邪积滞，又扶佐正气（补阳滋阴），用治虚实夹杂的里实正虚证的一类泻下与补虚相合的方剂。

2. 病机

里实正虚：里实积滞（阳明腑实或热结旁流），而正气内虚（气血不足或阴液亏损）。

3. 治则治法

攻补兼施，邪正兼顾。《黄帝内经》云：“结者散之”“坚者削之”“虚则补之”。

（1）补气泻下：泻下药与补气药同用，治热结肠胃，如黄龙汤。

（2）滋阴泻下：泻下药与滋阴药同用，治唇燥口裂，咽干，如增液承气汤、承气养营汤。

4. 组方特点

以泻下药为主，配伍补益、滋阴药。

（1）泻下药与补气药配伍，如黄龙汤。

（2）泻下药与补阴药（滋阴）配伍，如增液承气汤。

（3）泻下药与养血药配伍，如承气养荣汤。

5. 代表方剂

黄龙汤、增液承气汤。

黄龙汤（《伤寒六书》）

概述

〖**源流**〗黄龙汤出自明·陶华的《伤寒六书》。

推其来源，系由《伤寒论》大承气汤衍化而来，以大承气汤加人参、当归、甘草、生姜、大枣、桔梗等组成。后世医家用治温疫应下失下，正虚邪实之证，发展本方的临床应用。对于阴液耗伤甚者，吴瑭另创新加黄龙汤，即在本方中去枳实、厚朴之苦温，以防燥津之弊，加麦冬、玄参、生地黄、海参等滋阴生津之品，增液通便，意在急救将竭之阴，用治阳明温病的热结较轻而阴亏较重者。

据文献，黄龙汤同名方剂有二十余首，其中明·陶华《伤寒六书》卷三所载者为常用方。对于热邪传里，胃中燥屎结实者，又患心下鞕痛，下痢纯清水，发渴，身热等症，然若误用热药止之，就如抱薪救火。因为此痢非内寒而痢，实因邪热入里与肠中糟粕互结兼误治损伤气血所致的阳明腑实兼气血不足，故有身有热者，宜用《伤寒六书》中的黄龙汤；若身无热者，用六一顺气汤。

〖**释名**〗“黄”者，土之色，中央燥土，脾也；“龙”，能兴云致雨。方名“黄龙”者，是喻本方以大承气汤专攻中央燥土以下热结，再用参归补益气血，鼓舞脾胃之气，如蛟龙布雨，致津液以润燥土，使攻邪而不伤正。

组成和用法

〖**组成**〗大黄三钱［9 g］，芒硝、当归各二钱［各6 g］，人参、厚朴各一钱五分［各4.5 g］，枳实、甘草各一钱［各3 g］。

〖**用法**〗水煎服。以水二盅，姜三片，枣二枚，煎之，后再入桔梗一撮，热沸为度，老年气血虚者，去芒硝。

〖**方歌**〗黄龙汤枳朴硝黄，参归甘桔生姜枣，阳明腑实气血弱，攻补兼施效力强。

主治与功用

〖**病机**〗素体气血不足，邪热入里与燥屎相结（阳明腑实，气血不足）。

（1）阳明腑实证（邪实）：伤寒之邪化热传里，或温热病邪，邪热传里，里热炽盛，化燥伤津，邪热与肠中糟粕互结，气机不利，腑气不通，故见大便秘结，自痢清水，色纯青，脘腹胀满，硬痛拒按；里热炽盛，故身热；热盛伤津，故口渴；舌苔焦黄或焦黑，乃里热腑实之证。

下痢清水，色纯青，乃胃肠欲排出燥屎的一种假象，所以必臭秽难闻，伴腹部胀满，硬痛拒按等象，即所谓“热结旁流”之证。

（2）气血不足（正虚）：素体气血两虚，又患里热腑实之证，或因里热腑实，当下失下，气血两伤，故见神倦少气，脉虚；余如神昏谵语，肢厥，循衣撮空等，为热结于里，上扰神明，正气欲脱之危重证候。

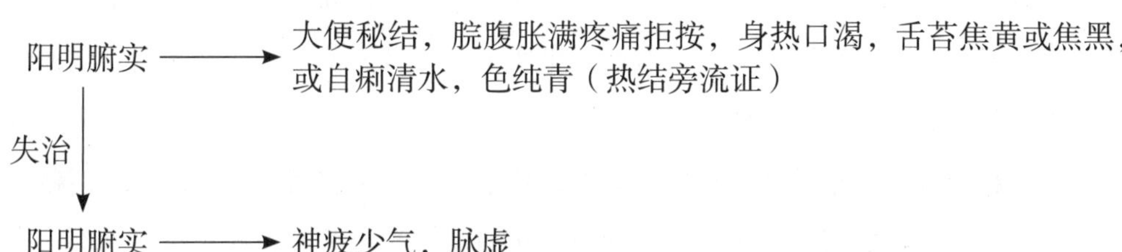

〖**功用**〗泻热通便（攻下热结），补气养血。

阳明热结之重证，里热腑实而兼气血两虚，证属邪实正虚。此时，非峻剂不足以去其热实；然气血大伤，元神将竭，峻逐又虑正气不支，此时邪实正虚，病势危殆，攻之不可，补之不可，勉为其难，故治宜泻热通便（攻下热结），补气养血并施。

〖**主治**〗阳明腑实、气血两虚证。症见自痢清水，色纯青，或大便秘结，脘腹胀满，腹痛拒按，身热口渴，神倦少气，谵语，甚或循衣撮空，神昏肢厥，舌苔焦黄或焦黑，脉虚。

方解

〖**方解**〗

君——大承气汤（大黄、芒硝、枳实、厚朴）：泻热通便，荡涤肠胃实热积滞（急下以存正气）。

臣——人参、当归：气血双补，扶正以利于祛邪，使下不伤正。

佐——桔梗：开肺气而通肠胃，肺肠同治。

——生姜、大枣：养胃和中。

黄龙汤配伍桔梗之意

黄龙汤配伍桔梗，具有宣肺通腑之功，其意有二：一是“肺和大肠相表里”，藉其开宣肺气以助通肠腑，以下实邪，肺气得宣，寓“欲降先升”之理，助承气汤性降下泻，实为“提壶揭盖”之法；二是取其升浮上行之用，配伍人参、甘草，寓升于降，有补气升提之用，以防正气随承气攻下而下脱。

使——甘草：扶胃气，并调和诸药。

方中大黄、芒硝、枳实、厚朴，即大承气汤，攻下热结，破气通便，泻热荡积，为“急下存阴”之用；人参、甘草、当归补气养血，扶正达邪，使之攻不伤正；桔梗，开肺气利大肠，使上窍通而下窍泄，有助于里实下行，且大承气汤性降下泻，桔梗性宣上行，两药配伍，一升一降，使气机升降复常，寓“欲降先升”之妙；生姜、大枣养胃和中，甘草调和诸药。诸药相伍，邪正兼顾，攻下扶正，虚实两治，故对热结便秘或“热结旁留”而气血两虚者，颇为合适，而成泻热通便，补气养血，扶正攻下之剂，洵为邪正合治的良方。

〖**配伍特点**〗

理气攻下（泻热通便）药与益气养血药同用：寓补于攻，攻补兼施，驱邪不伤正。

通下药配伍宣肺药：升降并用，寓升于降。

桔梗开宣肺气，使降中有升，蕴“欲降先升”之理，实为“提壶揭盖”之法。

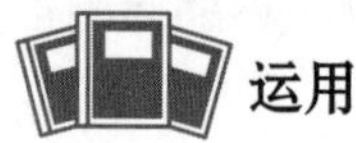

运用

1. 本方是治阳明腑实而气血不足的常用方，为攻补兼施的代表方。临症以大便秘结，或自痢清水，脘腹胀满，身热口渴，神倦少气，舌苔焦黄，脉虚为辨证要点。

2. 临证加减

①若热结里实而气阴不足较甚者，加生白术、玄参、麦冬、生地黄等，以益气滋阴。

②气血虚甚者（如年老气虚者），去芒硝，加黄芪。

③阴伤较甚者，加玄参、生地、麦冬。

④血虚者，加熟地黄、麻仁、桃仁。

3. 现代应用

用于伤寒、流行性脑脊髓膜炎、乙型脑炎等病，见有阳明腑实，而兼气血不足者。

使用注意

1. 中病即止，慎勿过剂。

2. 孕妇忌用，神识不清的患者不宜口服，应行鼻饲，以防不测。

类方及类方比较

〖**类方**〗新加黄龙汤（《温病条辨》）

〖**组成**〗生地、玄参、麦冬各 15 g，人参（另煎）5 g，当归 5 g，生大黄 9 g，芒硝 3 g，生甘草 6 g。

〖**用法**〗加海参二条，姜汁六匙。以水八杯，煮取三杯。先用一杯，冲参汁五分，姜汁二匙，顿服。

〖**病机**〗正虚邪实，腑气不通。

阳明温病，热结里实而气阴不足。

温病热传阳明之腑，致成内实，热结里实，应下失下，正气久耗，阴液耗竭尤重。

本于法当下，如果下之不通，究其原因有二：一是正气已虚，肠道鼓运无力；二是津液虚乏，“无水行舟”。

〖**功用**〗泄热通便，滋阴益气。

此证为已施攻下而下之不通，自然不宜再用一般下法，故应针对正虚不能鼓运和阴亏液竭这一病机，配伍补气养血、滋阴增液之品，方是正确的治法。也只有通过补虚增液等法，才能助芒硝、大黄达到通便的目的。此方体现了扶正祛邪，滋阴通便法。

〖**主治**〗热结里实，气阴不足证。

阳明温病热结阴亏，燥屎不行，下之不通者。

（1）热实正虚，津枯便秘，下之不通，腹中胀满而硬者。

（2）阴枯津乏而有结实当去者：神倦少气，口干咽燥，唇裂舌焦，苔焦黄或焦黑燥裂。

〖**类方比较**〗

黄龙汤与新加黄龙汤的比较

黄龙汤与新加黄龙汤均为攻补兼施之剂，泻下热结与补益气血兼顾。

黄龙汤主治阳明腑实治不及时，而致气血耗伤之证，其症为热结较甚而兼气血不足者，方以大承气汤峻下热结，急下存阴为主，兼补气血之虚。

新加黄龙汤主治热结里实，应下失下，正气久耗，阴液耗竭尤重（阳明温病、热结里实而气阴不足者）。故方以调胃承气汤以缓下热结，并重用养阴增液之品，使之增水行舟，兼顾气阴之虚。

<table>
<tr><td>黄龙汤</td><td>新加黄龙汤</td></tr>
<tr><td colspan="2">阳明腑实，气（阴）血不足证</td></tr>
<tr><td>大承气汤——攻下热结</td><td>调胃承气汤——缓下热结</td></tr>
<tr><td colspan="2">“须知正气久耗，而大便不下者，阴阳俱惫，尤重阴液消亡，不得再用枳、朴伤气而耗液，故改调胃承气”</td></tr>
<tr><td colspan="2">人参、当归——益气养血，且防泻下伤正</td></tr>
<tr><td>（无）</td><td>生地黄、玄参、麦冬、海参——大补阴津，增水行舟，以助通便</td></tr>
<tr><td>生姜、大枣、甘草——调补脾胃</td><td rowspan="2">姜汁——①宣通胃气，代枳朴之用；②配伍人参、甘草，调补脾胃；③宣气分，配伍当归，调和气血</td></tr>
<tr><td>桔梗——宣利肺气，通肠腑</td></tr>
</table>

增液承气汤（《温病条辨》）

概述

〖**源流**〗增液承气汤始见于清·吴瑭的《温病条辨》。其方的组成，似从《备急千金要方》的“生地黄汤”衍化而来。吴瑭在此基础上，以生地黄、玄参、麦冬滋阴增液，与大黄、芒硝通便泻热相合，创制增液承气汤，标本兼顾，攻补兼施，使阴液得复，津液得下，为“增水行舟”之法的代表方剂。

〖**释名**〗该方系“增液汤”合“调胃承气汤”去甘草组成，故名“增液承气汤”。

组成和用法

〖**组成**〗玄参一两［30 g］，麦冬（连心）、细生地各八钱［各 24 g］，大黄三钱［9 g］，芒硝一钱五分［4.5 g］。

〖**用法**〗上五味，水八杯，煮取三杯，先服一杯，不知再服（现代用法：水煎服，芒硝溶服）。

〖**方歌**〗增液承气参地冬，大黄芒硝旨在攻，阳明热结阴虚证，增水行舟肠腑通。

主治与功用

〖**病机**〗热结胃肠、阴津被灼、无水行舟。

阳明温病，津液受灼，素体阴亏，阳明热结——→下之不通，"津液不足，无水舟停"。

阳明热结，正虚邪实，下之不通，邪无出路，阴津渐竭，病之危重可知。燥屎不行，固属热结，亦由阴亏，即所谓"无水舟停"之意。

〖**功用**〗滋阴增液，泄热通便。

阳明热结，正虚邪实，下之不通，邪无出路，阴津渐竭，病之危重，法当甘凉濡润，以增阴液（增水行舟），并施咸苦润下，软坚降泄，以使阴液来复，燥屎得下，则热结可除，津液得复。其旨符合六腑"以通为用""脏邪以腑为出路"的原则。

〖**主治**〗阳明热结阴亏证（热结津亏之便秘）。

阳明温病热结阴亏，燥屎不行，下之不通者。症见大便干结，小便短少，脘腹胀满，口干唇燥，肌肤枯燥，舌质红绛，苔黄少津，甚或糙干裂纹，脉细数或沉细。

方解

〖**方解**〗

君——玄参、生地、麦冬（增液汤）：滋阴增液，润肠通便。
　　增液汤：但非重用不为功。
臣、佐——芒硝、大黄（调胃承气汤去甘草）：软坚化燥，泻热通下。
（以上）攻补兼施　增水行舟

增液承气汤由承气汤、增液汤化裁而成，承气之大黄、芒硝"通便、祛热"，为"急下以存阴"之剂；增液之生地、玄参、麦冬"滋阴增液"，为"增水行舟"之剂。因重用增液汤，于滋补中寓以泻下，使阴液得复，燥屎得下，热结可除。

〖**配伍特点**〗

滋阴养液药（生地、玄参、麦冬）与泻下药（芒硝、大黄）同用。滋补中寓以泻下，重在滋阴，寓泻于补，即所谓"以补药之体，作泻药之用"，水涨舟行，扶正祛邪，攻补兼施。

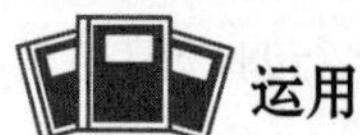

运用

1. 本方专为温病热结津亏的便秘而设。临症以下之不通，大便秘结，脘腹胀满，口干唇燥，苔黄，脉细数或沉为辨证要点。

2. 加减用药

①若腹胀甚者，加枳实、厚朴，以行气导滞。

②若气虚者，加人参、白术，以健脾益气。

③若盗汗者，加五味子、牡蛎，以敛阴止汗。

3. 现代应用

用于治急性传染病高热便秘，津液耗伤较重，以及痔疮日久，大便干燥结滞不下，证属热结阴亏者，如阳虚体弱，阴津不足，产后便秘，大失血后便秘等症。

使用注意

1. 水结证者，慎用本方。

2. 热结阴亏，燥屎不行之证，应用下剂时应当审慎，以免燥屎未下，而阴液更伤，致停药后便结更甚。本方虽药力缓和，但内仍含“承气汤”，为寒下之剂，故应小心使用，不可鲁莽使用。

类方及类方比较

〖**类方**〗承气养荣汤（《温疫论》）

承气养荣汤，又名承气养营汤，异名养荣承气汤（《重订通俗伤寒论》）。

〖**组成**〗知母、厚朴、枳实各 9 g，当归 6 g，生地黄、大黄各 12 g，白芍 15 g（原书未著分量）。本方乃小承气汤合四物汤，生地黄易熟地黄，去川芎，加知母而成。

〖**用法**〗水煎服。

〖**病机**〗

数下亡阴
或素体阴血不足之人 —— 患阳明腑实证 —— 治数下亡阴，唇燥口裂。
咽干口渴，身热不解，腹硬满而痛。

〖**功用**〗泻热通便，滋阴润燥（润燥泄热法：养血清热，泻积通便）。

温病数下亡阴，虽阴血已虚，但致热结在里，大便不通，腹硬满痛，以四物汤去川芎，重加知母，清养血液以滋燥，所谓增水行舟也。然徒增其液，而不解其结，如扬汤止沸，转身即干，故又以小承气汤去其结热，通便泄热治其急，滋阴养血治其本。

〖**主治**〗腑实热结，阴血不足证（热结在里，阴血已虚）。

主瘟疫下证，以邪未尽，不得已而数下之亡阴：症见身热不解，腹硬满痛，大便不通，两目加涩，咽干渴饮，唇燥口裂，舌质红，苔黄，脉数者（阴伤仍有里证者）。

〖**类方比较**〗

增液承气汤与承气养营汤的比较

承气养荣汤与增液承气汤均能滋阴润燥，泻热通便，用治热结津亏，燥屎不行之证。

承气养荣汤重在祛邪为主，故方为小承气汤合四物汤，用小承气汤轻下热结为先，再配以四物汤去辛燥之川芎，加苦寒咸润，能滋阴养血清热的知母，以助养血滋阴之力；合为攻下热结兼以滋阴养血之剂，治火盛燥血，液枯便秘的良方，是攻下兼以滋阴养血之剂。

增液承气汤则由增液汤合调胃承气汤去甘草而成，以增液通便，但其滋阴增液之力尤强。

增液承气汤与新加黄龙汤的比较

增液承气汤与新加黄龙汤均用大黄、芒硝、玄参、麦冬、生地黄，均治阳明热结，阴津亏虚证。

新加黄龙汤是在增液承气汤的基础上又加人参、海参、当归、生甘草等，旨在突出其既能泻下又能滋阴，更能补益气血。治阳明热结，气阴两虚证。

<table>
<tr><th rowspan="2">方名</th><th rowspan="2">组成</th><th colspan="2">功用</th><th rowspan="2">主治病机</th><th rowspan="2">证治要点</th></tr>
<tr><th>同</th><th>异</th></tr>
<tr><td>增液承气汤</td><td>玄参、麦冬、生地、大黄、芒硝</td><td rowspan="2">扶正祛邪</td><td>滋阴增液</td><td>阳明温病，热结阴亏，燥屎不行</td><td>大便燥结，口渴咽干，唇口燥裂，脉细数</td></tr>
<tr><td>新加黄龙汤</td><td>玄参、麦冬、生地、大黄、芒硝、人参、海参、当归、生甘草、姜汁</td><td>滋阴益气</td><td>阳明温病，气阴两伤</td><td>便秘，腹胀满，神疲少气，口干咽燥，唇裂舌焦</td></tr>
</table>